U0197308

斜　视

——教科书以外的实践经验

Strabismus：Practical Pearls You Won't Find in Textbooks

斜　视

——教科书以外的实践经验

Strabismus：Practical Pearls You Won't Find in Textbooks

原　著　Burton J. Kushner

译　者　丁　娟

主　审　张　伟

北京大学医学出版社

XIESHI——JIAOKESHU YIWAI DE SHIJIAN JINGYAN

图书在版编目（CIP）数据

斜视：教科书以外的实践经验 /（美）伯顿·库什纳（Burton J. Kushner）原著；丁娟译 .
—北京：北京大学医学出版社，2023.10
　书名原文：Strabismus：Practical Pearls You Won't Find in Textbooks
　ISBN 978-7-5659-2922-9

Ⅰ.①斜⋯　Ⅱ.①伯⋯②丁⋯　Ⅲ.①斜视－诊疗　Ⅳ.① R777.04

中国国家版本馆 CIP 数据核字（2023）第 102070 号

北京市版权局著作权合同登记号：图字：01-2019-2323
First published in English under the title
Strabismus: Practical Pearls You Won't Find in Textbooks
by Burton J. Kushner
Copyright © Springer International Publishing AG, 2017
This edition has been translated and published under licence from
Springer Nature Switzerland AG.

Simplified Chinese translation Copyright © 2023 by Peking University Medical Press.
All Rights Reserved.

译者和主审简介

译 者

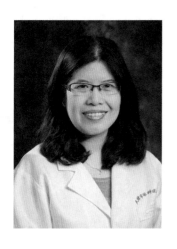

丁娟，医学博士，天津市眼科医院斜视与小儿眼科副主任医师。毕业于天津医科大学，师从我国著名眼科学专家赵堪兴教授。美国威斯康星大学眼科与视觉科学系访问学者，接受国际著名小儿眼科专家 Burton J. Kushner 教授专业指导。现任中国医师协会神经修复学专业委员会视觉修复学组委员，天津市医学会眼科学分会斜视与小儿眼科学组委员，天津市生物医学工程学会眼科医学工程专业委员会委员，天津市医疗健康学会眼科专业委员会委员。参与完成多项国家自然科学基金及省部级课题。擅长小儿眼科斜视、弱视、视觉发育相关疾病的诊断治疗，对复杂斜视手术设计以及处理有丰富经验和见解。

主 审

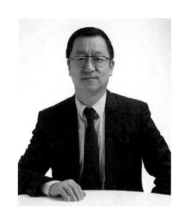

张伟，医学博士，教授，主任医师，博士生导师，享受国务院特殊津贴专家，天津市眼科医院党委委员、副院长（主持工作）。现任中华医学会眼科学分会斜视与小儿眼科学组组长，中国医师协会眼科医师分会斜视与小儿眼科专业委员会主任委员，亚太斜视与小儿眼科学会（APSPOS）理事，国际斜视与小儿眼科理事会（IPOSC）创始成员，世界斜视学会（ISA）委员。荣获首届"天津名医"，天津市有突出贡献专家。主持省部级面上及以上课题多项，累计完成斜视手术 2 万例。

原著作者寄语

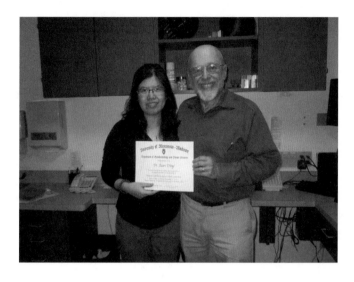

To all who read this book：

　　Dr. Ding has done a fabulous job in meticulously translating the text. It is my sincere hope that this book will be a guide for you on the road to "Orthophoria"。

Dr. Burton Kushner

中文版序

　　初览此书，即被书名所吸引，斜视与小儿眼科的专著众多，这本书无疑是非常特别的存在。原著作者 Burton J. Kushner 教授是美国著名的斜视与小儿眼科专家。他潜心斜视临床研究，建树颇多，他被顶级卫生保健专家管理系统（Master's in Healthcare Administration，MHA）列为"当今最具创新性的 20 位小儿外科医生"之一。鉴于 Kushner 教授的学术成就，他曾受邀在每 4 年一次的国际斜视会议上做 Bielschowksy 主题演讲，只有获得世界广泛赞誉、具有突出成就的资深斜视专家才有此机会。

　　本书共 21 章，在编写中作者打破了以往教科书式的写法，用"基础知识""进阶知识""重点""误区""经验"等题注，把作者几十年来积淀的临床心得和经验一一分类标识。本书对复杂的斜视问题深入浅出地阐述，娓娓道来，使读者易学、易懂、易掌握。在功能和机制的阐述中融入了诸多作者自己独到的发现、理解和理念。本书不仅适用于初学斜视与小儿眼科的医生，对本专业高年资医生也非常有参考价值和指导意义。

　　译者丁娟副主任医师是我研究生中的佼佼者之一，硕博连读获医学博士学位，毕业后留天津市眼科医院工作。她经过严格的住院医师规范化培养，从事斜视与小儿眼科医教研工作已经十余年。她注重传承创新，谦虚谨慎，勤恳敬业，尊师爱幼，心里装着患者，深得患者好评，是位优秀的青年专家。期间参加世界眼科联盟（ICO）考试，成绩优秀，获得研修奖学金，作为访问学者赴美国威斯康星大学眼科与视觉科学系，跟随 Kushner 教授进修学习，深得名师指点。译者在翻译此书时倾注了大量心血和努力，翻译的过程是她再次学习和对自己工作总结的过程，是一次再创作的历程，也是一种"师徒之旅"的深度体验。把专业性极强的著作翻译好，做到"信、达、雅"，是一次巨大挑战。张伟教授在本书的翻译过程中做了严谨的审校工作，为本书高质量出版提供了保障。

　　巧合的是，该书书名与我国斜视专业奠基人赫雨时教授 1981 年出版的巨著《斜视》同名，本译著的出版无疑是献给天津市眼科医院百年庆典的一份厚礼，也是献给国内斜视与小儿眼科医师同行的一份礼物。

赵堪兴

2023 年 10 月

译者前言

我与 Burton J. Kushner 教授结识于 2012 年美国威斯康星大学眼科与视觉科学系小儿眼科专业的进修学习经历。当时我和另外一位毕业于斯坦福大学的 Shival Shah 医生作为 fellow 共同接受 Kushner 教授的面授和教学。白天的门诊结束后，晚上邮箱里也常常会收到 Kushner 教授的邮件，内容或者是教授针对患者的临床分析，或者是对某个问题的深入探讨，留给我们思考。第二天的门诊结束后我们会继续讨论这些内容。天气好的时候我经常走路去诊所，那时美国正值深秋，澄澈的空气中不时透过树隙照射而来一缕阳光，迎着朝阳，踩着随风飘落在地的层层银杏叶，一路思考。记得有一次，我中午正从诊所出来，赶往手术室，Kushner 教授气喘吁吁地赶来，那一天并不是他的门诊日。我询问他的来意，他拿着一个 U 盘递给我，告诉我这是他迄今发表的全部文章，总结好给我，方便阅读，一时间我感激到竟然不知道说什么才好。走过浓浓秋意，到白雪皑皑的寒冬，美国五大湖的冬天很冷，但这几个月跟随 Kushner 教授学习的心情一直是炽热和浓烈的。

转年我回到祖国之后，我们依然保持了密切的联系，我经常会因为临床上的一些问题向教授请教。2018 年得知 *Strabismus：Practical Pearls You Won't Find in Textbooks* 一书出版之后，我内心最强烈的念头是把这本书翻译成中文，一来是跟随书籍再次体验向 Kushner 教授学习的经历，二来也是最重要的是，国内很多小儿眼科医生并没有这样的机会接受 Kushner 教授的面授，而我本人可以作为桥梁和纽带，通过这本书，把 Kushner 教授的教学思想传递给广大的小儿眼科工作者。当我告知 Kushner 教授我的想法时，他很支持，在北京大学医学出版社的大力支持和努力下，我们最终获得了本书的翻译版权。

这本书不同于其他教科书的是，这是作者本人数十年经验的分享，每一个知识点都是师带徒般的启发，引领我们思考，如金子般宝贵。翻译的过程是重温学习时代的过程，我想我可能是这种学徒式教学的最大受益者之一。由于中美文化差异，我对书中一些美国文化下的谚语和一些知识点的理解还不够通透，跟教授邮件沟通探讨前后近 20 次，每一次教授都非常耐心、严谨、迅速地回复，给予诸多鼓励和支持，翻译工作因而得以顺利推进。其间还得到了我的恩师赵堪兴教授以及张伟教授、陈霞教授、李月平教授等的指点，保障本书高质量地完成。

当我写下这篇前言时，全书的第 3 次校对已经结束，我并没有一种释然的感觉，反而更感到肩负一种使命和责任般的惶恐不安，希望自己能完整呈现 Kushner 教授的教学理念和知识传达，与各位同道分享，大家都能有所收获才是我做这项工作的意义所在。

最后，衷心感谢为本书顺利出版付出努力的张伟教授，在审阅中提出了很多中肯的意见。感谢北京大学医学出版社的大力支持，感谢责任编辑张李娜老师的鼎力相助。由于本人水平所限，错误在所难免，欢迎各位读者不吝指正（如发现本书翻译表达不准确之处，请发送电子邮件至 33101442@qq.com）。也由衷希望各位同道在打开本书之际，开启一段难忘且收获满满的学徒之旅。

丁　娟

2023 年 10 月

原著献词

众神将生物分成两部分，创造了男性和女性。在我们的信念中，我们每个人，在深深的潜意识层面上，都知道自己缺少了一些东西，故我们寻求完整。

——改编自柏拉图《会饮篇》

致 Dale——我的另一半

原著序一

这是一本关于斜视的新颖的、不同类型的书。它不是典型的教科书，而是一次师友之旅。在这些章节中，Kushner 医生让读者站在他的角度讨论有待解决的问题、难以处理的问题和解决方案。在 40 多年的职业生涯中，他与同事们进行了无数次讨论，积累了大量笔记和回忆。无论是学员还是经验丰富的从业者，都将受益于 Kushner 以独特、坦率和引人入胜的风格展示的智慧经验。

学习斜视诊断和治疗的方法有很多种。这本书实际上是一种学徒式的学习，是一种边做（doing）、边观察（seeing）、边思考（thinking）的方法，而这些都是教科书所不能完全传达给读者的。

有这样一个故事：有人向外科手术中的主刀医生提了一个问题——尽管在手术中不鼓励这样做——主刀医生短暂地停顿了一下，抬头看了一两秒钟天花板，然后继续手术，就好像是上帝在对他说话或是他在对上帝说话。可悲的是，上面这一幕时常发生，人们向大师提出的问题往往被忽视或拖延。但是在 Kushner 这里并没有这种情况。在职业生涯中，Kushner 一直热情地鼓励提问和现场讨论，这在这本书中有所体现。作者 Kushner 是一位大师级教师，他的笔记和讨论揭示了检查和处理的方方面面。Kushner 巧妙地使用了图标，放在不同的边沿位置，以强调某些要点。这些图标是在他前几年著名的斜视手册中使用过的。一些这样的图标被贴上"误区"或"垃圾桶"的标签，这是一种突出兴趣点的聪明方式。这些图标以一种礼貌而隐晦的方式出现，而文字是做不到的。

简而言之，本书作者以这种新颖的、与众不同的非教科书式教学方式分享了他丰富的临床斜视处理经验，并为读者提供了他独特的教学方法。Kushner 的教学方法是一种真正的学徒制，结合了他的讨论、笔记和教学，为读者提供了相当大的趣味性。这本书独树一帜，是一位真正的大师的杰作。

Arthur Jampolsky，MD
加利福尼亚州旧金山

原著序二

我们系的前任主任认为，理解斜视是一件很简单的事情，毕竟"只有六条肌肉"。不言而喻，这是少数人的意见。事实上，大多数学员通常赞同相反的观点：斜视是眼科最难理解的学科之一。其中许多人认为这个学科非常令人烦恼，迫不及待地想转到其他的亚专业。我们这些在小儿眼科和斜视领域工作的人并不否认，为了照料斜视患者，有很多东西需要学习：眼外肌解剖学和生理学、光学、眼球运动的神经生理学，以及外科手术技术。然而，我们可以为各种斜视疾病的治疗建立一个系统的逻辑框架，无论这些疾病是日常生活中常见的还是令人烦恼的罕见疾病。Burton Kushner在这本不同寻常的书中就做到了这一点。他分享了他40余年的经验，对自己的研究结果进行了深思熟虑的批判性分析，并对相关文献进行了综合。在这个过程中，他提供了一个精心构建的框架，在此框架内处理斜视问题。这并不是一本平常的综合性教科书，而是一组精心挑选的需要思考并进一步处理的问题，通过一组广泛的病例加以说明，从不同的角度进行了彻底的讨论，并由此提出了一套作者关于如何更好地处理这些问题的建议。

多年来，Burton Kushner一直被视为处理复杂斜视、手术并发症和斜视治疗新方法方面的专家顾问。我们中的许多人经常就实践中的问题或疑难病例寻求他的建议。在这本书中，他提炼了自己的经验，并将其与世界各地眼科医生向他提出的许多问题结合起来。他成功地将这些信息压缩成一种有序、有逻辑和实用的格式。他很明智地描述了某些关键原则——这些原则是他治疗斜视的基本原则——并在讨论相关的临床问题时经常重申这些原则。毫无疑问，当读者有关于斜视的具体问题需要回答时，他们会经常重读这本书。这本书将是那些对斜视感兴趣的人经常使用的必读书之一，在图书馆中占据中心位置。在很大程度上，这是因为Kushner并不是简单地表述他对一个问题的态度，而是考虑其他的态度和论点，以及表达了他不喜欢的理由。Kushner编写了一本非常宝贵的书，这本书将成为标准的参考书目。这本书除了是一本详细记录的学术著作外，还是一本非常好的读物，如果不指出这一点，那就是我失职了。在这本书中，Kushner，一位公认的斜视领域权威，以他清晰的推理来提示和激发读者，同时也为读者提供了充满趣味性的解读。

Creig Hoyt，MD，MA
加利福尼亚州索萨利托

原著前言

精神即将崩溃的症状之一是相信自己的工作极其重要。

——伯特兰·罗素

One of the symptoms of an approaching nervous breakdown is the belief that one's work is terribly important.

——Bertrand Russell

我为什么要写这本书?

杰出的作家、耶鲁大学的外科医生理查德·塞尔泽(Richard Selzer)在其杰作《外科的艺术》(the Art of Surgery)开篇时写道:"有人问我,一个外科医生为什么要写作。书架已经太满了,放满了沉重的书籍,再多一本,恐怕都要把书架压垮,所以外科医生没必要再写书了。"

现在我坐在办公室里,盯着摆满了斜视课本的书架。确实有很多非常优秀的书。有些是关于"如何做"的基础手册;有些是百科全书式的,深入参考了经典的作品和当代出版物;有插图精美的手术图谱;有病例合集;甚至还有专为更深奥的复杂斜视而写的书。所以我问自己:"这个世界还需要一本关于斜视的教科书吗?"鉴于你手里正拿着这本书,我的回答肯定是:"是的。"但我觉得,我们需要的不只是一本斜视教科书,而是一本不同的、新颖的书。

从某种意义上说,我为编写这本书已经准备了很多年,但我可能没有意识到这个事实。在日常带教住院医师和专科医师的过程中,以及在回应征求我的意见的电子邮件时,我经常会提及一些教科书上从未出现过的相关重点(important point)[我们常称其为"经验(pearl)"]。其中一些建议反映了我在40多年的临床实践中获得的经验。有时它们并未出现在已发表的文章中,而是反映了对现有文献的批判性解读。它们通常是在与同事和学员进行有意义的讨论之后才逐渐形成的。我逐渐认识到,没有一种最好的方法来处理最复杂的斜视。大多数情况下,我选择的治疗方案会对多个方面进行评估和权衡。例如,某种方法可能简单安全,并且可以预见会产生令人满意的结果。而另一种方法可能在技术上更困难,而且出现不利结果的概率更高。然而,当后者确实起到良好作用时,结果会比用更简单的操作所能达到的效果更好。正如我常说的,"通往正位之路有很多

（There are many roads to orthophoria）"！

通往正位之路有很多

与有经验和有想法的导师一起工作的学员有机会实时讨论这些概念。遗憾的是，那些尚未（或之前没有）与导师建立这种关系的斜视与小儿眼科医生，无法从这种学习中获益。这又回到了我编写这本书的初衷。我希望尽我所能，在纸面上模拟斜视导师和学生之间经常发生的富有启发性和挑战性的讨论。我希望你阅读这本书时会和我编写这本书时一样感到有趣。

关于这本书

这本书并不是一本综合性的斜视入门书——已经有许多优秀的入门书籍可供选择。尽管初学者可以从本书的讨论中获益，但它并不打算取代基础的教材。写这本书时我假定读者已经了解眼肌和感觉生理学的基础知识、斜视检查和标准的治疗方案，并且已经知晓绝大部分斜视的外观照片。因此，这本书在大多数眼球运动障碍疾病中添加的临床照片很少，有许多优秀的综合性斜视教材都能提供这些照片。

我从我收到的电子邮件和其他途径的咨询请求，以及学员提供给我的患者病历中汲取了大量信息，这些都是讨论的"催化剂"。多年来，我一直保存着这些笔记，在回顾我的文档时，我发现许多主题都是反复出现的。所以在很多情况下，我写的病例都假设性合并了多个患者的病史，书中提到的患者都是虚构的。我选择的每一个病例都是因为它阐明了一个（或几个）我认为重要且相关的原则。由于这个原因，以及大多数病例都是去识别化的假设性构想，我不能确切地讲述他们是如何被治疗的以及结果如何。我觉得他们所代表的原则比具体每个患者的结果更重要。这是我在编写《双眼视觉季刊》（*Binocular Vision Quarterly*）的"病例讨论"部分时使用的类似方法。尽管这部分非常受欢迎，但人们经常问我为什么不给出结果——我做了什么，结果如何。我当时的理由和现在一样。特定的患者可能在治疗不够理想的情况下获得良好的结果，而好的治疗选择反而可能并不总是对特定的患者有效。人们的自然本能是得出这样的结论：好的结果意味着这个方法是最优的，也许任何其他方法都不会得到这个结果，而坏的结果则相反。然而大多数经验丰富的斜视专家都知道，事实并非如此。

当然，最后我推荐的治疗方法对我和我的患者都是最有效的。正如法兰克·辛纳屈（Frank Sinatra）的歌词所言："用我自己的方式（I did it my way）。"但这并不意味着这是最好的方式，甚至不是唯一的方式。我特别喜欢挂在我办公室墙上的一句格言，我每天都会看它，上面写着："只被学生赞同的老师不是良师，害怕与学生意见不一的老师也不是良师（The teacher whose students do not disagree with him is not a teacher. And the teacher who fears his students' disagreement is also not a teacher）。"这句话改编自犹太法典中的一句谚语，反映了我对教师角色最坚定的

只被学生赞同的老师不是良师

信念。我鼓励读者们自己去思考本书中提出的问题。我并不期待你会同意我写的所有东西，希望这会使我成为一名更好的老师。

回顾这本书中的材料，我发现有两个不同的主题经常重复。①如果现有的科学文献证实了某种方法的优越性，我就采用这种方法。如果数据不能令人信服，我会做对我来说有意义的事情。②如果我要在两个好的方案中做出选择，其中一种是可逆的，另一种是不可逆的，我会选择可逆的方案。

另一个经常提及的原则是在治疗非共同性斜视过程中预见医源性问题并在发生之前采取措施。通常情况下，手术主要解决原在位的斜视问题，也许会在其他的几个眼位，包括向侧方或向下方注视时变得更差。事先认识到这种情况将会发生，并在手术计划中纳入补救措施，可以减轻这一状况。这是我听到艾德·巴克利（Ed Buckley）反复强调的观点，他这样做是明智的。

如何使用这本书

在本书中，我使用下面的图标对主题和资料进行识别和分类。我的在线手册《儿童和成人的眼肌问题：理解指南》（*Eye Muscle Problems in Children and Adults：A Guide to Understanding*）（https://www.ophth.wisc.edu/education/eye-muscle/）使用了类似的方法，在那里，这种风格受到了好评。

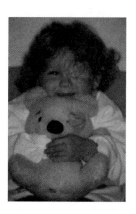

 基础知识（Basic Information）：以堆砌的书籍作为图标。这类知识很基础，但对于理解一个给定的主题很重要。

 进阶知识（Advanced Information）：毕业生图标表示深入研究某一学科的技术方面的知识，这些知识具有进阶性。对它们更感兴趣的可能是三级医疗机构的斜视专家。

重点（Important Point）：示指套一个绳结的图标代表重点，表示特别有用的事实或概念，这些事实或概念值得被记住，但可能经常被忽略。

 经验（Pearl）：贝壳中的珍珠图标表示临床上重要的斜视经验。这些临床建议通常并没有在标准教科书中强调。在某些病例中，如果合适，我可能会复述邻近的正文内容，并打上此图标。

 问题（Question）：问号图标指的是由电子邮件或口头咨询发起的材料。在这里提出的问题可能是我收到的几个相关问题的综合，因此可能是假设性的，而非实际描述一个真实的患者或临床情况。

 解答（Reply）：这个图标表示我对一个问题的回答。威尔·罗杰斯（Will Rogers）曾经说过："幽默的人让人开心，而说教的人让人厌烦（A humorist entertains，and a lecturer annoys）。"作为读者，如果你们觉得这本书既有趣又有益，那么我就成功地完成了我的部分写作使命。

 误区（Myth）：有许多关于斜视处理的传言和误解。这些可能代表误导性和不正确的信息，可能会混淆你对主题的理解。"垃圾桶"是存放这些不正确想法的合适地方。

 试试这个试验（Try This Experiment）：为了帮助你理解某些主题，我建议你做一些简单的试验。这些将用这个象征科研的图标来表示。

缩略语

我认为，当读者遇到一个不熟悉的缩略语时，阅读和理解就会受到阻碍，即使这个词在前文已经定义过。我把缩略语的使用限制在那些对斜视医生来说应该很熟悉的词上。我在它们第一次出现时都给出了定义。为了帮助那些可能没有完整阅读本书的读者，我在下面的表格中列出了本书以及斜视专业常使用的缩略语。

缩写	定义	
AC/A	accommodative convergence to accommodation ratio	调节性集合 / 调节比值
Adv	advancement	前徙
AES	anti-elevation syndrome	抗上转综合征
AFG	active force generation	主动收缩试验
AHP	anomalous（abnormal）head position	异常头位
ARC	anomalous retinal correspondence	异常视网膜对应
ASI	anterior segment ischemia	前节缺血
AT	anterior transposition	前转位
BI	base in	底向内
BO	base out	底向外
CI	convergence insufficiency	集合无力
D	diopter	屈光度
DVD	dissociated vertical divergence	分离性垂直斜视
E	esophoria	内隐斜
EOM（S）	extraocular muscle（s）	眼外肌
ET	esotropia	内斜视
FD	forced ductions	牵拉试验
H	hyperphoria	上隐斜
HT	hypertropia	上斜视
HYPO	hypotropia	下斜视
IO	inferior oblique muscle	下斜肌
IPD	interpupillary distance	瞳孔间距
IR	inferior rectus muscle	下直肌
L	left	左
LR	lateral rectus muscle	外直肌
MED	monocular elevation deficiency	单眼上转不足
MR	medial rectus muscle	内直肌
NPA	near point of accommodation	集合近点
NRC	normal retinal correspondence	正常视网膜对应
Nys	nystagmus	眼球震颤
OA	over action	亢进
OD	right eye	右眼
OS	left eye	左眼
PACT	prism and alternate cover test	三棱镜交替遮盖试验

缩写	定义	
PAN	periodic alternating nystagmus	周期性交替性眼球震颤
括号 "（）"		表示间歇性斜视
PAT	prism adaptation test	三棱镜耐受试验
PD（Δ）	prism diopter	三棱镜度
PF	posterior fixation	后固定
PI	phospholine iodide（ecothiopate）	碘依可酯
符号 "'"		表示视近的测量值
PVR	proliferative vitreoretinopathy	增殖性玻璃体视网膜病变
PUCT	prism under cover test	三棱镜加遮盖试验
R	right	右
Recess	recession	后退
Res	resection	截除
R&R	recess-resect procedure	后退-截除手术
ROP	retinopathy of prematurity	早产儿视网膜病变
ScPh	scobee phenomenon（formerly called tenacious proximal fusion or TPF）	Scobee 现象［以前称为顽固的接近性融合（TPF）］
SOP	superior oblique palsy	上斜肌麻痹
SO	superior oblique muscle	上斜肌
SPCT	simultaneous prism and cover test	同时三棱镜遮盖试验
SR	superior rectus muscle	上直肌
TED	thyroid eye disease（Graves' orbitopathy, endocrine ophthalmopathy）	甲状腺眼病（Graves 眼眶病、内分泌眼病）
UA	under action	落后
VEP	visually evoked potential	视觉诱发电位
X	exophoria	外隐斜
XT	exotropia	外斜视

致　谢

我有幸培训过众多住院医师和专科医师，如果没有他们，这本书是不可能出版的。他们的求知欲——表现为提出富有洞察力的问题——激励我每天一再思考我对斜视的看法，应该如何处理斜视，最重要的是，为什么要这样做。我感谢他们，也同样感谢来自世界各地的众多同行，我的电子邮箱中经常"填满"他们关于如何处理复杂斜视患者的咨询。这本书是面对面讨论和书面交流的产物。我要感谢那些以这种方式拓展我思维的人们。

我还要特别感谢 Creig Hoyt 博士，他是我这本书的第一位读者和编辑。他对手稿的仔细阅读和富有洞察力的评论是无价的。他提出了许多关于扩充、删除或澄清材料的建议，这些建议使得终稿质量得到了很大提高。我和这本书的所有读者都从他的专业知识中获益。

目　录

第1章 病史

没有充分吸取历史教训是最重要的历史教训。

——奥尔德斯·赫胥黎

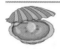

基础知识

大多数斜视教科书在病史采集方面都会明确提出：询问问题是什么时候开始的，是否有类似问题的家族史，在发病之前有无先兆，问题的性质（频率和严重性），以及在什么情况下发生等等。这些信息都很重要。不过，我觉得还有一些额外的问题可以问，这也是解决患者问题的关键。"lagniappe"是一个源自法国克里奥尔语的词，大致意思是"一点额外的东西"。在新奥尔良的街道上，这个词仍然普遍使用，街头小贩们会在人们买东西的时候额外赠送一些东西。这里我想提供一些关于病史采集的"lagniappe"。

基础知识

接诊患者多年之后，我们经常发现自己重复同样的话，听起来几乎像脚本一样。这不是一件坏事。适用于一个人的可能也适用于很多人。对于所有的新患者，或者有新症状的已确诊的患者，我总是问："你希望我针对你的症状推荐什么（治疗方案），以及你希望我说什么。我知道这两者是不一样的。这样一来，如果我推荐的与你期望的不同，我一定要花时间解释为什么我没有说出你所希望的或预期的。"另外，我会问患者他们最担心我说什么。我发现这非常有用。如果患者希望我说"这没什么可担心的"，而我实际上是在推荐一个相关的治疗方案，那么我想确保我和患者不会被不同的期望所蒙蔽。

经验

用"五个耳朵"倾听患者

这一点我是从一位禅师那里学来的[1]。倾听的五种方法是寻找：①事实；②情绪；③肢体语言；④对话对你的影响；⑤没有说出口的话。永远要记住，患者最想让我们听到的，恰恰不是语言表达出来的。我们应该去聆听那些未说出口的话。由于电子病历的出现，这尤其具有挑战性，因为电子病历需要我们花很多时间面对电脑显示器。

经验

言语就像一群飞鸟

我们自己说出的话，如同一群鸟儿飞向各自的目标。我们认为自己表达的意思可能并不是别人听到的那个意思。马克·吐温曾经说过："几乎准确的词和准确的词之间的区别真的很大——就像萤火虫（lightning bug）和闪电（lightning）之间的区别。"词语包括内涵和外延意义，每一种意义都有其独特的力量和能量。因此，要谨慎措辞。例如，最好是告诉患者，散瞳滴眼液会放松眼睛，而

1

不是麻痹瞳孔。放松听起来有正能量，而麻痹听上去就不那么好。告诉患者瞳孔散大后，他们会对光更敏感，而不是因光照而受到困扰。如果告诉他们会被困扰，他们可能真的会有这样的感觉[1-2]。

基础知识

几年前，我给 1 岁的 Matthew 做检查，他的父母觉得他的一只眼出现了视线"交叉"（crossing）（斜视）。他的母亲是一位儿科医生，经常把患者介绍给我，我认为她是一位很好的观察者；他的父亲和祖父也是医生，他们都观察到同一只眼视线"crossing"到另一侧。然而，Matthew 的所有家长都觉得这个问题并不严重，而且很少发生。我发现他的眼球运动是正常的，有双眼对称的低度远视性屈光不正。我建议以后再随访评估。当 Matthew 复查时，他的母亲说"crossing"的情况变得更糟了，他们频繁看到这种状态。即使使用调节视标努力打破他视近时的控制，我都没有发现内斜视。由于他的母亲坚持认为眼睛是"crossing"的，我决定尝试一种诊断性试验药物——碘依可酯滴眼液[3]。我推断，如果 Matthew 的家长都觉得"crossing"的现象在药物治疗后有所改善，那么我会确定这是一种调节性内斜视，他只是在我的诊室里控制了眼位。他的母亲认为这样做是合理的。几周后，当 Matthew 在滴药后复查时，他的母亲说，情况更糟了。令我惊讶的是，我看到他表现出恒定性外斜视，大约 30 棱镜度（$30^\triangle$）。我问："Matthew 的眼睛是什么时候开始出现外斜视的？""这就是我一直告诉你的，"他的母亲说，"他的眼睛'crossing'到外侧去了。"不用说，我停止了滴眼液，但他再也没能控制住眼位。我不得不为他的外斜视做手术。幸运的是，手术结果很好（他的母亲继续给我转诊患者，直到她退休）。但我从这次经历中学到了一些非常有

用的东西。就医学术语而言，患者（即使他们的医学水平很高）与医生讲的语言不同。自从我和 Matthew 接触以来，我发现对患者这样说会很有帮助："用你自己的话描述一下你所看到的眼睛位置有什么问题。是右眼、左眼，还是双眼？是向内、向外、向上还是向下？这种眼位异常是否始终存在，如果不是，什么时候会出现？"然后我会问他们现在问题是不是正在发生，如果是，就向他们反馈我看到的和他们所描述的事情是不是一样。这对假性斜视尤其有用，我可以向家长保证，他们所看到的也是我看到的，眼位其实是正常的。

> 在医学术语方面，患者和医生表述的语言并不一样

重点

获取以前的记录，包括手术记录、术前测量和屈光数据

我经常会听到有人说没有以前的记录，这让我很吃惊，于是我才知道，只有坚持不懈和运用正确的方法，我才能获取我需要的一切记录。通常情况下，手术记录并不包含在医生的病历中。这也让我感到惊讶，但这是事实。通常需要打电话到医院或手术中心询问手术记录。如果手术距离现在太久远，那么对方的回复通常是"找不到了"。然后，我让他们检查存档文件，包括缩微胶片，往往可以找到这些记录。我发现这些在很多情况下都很重要。以下是一些例子：

1. 一位单眼弱视的成人患者，有大角度外斜视，该患者拒绝对主导眼进行手术。患者之前有手术史，他认为是外斜视手术，因为他只记得自己是外斜视。如果先前的记录显示他其实接受的是内斜视手术，那么我很可能通过对其弱视眼进行前徙-后退手术，获得最大的矫正和良好的结果。但是，如果过去是对外斜视进行的一次大幅度的后退-截除手术，并且如果必须将手术限制在弱视眼，我会更加谨慎地告诉他我能做什么。

2. 对于出现复视或者眼位偏斜变化等新症状的老年患者来说，了解发生症状之前其眼位情况以及屈光检查结果和处理方法是非常有价值的。通常，消除症状的关键在于复制症状出现前的状态（见第 9 章）。

3. 有时，即使在手术探查时也不能很明显地看出以前曾进行过不可逆的手术。例如，我曾见过连续性外斜视病例，第二个手术医生探查并截除了内直肌，但效果甚微。他没有意识到以前在肌肉附着点后 12 mm 的内直肌上进行了肌肉后固定。这在探查时并不明显，在后固定缝线前的肌肉上施行手术是无效的。

4. 转诊来的一位患者，据手术记录记载，他因上斜肌麻痹而接受了上斜肌折叠手术，手术后立刻出现病情恶化。我阅读了术式为"上斜肌折叠术"的手术记录，但读了描述的步骤后，很明显发现这位外科医生无意中做了上斜肌切断术。这是一个例子——两位患者在同一天手术，医生混淆了这两个不同手术计划的患者，并以流程化的记录写了手术记录。

 经验

　　务必要求在接诊之前把以前的记录发送给你并阅读

　　我曾经读过一篇科普文章，讲的是如何成功地利用医疗服务转诊系统并获得良好的结果。它特别建议患者在就诊时将之前的记录交给会诊医生，不建议提前发送。这一点我完全不同意。当我提前拿到记录并仔细阅读时，几乎总是会发现没有包含重要的信息。如上所述，诊室医疗记录通常不包括手术记录。如果转诊医生生成的是叙述性摘要，而不是发送实际的记录，那么通常会有一些我需要的关键信息被省略。提前准备好可以让我有时间提出要求。此外，它可以给我机会来安排我想要的特殊检查，这些检查可能需要提前准备。例如，眼眶成像、与视能矫正师约时间检查和复视像检查。

 重点

　　如果获取了以前的影像资料，提前发送实际的扫描片（而不仅仅是报告）

　　我很喜欢和我们的一位神经放射学专家一起看眼眶扫描片。如果扫描片直接带到诊室，我是没有时间这么做的，如果我只是拿到报告，我也没办法阅片。对眼球外部进行扫描，尤其当特别关注的区域是眼外肌（extraocular muscle，EOM）时，通常因为扫描质量不够而无法做出良好的诊断。即使在著名的机构进行，大多数时候放射科也没有专门针对眼外肌的序列，而且分辨率很差。更常见的是对大脑的扫描，眼外肌的图像仅是附带拍上的。在接诊前回顾一下放射学扫描片可能会让我们给出一个建议，即增加不同方式的成像——也许是动态扫描——可能会对结果有帮助。我从不认为自己在评估大脑影像方面特别在行，通常会听从神经放射学专家的判断。但在评估眼外肌时，我更相信自己的判断。许多神经放射学专家几乎没有或根本没有接受过评估眼外肌的正式培训。许多人在我们对眼外肌运动轨迹和眼眶 pulley 的理论有深入理解之前就已经接受了临床培训，因此对此知之甚少。事实上，眼眶扫描通常默认是由神经放射学专学家阅片的，因为眼眶在大脑的扫描上显影，而神经放射学专家通常解读的是头部和大脑影像。第 17 章图 17.3 为相关的例子。

　　经常与神经放射学专家一起进行眼眶成像阅片

参考文献

1. Kushner BJ. The care of the patient: field notes from a veteran. Ophthalmology. 2015;122:1–2.
2. Kushner BJ. Furthermore … walking through the fire and signs of spring. Acad Med. 1994;69:964–5.
3. Kushner B, Morton G, Wood S. The use of miotics for post-operative esotropia. Am Orthop J. 1985;35:18–23.

第2章　检查

准确观察的能力常常被那些没有这项能力的人称作犬儒主义。

——萧伯纳

本章的结构是基于假设读者已经了解视力检查、斜视测量和眼球运动评估的基本知识。与前一章一样，本章提供了"*lagniappe*"——额外的一些知识。

视力检查

记录视力

基础知识

在记录年幼患者（尤其是弱视患者）的视力检查结果时，始终需记录所用的视标类型，以及其检查是行视力还是单个视力。随后的视力检查可能会显示出视力下降或改善，但实际上可能只是反映出使用了更困难或更容易的视标类型。如果后续的检查是由您进行的，以寻求第二个意见或转诊，这一点尤为重要。

检查"识字前"的儿童

我更喜欢用"识字前（preliterate）"这个词，而不是更常用但并不准确的"说话前（preverbal）"，因为后者经常用来形容会说话（所以并不是"说话前"）但还不会阅读（"识字前"）的儿童。

基础知识

注视偏好与诱导斜视试验

这里我想介绍一个概念，我称之为"单向测试（one-way test）"。我的意思是，如果测试给出一个结果，就非常有意义，但如果给出了相反的结果，可能就没那么有用。有很多患者尽管视力相同或相近，但有非常强的注视偏好（fixation preference）。例如，严重屈光参差但不是或不再是弱视的患者，单侧无晶状体或人工晶状体经弱视治疗后的儿童，甚至一些双眼屈光不正基本对称的患者。如果存在斜视，这些患儿可能永远不会在诱导斜视试验（induced tropia test）或注视偏好测试中交替注视。因此，双眼没有交替注视并不一定得出非偏好眼视力下降的诊断。另一方面，存在弱视的患者从来不会有交替注视现象。这是一个"单向测试"的例子，交替注视是非常有意义的，但是无交替并非意味着非主导眼视力下降。尽管如此，这些测试还是有用的，因为它们可能是排除弱视的低技术含量的方法。

重点

注视偏好或诱导斜视试验中缺乏双眼交替现象，可能但不一定意味着双眼视力不平衡。

基础知识

光栅视力在某些情况下会高估视力，而在某些情况下则会低估视力

尽管如此，光栅视力对于比较同一儿童两次就诊的视力，比较右眼和左眼，以及比较群体中的平均反应是有用的，就像在早产儿视网膜病变临床试验中做的那样。在一种重视"你无法处理你不能测量的东西"的文化中，我们越来越受到度量标准的驱使。光栅视力检查的优点是，可以让我们对视力进行量化，这是注视偏好测试所不能提供的。但是，最重要的是要知道，光栅视力检查提供的 Snellen 分数与通过认知视力检查（例如阅读视力表）获得的视力并不具有相同的含义。

试试这个试验

光栅视力检查的基本原理是，如果条纹有一定的宽度和

对比度，大脑就会识别出图案。选择性观看（preferential looking），例如 Teller 视力卡，是假设婴儿更愿意看一个图案而不是一个均匀一致的灰色卡片。正因为如此，儿童的大脑只需要确定一个图案是存在的，就可以被认为已经"看到"了它。

以分辨空间频率光栅为目标的视觉诱发电位测试是基于这样的假设，即大脑会识别该图案的存在，而这种识别会导致视皮质的神经活动。然而，仅仅能够检测到一个图案的存在比分辨该图案是什么更容易。后者是识别测试所依赖的。请做图 2.1 所示的试验。这是我强烈主张不应将光栅视力检查用于社会服务目的的原因之一[1-2]。在商业化引进 Teller 视力卡不久，我看到许多儿童失

> 光栅视力测试不应用于社会服务目的

去了社会福利资助，因为他们被发现采用这一测试得出的视力比以前所推测的要好，但很明显，他们的视力是下降了，本来他们有资格获得资助。

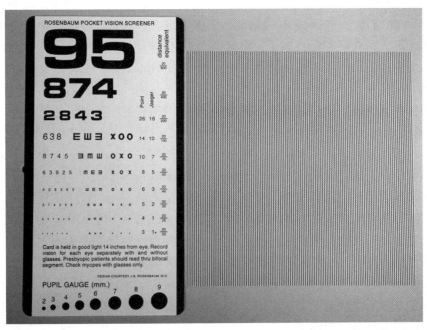

图 2.1　Rosenbaum 近视力卡（左）和 Teller 视力卡（右）。Teller 卡光栅所对应角度的 Snellen 当量与 Rosenbaum 卡上的 J-3 一行大致相同。如果在卡片前放置足够大的一个正透镜达到光学离焦，使得我们只能读取到左侧 Rosenbaum 卡的 J-16 一行，我们仍然能够在 Teller 卡看到条纹，而这其实是比 Rosenbaum J-16 一行更小的角度。在这种情况下，Rosenbaum 卡检测的视力为 10/200，但 Teller 卡至少是 20/40

进阶知识

选择性观看和视觉诱发电位检查

选择性观看不仅仅需要婴幼儿看到图案，还需要他们对看到的图案做出运动反应。扫描视觉诱发电位（visually evoked potential，VEP）检查不需要儿童做出运动反应，只需要意识到图案存在即可。因此，与扫描 VEP（sweep VEP）相比，有神经科异常并累及眼球高级运动控制中枢的患儿，Teller 视力卡检查的反应可能会低估他们实际的视力。一个极端的例子是一名眼部运动性失用症患儿，他还没有发展出足够的颈部肌肉力量来进行头部摆动。这些患儿通常被认为婴儿期就失明了。

斜视测量

基础知识

检查室

随着办公空间成本的增加，诊所和诊室管理人员将所有眼科医生，包括斜视医生的工作空间局限在狭长的通道上或者镜像光学模拟 20 英尺（约 6.1 m）的空间。我听到很多同事说，他们觉得这与标准的 20 英尺通道相比，对于他们处理斜视没有什么区别。然而事实是，一项比较不同情况下斜视测量结果的研究发现，在长度不够的房间或镜像的通道测量内斜视时，会高估内斜视视远的斜视角度而低估内斜视视远的控制能力，对于外斜视会低估视远的斜视角度而高估控制能力[3]。之前描述的研究使用了一个标准的镜子，是大约 24 平方英寸（约 0.015 m²）的镜像通道。从理论上讲，如果检查室的整面墙都是一面镜子，那么测量结果可能更接近真实的 20 英尺长的通道上的测量结果。使用这种镜像，所有投射到视网膜周边的视觉目标也将移动 20 英尺，而

不仅仅是像使用小镜子时那样投射到黄斑附近的目标。一个非常大的镜子可能不会像一个小镜子像那样改变集合的作用。对这种布局进行测试后，发现用大镜子测量的结果比用小镜子测量的结果更接近于在 20 英尺长的通道上得到的测量结果[4]。

重点

如果不得不使用一个带镜像的长度不够的房间，请使用整面墙都是镜子的房间。

基础知识

利用角膜映光估计斜视度

有时，由于患者的年龄、合作程度或斜视眼存在不稳定注视，不能用检查的金标准，即交替遮盖试验来获得确切的斜视度。在这种情况下，需要进行角膜映光检查——Hirschberg 试验或 Krimsky 试验。请记住，关于这些检查的解释差异很大，并不是非常准确。一项研究评估了 16 位经验丰富的斜视医生在已知斜视角度的患者中使用角膜映光检查对斜视角度进行分级的准确性和一致性[5]。结果显示了高度的误差和不一致性，Hirschberg 试验比 Krimsky 试验一致性更差。Krimsky 试验比 Hirschberg 试验更准确，因为它更容易判断光反射何时处于中心，而不是估计它可能偏离中心多少毫米。

同样，Hirschberg 依赖于 Hirschberg 比（Hirschberg ratio），这是一个转换公式，假设每毫米的偏心对应于定量的眼位偏斜的三棱镜度（Δ）。精确量化的 Hirschberg 比的研究导致转换比率差异很大，范围从每毫米 15^Δ 到每毫米 22^{Δ} [5]。Krimsky 试验没有类似的错误。光反射测试可以为年幼或不合作的患者提供我们所能获得的最佳的测量方法，但这种测量手段并不理想。当然，当评估任何依赖于以这种方式获得的测量结果的研究时，对结论都要谨慎。正如俗话所说："无用输入，无用输出（garbage in，garbage out）。"

参阅第 21 章病例 21.6，了解一些可能源于依赖角膜映光检查的错误案例。

重点

角膜映光检查非常不准确。Krimsky 试验远优于 Hirschberg 试验。

基础知识

Krimsky 试验——应该把棱镜放在哪只眼前

有一种观点认为，应该把三棱镜（简称棱镜）放在注视眼前，因为如果没有棱镜的遮挡，观察斜视眼的角膜映光更为容易。与此相反的观点是棱镜应该放在斜视眼前，因为这才是我们想要测量的斜视角度。哪种观点是对的？事实上，只要斜视是共同性的，就无所谓。然而，如果水平斜视是非共同性的，将棱镜放在注视眼前本质上会使测量的度数偏大，造成误差。将棱镜放在注视眼前，注视目标时注视眼不在原在位，获得的其实是侧方检查的结果。我从来没有觉得棱镜放在斜视眼前会妨碍我观察角膜映光，所以我总是默认把它放在斜视眼前。

进阶知识

如果叠放两个水平棱镜或两个垂直棱镜，结果并不是单个棱镜两两叠加之和

棱镜的值是顶点角度的三角函数。任意角度 X 的正弦或余弦的两倍不等于 $2X$ 的正弦或余弦（图 2.2）。因此，如果你测量的斜视角度超过棱镜盒中的最大棱镜，不要将两个棱镜叠加在一起。理论上可以计算两个相加的棱镜之和。但是，叠加棱镜的两个相对面之间的夹角对组合棱镜的最终度数有很大影响，这在测量患者时很难控制。必须在两只眼前分开放置两个棱镜。这会引入两个不同但相似的错误。其中一个类似于上面描述的 Krimsky 试验，即注视眼不再处于原在位。第二个是由于棱镜度的非线性定义而发

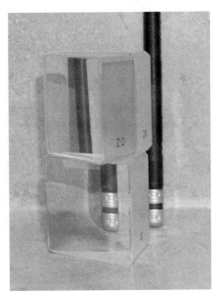

图 2.2 底部是一个 40^Δ 棱镜。上面是一个由两个叠放的 20^Δ 棱镜组成"三明治"样的棱镜。顶部"三明治"样棱镜比 40^Δ 棱镜的量要大得多，它使铅笔的像移位更远就证明了这一点

生的。表 2.2 提供了每只眼前放置一个棱镜，两个棱镜总和的转换数据[6]。两个棱镜的值之和为 50^Δ 或更大时，该误差开始具有临床意义（大于约 5^Δ）。

重点

如果使用两个水平棱镜（每只眼前各放一个）测量患者斜视度，由于棱镜屈光度的非线性定义，当两个棱镜的总和大于约 50^Δ 时，开始出现约 5^Δ 或更大的误差。对于这些较大的偏斜，应该使用表 2.1 换算总和。

进阶知识

棱镜后表面朝向患者面部的方向将影响其有效值

理想情况下，单块塑料棱镜的后表面应与患者面部的额平面大致平行。

这称为额平面位置。如果棱镜的方向偏离这一点，就会引入测量误差（图 2.3）。

表 2.1 每只眼前各放置一个棱镜，两个棱镜相加 [8-9]

左眼的棱镜（PD）	右眼的棱镜（PD）											
	10	12	14	16	18	20	25	30	35	40	45	50
10	20	22	24	26	29	31	36	41	47	52	58	63
12	22	24	26	29	31	33	38	44	49	55	60	66
14	24	26	29	31	33	35	40	46	52	57	63	69
16	26	29	31	33	35	37	43	48	54	60	66	72
18	29	31	33	35	37	39	45	51	57	63	69	75
20	31	33	35	37	39	42	47	53	59	65	71	78
25	36	38	40	43	45	47	53	59	66	72	79	86
30	41	44	46	48	51	53	59	66	73	80	87	94
35	47	49	52	54	57	59	66	73	80	87	95	103
40	52	55	57	60	63	65	72	80	87	94	104	113
45	58	60	63	66	69	71	79	87	95	104	113	123
50	63	66	69	72	75	78	86	94	103	113	123	133

PD，棱镜度

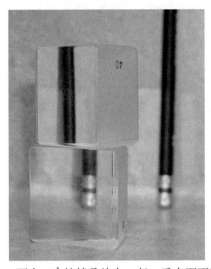

图 2.3　两个 40^{Δ} 棱镜叠放在一起，后表面不平行。后表面的方向影响棱镜的有效值，铅笔的图像通过两个相同的棱镜位移不同就证明了这一点

基础知识

显性斜视通过同时棱镜遮盖试验（simultaneous prism and cover test，SPCT）测量，全部斜视（显性加隐性）通过棱镜交替遮盖试验（prism and alternate cover test，PACT）测量。两者都很重要，都应该单独记录。SPCT 告诉我是否需要进一步的干预，PACT 决定了如果需要进一步的干预应该如何做。例如，如果一个内斜视患者的 SPCT 低于 10^{Δ}，即使斜视在 PACT 时查到很大的量，我可能也不会选择进一步干预。但是如果 SPCT 超过 10^{Δ}，PACT 测量就会告诉我要做多少量的手术，或者进一步的光学矫正可能会有帮助。

> SPCT 告诉我是否需要更多的干预，如果需要，PACT 告诉我应该怎么做

经验

高度数眼镜将在斜视眼上产生棱镜效应，这需要对 PACT 测量的值进行调整

如果在子午线（例如，水平斜视的水平子午线和垂直斜视的垂直子午线）等效球镜为 5D 或以上，则这一点通常具有临床意义。这是因为斜视眼是透过一个侧面有棱镜结构的透镜注视的（图 2.4）。表 2.2 的调整结合了等效球镜和测量的斜视度。我在每个检查室都有一个转换表，并定期进行调整，特别是在设计手术时。

重点

请记住，内转时过度上转或过度下转并不一定是源于下斜肌或上斜肌的"亢进"或"不足"。许多因素，如下方有限制（甲状腺眼病、眼眶骨折等）、垂直分离性斜视（dissociated vertical divergence，DVD）、滑车异位、眼眶异常，以及其他原因都是可能导致我们误认为斜肌亢进或不足的临床表现。真正的斜肌功能障碍应具有伴随的客观旋转异常，并应在过度牵拉试验中辨别出来。

经验

每当患者视力不平衡合并非共同性斜视时，一定要考虑他们用受累眼注视的可能性

我亲眼见过眼眶骨折、甲状腺眼病、Brown 综合征、Duane 综合征，以及第三、第四和第六脑神经麻痹的患者，他们用受累眼注视，导致最初的错误诊断。

经验

许多患者表现为往复运动且不能被 PACT 完全中和的眼位偏斜状态

具体地说，当恰当的棱镜放置在被遮盖的斜视眼前，并且遮眼板移动到另一只眼时，尽管棱镜正确地中和了眼位偏斜，双眼仍然显示出运动。

例如，一个 30^{Δ} 右眼内斜视的患者。在放棱镜之前，当左眼被遮住时，右眼向外转到注视位。然后，在偏斜的右眼前放置一个底向外的 30^{Δ} 棱镜，如果遮眼板在两只眼前来回移动，眼位应该不会有任何移动。但

表 2.2　眼镜屈光度诱导的棱镜效应的调整

测量的斜视角度（PD）	近视屈光度													
	−1	−2	−3	−4	−5	−6	−7	−8	−9	−10	−12	−15	−20	−30
5	5	5	5	4	4	4	4	4	4	4	4	4	3	3
10	10	9	9	9	9	9	9	8	8	8	8	7	7	6
15	15	14	14	14	13	13	13	12	12	12	12	11	10	9
20	20	19	19	18	18	17	17	17	17	16	15	15	13	11
25	24	24	23	23	22	22	21	21	20	20	19	16	17	14
30	29	29	28	27	27	26	26	25	24	24	23	22	20	17
35	34	33	33	32	31	30	30	30	29	28	27	25	23	20
40	39	38	37	36	36	35	34	33	33	32	31	29	26	23
45	44	43	42	41	40	39	38	37	37	35	35	33	30	26
50	49	48	47	45	44	43	43	42	41	40	38	36	33	29
60	59	57	56	55	53	52	51	50	49	48	46	44	40	34
70	68	67	65	64	62	61	60	58	57	56	54	51	46	40

	远视屈光度													
	+1	+2	+3	+4	+5	+6	+7	+8	+9	+10	+12	+15	+20	+30
5	5	5	5	6	6	6	6	6	6	7	7	8	10	20
10	10	11	11	11	11	12	12	13	13	13	14	16	20	40
15	15	16	16	16	17	18	18	19	19	20	21	24	30	60
20	21	21	22	22	23	24	24	25	25	27	29	32	40	80
25	26	26	27	28	29	29	30	31	32	32	36	40	50	100
30	31	32	32	33	34	35	36	38	39	40	43	48	60	120
35	36	37	38	39	40	41	42	44	45	47	50	56	70	140
40	41	42	43	44	46	47	48	50	52	53	57	64	80	160
45	46	47	49	50	51	53	55	56	58	60	64	72	90	180
50	51	53	54	56	57	59	61	63	65	67	71	80	100	200
60	62	63	65	67	69	71	73	75	77	80	87	96	120	240
70	72	74	76	78	80	82	85	88	90	93	100	112	140	260

PD，棱镜度

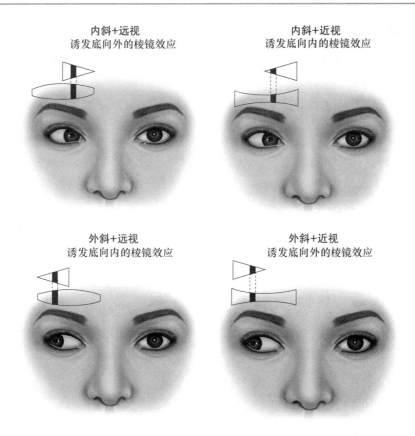

内斜+远视
诱发底向外的棱镜效应

内斜+近视
诱发底向内的棱镜效应

外斜+远视
诱发底向内的棱镜效应

外斜+近视
诱发底向外的棱镜效应

图 2.4 对眼位偏斜（内斜视或者外斜视）合并屈光不正（高度远视或近视）患者检查时，高度数眼镜都会造成底向内或底向外的棱镜效应

在不能被 PACT 完全中和的眼位偏斜的患者中，就好像右眼建立了左眼被遮盖时进行外转的反射，尽管有棱镜中和，但仍然会移动。作为过度注视的结果，患者会做矫正性的内转扫视运动，以获得注视。在往复运动情况下，检查者必须估计外转和内转运动是否具有相同的幅度，这可能会加大精确测量斜视角的难度。

我发现有三件事可以减少或消除这种往复运动。首先，让患者在接受 PACT 时慢慢阅读接近阈值视力的视标，而不是让他们只盯着一个字母看。如果往复运动仍然存在，以上述方式重复 PACT，然而，不是直接从一只眼睛转移到另一只眼睛，而是允许片刻的双眼同时注视。我把遮眼板放低到嘴部周围，让双眼睁开几秒钟，然后把它抬起来遮住另一只眼睛。最后，如果用棱镜过矫了眼位偏斜，前面提到的反射性扫视就会被避开，往复运动可能会消失。当然，这需要估计你观察到的微小的过矫，并从最终测量中减去。

问题

我有一个患者曾经做过先天性内斜视的手术，接下来又做了下斜肌减弱。现在当患者用左眼注视时有小度数的右眼下斜视（hypotropia, HYPO），当用右眼注视时左眼有大角度上斜视（hypertropia, HT），目前需要处理的外观问题是左眼上斜视。如何区分是左眼有 DVD 还是右眼因为下方有限制而导致左眼接受过多的神经冲动而过高？

11

解答

这可以通过首先估计或测量右眼垂直斜视度的大小来解决。然后把比预估值更多的棱镜度放在右眼前，做遮盖试验。当遮眼板换到左眼时，右眼应该有微小的向下移动，或者至少没有移动。然后，把遮眼板换回右眼。如果左眼上斜视是由DVD造成的，左眼在被遮盖后仍将处于高位，并且当转换遮盖时左眼将出现向下转的运动。但如果大角度的左眼上斜视是由于右眼作为注视眼时因运动不良，注视眼接受过多的神经冲动所致，过矫的棱镜将使右眼消除过强的神经冲动所致的左眼上斜视，左眼在遮盖下不会再抬高。

重点

对分离性垂直斜视的记法要清晰一致。仅仅写"DVD"作为描述是不够的。每个病例都需要确定四个成分：①斜视眼是右眼、左眼还是双眼？②是显性的还是隐性的？如果是显性的，则为显斜，如果是隐性的，就是隐斜。③如果是显斜，是间歇性的还是恒定的？④是否存在分离性斜视？例如垂直或水平眼球运动不遵循Hering法则。如果右眼分离性斜视仅仅是隐性的，应称为分离性右眼上斜视或交替性右眼隐性DVD。表现为间歇性的右眼分离性斜视应称为间歇性分离性右眼上斜视或间歇性右眼显性DVD。我觉得用术语"遮盖性上斜视（occlusion hyperphoria）"来描述隐性DVD有时会令人困惑并且不完整。根据定义，所有的隐性偏斜都是隐斜，该术语并不能将这种偏斜识别为眼位分离。术语"遮盖性上斜视"也可以正确地用于隐性非分离性垂直性隐斜，因此并不专用于分离性斜视。

经验

牵拉试验可能是一种"单向测试"

如果在诊室里做牵拉试验的结果是正常的，那一定意味着并没有限制。但是，如果患者在抵抗或挤眼，牵拉试验异常可能没有意义。我已经找到了几种使患者最大程度合作的方法。首先滴几滴麻醉剂，然后用麻醉剂浸湿棉签，告诉患者检查即将开始，并且我会在检查中逐渐增加麻醉剂。然后，我将湿润的棉签贴在我怀疑受限的一侧的角膜缘附近的结膜上，例如，测试右眼内转时颞侧的限制，我把棉签放在9点钟的位置，用棉签将眼睛推入内转位。有时这样就可以感受到限制，但通常需要更多信息，在这种情况下，我会借助一个精密的器械做同样的动作。然后我用颞子抓住相同的区域，用一样的方法来测试。我发现，通过这种方式逐渐增加检查的侵入性，大多数患者都可以接受。

经验

主动收缩试验是一种有用但未得到充分利用的简单检查

我经常会遇到这样的情况：转诊来的患者之前的眼科医生可能做过被动牵拉试验，但没有做过主动收缩试验。直到我开始进行这个检查（并稍做修改），我才意识到它是多么容易解释。如果你不经常这样做，我鼓励你试一试。传统的检查方法是用镊子抓住靠近角膜缘经麻醉的结膜，并让患者尝试用正在检查的肌肉企图完成扫视。使用这种方法的一个问题是，如果肌肉产生强烈的收缩，突然拉动镊子可能会导致结膜撕裂。我更喜欢用不同的方式来做这个检查。我让患者首先尝试看向被检查肌肉的方向，例如，为了检查右眼外直肌，患者试着向右看。然后，我抓住3点钟角膜缘处经麻醉的结膜，轻轻地拉动，对抗右眼外直肌产生的等长收缩（图2.5）。这个检查很容易操作，更重要的是，它也很容易解读。

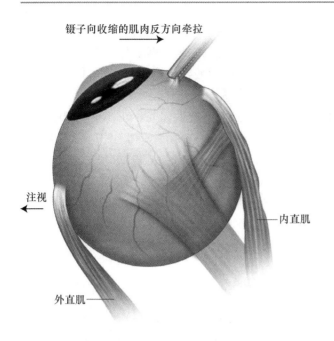

镊子向收缩的肌肉反方向牵拉

注视

内直肌

外直肌

图 2.5　主动收缩试验的首选技术。在外转受限的情况下，确定是否存在外直肌无力。首先指示患者向外直肌的方向注视，然后检查者用镊子抓住鼻侧角膜缘。通过向收缩的外直肌反方向拉动，可以感觉到其主动收缩的力量

基础知识

"Marlowe 遮盖"或"眼贴测试"

1922 年，Marlowe 描述了进行长时间单眼遮盖的好处，可以在有小的显性偏斜的患者中充分暴露隐性偏斜。现在多数人使用 45 ～ 60 min 的遮盖时间来达到这个目的[7]。当用眼贴遮盖时，重要的是要在一段时间的遮盖之后进行 PACT，而不允许患者双眼同时注视。即使是片刻的双眼同时注视也会抵消遮盖的效果。我会在我取下眼贴时让患者闭上双眼，然后在患者睁眼之前用遮眼板盖住一只眼；或者，取下眼贴时，把遮眼板放在任一只眼的前面。在我的实践中，这项测试最常用在间歇性外斜视中，我用其来发现在近距离或远距离被掩盖的或潜在的较大偏斜（见第 6 章）。如果症状表明比患者表现的偏斜更大（通常是垂直方向），我也会使用这个方法。

误区

实际上 Marlowe 的长时间遮盖检查是做了 1 周的单眼遮盖。

事实

严格来说，Marlowe 确实建议做 1 周的遮盖。然而，他通过让患者戴上遮住一只眼的眼镜 1 周来实现这一点。为了防止他们在这段时间里双眼一起注视，他指示患者早上醒来时在戴上遮盖眼镜前都要闭上眼睛。很难想象这会奏效。因为直到睁开眼睛，人们才会真正知道自己醒了。

经验

有时，遮盖测试可能会出现所谓的"假性垂直斜视"。这是指只有在长时间遮盖之后，才会发现被遮挡眼出现小度数的垂直偏斜，通常是以遮盖眼上隐斜的形式出现的。一般认为是遮盖过程中贝尔现象延长造成的上直肌的残余张力所致。通常垂直斜视度很小，在几个棱镜度范围内。如果检查水平斜视时发现被遮盖眼出现小角度的高位，并且如果其存在与运动模式不符，例如斜肌功能障碍、垂直偏斜的其他可能原因，可以遮盖另一只眼重复遮盖测试。如果没有观察到同样的垂直斜视，或者如果发现另一只眼出现小度数的上斜视（在重复测试

中被遮盖的那只眼），那么可以确信正在处理的是一种可以忽略的假性垂直斜视。如果进行遮盖测试是为了发现未遮盖时的高低位，或者让它构建这样一个现象，那么它可能更难解释。最好的建议是在另一只眼睛被遮盖的情况下重复测试，并取两次测试结果的平均值。

进阶知识

动态视网膜检影检查是小儿眼科最未被充分利用的检查之一[8-9]。动态视网膜检影检查不是一种确定屈光不正的技术。它不是一种客观的显然验光，而是一种调节能力的检查，有一些真正有用的用途。该检查首先让患者注视远处视标，同时检查者对被检查的眼睛进行视网膜检影检查。然后，患者将注视目标转移到固定在检影镜上的调节视标上（图 2.6 和 2.7）。如果调节正常，不管是否有屈光不正，检影镜反射应该迅速转变为中和。如果观察到这一点，这意味着受试者在近处调节视标上完全调节。当然，对于婴儿来说，可能无法指示他们的注视目标由远变近。但是，只要能让他们注视近处的目标，就能获得有关其调节能力的有用信息。这项检查可以提示，那些不会说话的儿童可能是由于调节能力下降而在近距离出现视物模糊，并将从双光镜中

受益。这在患有脑瘫或唐氏综合征的儿童中是一种常见的发现。但在另一种情况下，我发现动态视网膜检影验光也很有价值。假设一个 6 个月大的婴儿，在检查中显示眼位正位，但是有高度远视性屈光不正，比如双眼屈光度＋5.00DS。是否应该密切关注这个婴儿？他（她）发展成内斜视的风险如何？根据 Deniz Somer 等的一项未发表的研究，如果动态视网膜检影验光显示患者在近距离完全调节但无内斜视，他们随后发展为内斜视的可能性很小。但是，如果动态视网膜检影验光显示

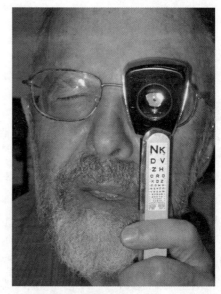

图 2.6 对于动态视网膜检影，应将注视目标固定到检影镜上

图 2.7 动态视网膜检影检查时，检查者与患者的距离约为一臂

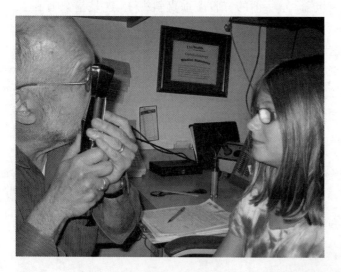

调节能力下降，他们很有可能随后发展为调节性内斜视。这就好像前一类儿童有很好的融合机制，使其能够补偿

动态视网膜检影验光可以预测哪些正位的远视婴幼儿以后会发展为内斜视

调节性集合，而后一类儿童最初并不是内斜视，仅仅是因为他们没有完全调节。随着他们长大，开始更充分地调节时，他们开始出现内斜视。这样的儿童应该接受更密切的随访，并建议在出现斜视的征象时就来检查。

 基础知识

旋转的测量应包括客观测量和主观测量，两种测量反映的是不同的情况

传统上，主观旋转是用一个红色镜片和一个白色镜片的双 Maddox 杆来测量的。一项我认为很有说服力的研究报告称，如果以这种传统的方式进行测试，会出现颜色分离的伪影。即使另一只眼有旋转问题，患者也可以主观地将旋转定位到戴红色镜片的眼睛[10]。因此作者推荐使用两个红色镜片进行测量。在这篇文章发表之后，我根据他们的建议修改了我的方法。尽管如此，我发现双 Maddox 杆试验主要用于判断双眼主观旋转量，但仍然不能准确定位哪只眼是旋转的那只。客观旋转是通过观察眼底来评估的。正常情况下，中心凹位于视神经底部的一条假想线与视盘下 1/3 和上 2/3 的交界线之间（图 2.8）。如果它低于下线，则眼睛外旋，如果高于上线，则眼睛内旋。需要记住，用间接检眼镜看到的图像是倒置的。客观旋转更有助于确定哪只眼睛旋转或两只眼睛是否都发生了旋转。然而，对斜视有感觉适应的患者，如婴儿型内斜视一样，尽管有明显的客观旋转，也可能没有症状。关于客观和主观旋转的相对作用和表现，我的想法已经在前面详细描述过[11]。

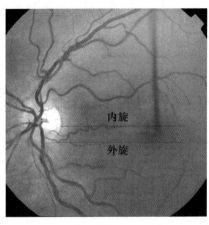

图 2.8　中心凹位于视神经底部的一条假想线与视盘下 1/3 和上 2/3 的交界线之间。高于上线表示内旋，低于下线表示外旋

 重点

相比确定哪只眼睛产生旋转，双 Maddox 杆主观旋转试验更能反映出两只眼总的主观旋转程度。眼底旋转（客观旋转）更适合于判断每只眼睛的旋转程度，但在确定旋转是否需要治疗方面用处较小。

感觉检查

逆流而上的人深知水的力量。

——伍德罗·威尔逊

 基础知识

我把感觉检查分为两类

有一些检查，其结果将极大地改变或影响治疗，还有一些检查只提供了关于患者情况的信息（与之前相比或与其他患者相比等）。我确实觉得我们经常做的很多检查都属于后一类。这并不是说它们没有用或者不应该做。但是我们应该意识到从这些检查中收集到的信息的重要性。

 基础知识

Worth 4 点灯检查主要是信息性的

这项检查有助于确定小角度斜视患者的抑制性暗点在治疗过程中是否变小或消失，以及双眼视是改善还是恶化。总体来说，尽管这项检查的结果提供了一些有意思的信息，但它很少影响我对特定患者的治疗。

基础知识

立体视觉检查也主要（但不完全）是信息性的

这并不是说它不重要。一些患者特别想知道他们的三维视觉。治疗或手术后立体视觉的改善肯定说明了双眼视功能的显著改善，了解是否发生了这种情况是一件好事。随机点立体视觉检查比带有圆圈和动物的检查更敏感，后者在视差较大时有单眼线索，它们可能错误地暗示立体视觉是存在的，但实际上并不存在。在某些情况下，立体视觉检查结果可能会影响治疗。如果确定弱视患者在减少治疗频率或停止治疗后立体视功能恶化，应将其视为复发的征象，应考虑加强或重新开始治疗。此外，间歇性外斜视患者立体视觉的恶化——特别是在视远时——是外斜视控制恶化的强烈征象。这可能是进一步干预的信号。

进阶知识

检查异常视网膜对应或抑制

简单地说，如果患者有明显斜视而没有复视，那么要么是抑制，要么是异常对应，两者都是避免复视的代偿机制。然而，异常视网膜对应（anomalous retinal correspondence，ARC）和抑制都不是"全或无"。患者可以在不同的情况下采用不同的代偿机制，例如，在正常照明下睁开眼睛vs.戴有色镜片或闭上眼睛后的后像。一种简单的测试可以区分患者在日常环境中的视觉行为，那就是 Bagolini 线状镜检查。如果有斜视的患者通过该测试看到了"X"的两条线的主要部分（同时感知），并且两条线都穿过了注视的灯（即使其中一条线部分缺

失），则患者是通过异常对应进行代偿；如果看不到"X"的两个臂，则是存在抑制。使用后像和彩色镜片对 ARC 进行分离性测试可能有助于研究 ARC 的性质或深度，但不一定能解决患者每天所面临的问题。

经验

使用 Bagolini 线状镜向家长说明孩子的双眼视

如果眼位基本正位并且弱视程度不明显，大多数患者的 Bagolini 线状镜检查都会显示有同时知觉[12]。如果父母因为孩子"不能同时用眼"而苦恼，要么是因为之前的眼科医生是这样告诉他们的，要么是因为其立体视觉有缺陷，我发现让患儿在接受 Bagolini 线状镜检查时描述他们的同时知觉是有帮助的。然后我让家长接受检查，观察这两条线。然后我让他们闭上任一只眼，看看如何感知真正的单眼视觉。他们通常会松一口气，高兴地看到他们的孩子实际上是"两只眼睛一起看"。

问题

异常视网膜对应和谐或不和谐的临床意义是什么？

解答

如果存在异常视网膜对应，则在斜视眼中存在一个视网膜点（或区域），它将空间中的图像定位为与注视眼中心凹上的物体处于同一位置——至少在进行异常视网膜对应测试的时间和视觉环境中是如此。如果斜视眼中心凹到视网膜对应点的距离等于斜视角，则异常视网膜对应是和谐的。例如，如果异常视网膜对应的患者右眼内斜视为 15^Δ，斜视眼的异常视网膜对应点也是鼻侧到中心凹的 15^Δ，那么异常视网膜对应是和谐的。之所以这么说，是因为这种适应是和谐的，完美地避免了复视的发生。相反，如果斜视眼的异常视网膜对应点与中心凹的

鼻侧距离为 35$^\Delta$，则异常视网膜对应不和谐。异常视网膜对应本身并不是用来防止复视的。要么患者可能会出现复视，要么需要对斜视眼进行实质性的抑制。在许多情况下，不和谐是检查的结果。如前所述，异常视网膜对应和抑制不是"全或无"的现象。患者眼位分离状态时检查可能是不和谐的异常视网膜对应，而在接受更接近于日常视觉环境的检查时表现出和谐的异常视网膜对应。在一些情况下，异常视网膜对应可能由于斜视角度的改变而不和谐。如果患者有和谐的异常视网膜对应，而随后斜视角度有变化，如果在他们的感觉系统适应新的斜视角度之前进行检查，可能会出现不和谐的异常视网膜对应。这在斜视手术后很常见。

这些原则的代表性示例参见第 21 章病例 21.21。

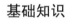

基础知识

所有持续性复视的患者均应接受棱镜检查，以确定用棱镜中和偏斜时，复视是否消失

如果棱镜检查消除了患者的复视，你就会知道，如果获得正位，患者就不会有任何症状。如果不能通过棱镜获得融合，则建议进一步进行两项检查。所有这样的患者都应该用双 Maddox 杆试验进行旋转检查。主观旋转可能会发生在意想不到的情况下，而严重的旋转可能会成为融合的障碍。在之前的一篇文章中，我曾报告这种情况发生在没有明显斜肌受累的患者中[13]。这些患者包括既往巩膜扣带术患者、既往穿透性角膜移植术后患者、严重角膜瘢痕患者、单眼无晶状体眼患者、长期斜视患者和既往水平直肌垂直移位患者。如果存在主观旋转，同视机评估可以判断旋转矫正后患者是否能够融合。如果同视机上的旋转矫正后仍没有融合，则存在中心融合中断。这些原则的代表性示例参见第 21 章病例 21.7。如果没有主观旋转，也应该检查患者是否存在不等像。这可能在

没有屈光参差的情况下发生，并可能成为融合的障碍。最常见的原因是视网膜前膜[14]。在一些患者中，当眼位偏斜被棱镜中和后仍不能融合，可以使用同视机或不同度数的棱镜来发现偏离于斜视眼中心凹的抑制性暗点。根据我的经验，这很少成功。然而，这是值得一试的，因为它可能提供一种方法来帮助一些患者消除复视，即使他们不打算融合。这是通过使用棱镜或手术将第二幅图像放入暗点来实现的。如果既不存在不等像也不存在主观旋转，且无法识别抑制性暗点，则患者可能有中心融合中断或恐怖融合（horror fusionis，视像融合不能）。斜视手术可能无法成功消除复视。

参见第 21 章病例 21.21，了解如何将第二幅图像放入抑制性暗点中获得成功的代表性病例。

重点

所有考虑进行恒定性斜视手术的非复视成人患者都应在术前进行棱镜检查，以帮助预测术后顽固性复视

我听过许多人（眼科医生和视能矫正师）这样说，但很少有人用数据来支持他们的建议。我按如下方式进行检查。在检查室里正常的室内照明下，我用棱镜来中和患者的眼位偏斜（不要用彩色滤光片，当然还要戴眼镜）。接着我问他们是否看到了重影。我会在轻度过矫和轻度欠矫后重复问患者这个问题。如果患者在这次棱镜检查中看不到重影，那么根据我的经验，如果手术后恢复正位，他们永远看不到重影。然而，如果他们通过棱镜检查发生复视，并不意味着手术恢复正位后就会复视，出现复视的可能性其实很小[15]。如果患者担心术后复视，我会给他们 1 周左右的适应期或者用 Fresnel 棱镜来中和偏斜。在许多这样的患者中，复视在很短的时间内就会消退。如果是这样，根据我的经验，手术恢复正位后，患者基本上没有顽固性复视的风险。有些患者使用 Fresnel 棱镜后复视

会持续存在。即使在这些患者中，如果手术恢复正位，绝大多数也不会出现复视。在我用这种方法检查的 424 名成人患者中，143 名（34%）在棱镜检查中出现复视，但术后仅有 3 例（0.8%）出现顽固性复视[15]。这项检查对判断哪些患者不会出现术后复视有很高的灵敏度（100%），但阳性预测值很低（2%）。换句话说，这实际上是一种"单向测试"。如果检查中患者不会出现复视，那么几乎可以肯定他们术后不会出现复视。如果检查提示他们可能会出现复视，那么出现复视的可能性仍然很低。请参考以下患者：

病例 2.1 我检查了一位 36 岁的女性，她患有共同性连续性外斜视，斜视度为 30$^\Delta$。没有详细的记录，但她的父母回忆说，在她大约 3 岁的时候，接受了双眼内斜视手术。患者正前方视野中没有复视，但加 25$^\Delta$、30$^\Delta$ 或 35$^\Delta$ 底向内的棱镜会出现复视。对于这三个棱镜，她将图像定位为相距很远且没有交叉，这表明她有异常视网膜对应。因为她对恢复性斜视手术非常感兴趣，我让她在非主导眼戴上 30$^\Delta$ 底向内 Fresnel 棱镜。戴了 2 周的棱镜后，她仍然有复视。我告诉她，术后复视的可能性很小，但这种可能性肯定是存在的，可以通过雾视或遮挡一眼的接触镜来处理。这仍然可以让她从手术中获得美容性好处。随后的 5 周，她继续戴着 Fresnel 棱镜，直到手术可以进行。手术当天，她还戴着 Fresnel 棱镜而自觉复视。然而，当她从麻醉中醒来，复视就消失了。在随访的 6 年里，她没有复视，并保持了良好的眼位。

为什么棱镜检查并不总是能预测术后情况，目前尚不清楚。

当然，如果没有使患者恢复正位，他们可能会出现复视，例如，过矫的外斜视就会出现复视。但这并不是顽固性复视。只需要把眼位做正就行了。

进阶知识

如果患者有不能用棱镜消除

的旋转复视，可能需要考虑通过同视机评估他们是否能通过旋转中和获得融合。在我看来，这是同视机的一个主要用途。一些有旋转复视的患者，尤其是闭合性颅脑外伤后，也可能有中枢融合中断。当他们经手术将眼位调整得很好时，你却发现复视仍然存在，这对医生和患者来说都是令人失望的。当然，棱镜不能矫正旋转，但是同视机可以，我发现它在这个情况下很有用。

经验

以上关于感觉检查的讨论总结了我对这一主题的日常使用和理解。然而，在我的整个职业生涯中，我有幸与许多优秀的有资质的视能矫正师合作。这些关系为我和我的患者提供了很好的服务，当涉及斜视的感觉检查方面时，我经常听从他们的判断。如果你有机会在团队中拥有一名或多名有资质的视能矫正师，请抓住这个为自己和患者提供优质服务的机会。

> 如果可能，与有资质的视能矫正师合作

参考文献

1. Kushner BJ. Grating acuity tests should not be used for social service purposes in preliterate children. Arch Ophthalmol. 1994;112:1030–1.

2. Kushner B, Lucchese N, Morton G. Grating visual acuity with teller cards compared with Snellen visual acuity in literate patients. Arch Ophthalmol. 1995;113:485–93.

3. Kushner BJ, Morton GV. Measurement of strabismus in shortened exam lanes versus the 20-foot lane. Ann Ophthalmol. 1982;14:86–9.

4. Stager D, Everett ME. Comparison of strabismus measurements in mirrored and twenty foot lanes. Am Orthopt J. 1987;37:74–6.

5. Choi R, Kushner B. The accuracy of experienced strabismologists using the Hirschberg and Krimsky tests. Ophthalmology. 1998;116:108–12.

6. Cestari DM, Hunter DG, editors. Appendix 4. Addition of two prisms with one placed over each eye. In: Learning strabismus surgery: a case-based approach. Philadelphia: Lippincott Williams & Wilkins; 2013. p. 234.

7. Morton GV, Kushner BJ. The use of diagnostic occlusion in strabismus management. J Ocul Ther Surg. 1983;2:194–200.

8. Guyton DL, O'Connor GM. Dynamic retinoscopy. Curr Opin Ophthalmol. 1991;2:78–80.

9. Hunter DG. Dynamic retinoscopy: the missing data. Surv Ophthalmol. 2001;46:269–74.

10. Simons K, Arnoldi K, Brown MH. Color dissociation artifacts in double Maddox rod cyclodeviation testing. Ophthalmology. 1994;101:1897–901.

11. Kushner BJ, Haraharan L. Observations about objective and subjective ocular torsion. Ophthalmology. 2009;116:2001–10.

12. Kushner BJ, Morton GV. Postoperative binocularity in adults with longstanding strabismus. Ophthalmology. 1992;99:316–9.

13. Kushner BJ. Unexpected cyclotropia simulating disruption of fusion. Arch Ophthalmol. 1992;110:1415–8.

14. Benegas NM, Egbert J, Engel WK, Kushner BJ. Diplopia secondary to aniseikonia associated with macular disease. Arch Ophthalmol. 1999;117:896–9.

15. Kushner BJ. Intractable diplopia after strabismus surgery in adults. Arch Ophthalmol. 2002;120:1498–504.

第 3 章　验光

基础知识

　　对于所有斜视患者，甚至是成年人，进行睫状肌麻痹验光都是很有益处的

　　我知道许多同事对所有的儿童都做了睫状肌麻痹验光，但对于成年人，他们只做了显然验光。这样做有几个原因。在早期晶状体核硬化的患者，散瞳可能影响视力检测。此外，对于高度远视的患者，很难预测有多少隐性远视存在，患者能耐受多少正球镜。但是我经常发现有斜视的成年患者（常常是内斜视，但并不完全如此）在调节方面有一些有意思的情况。显然验光不能让他们放松调节。我记得有一名40多岁的患者转诊到我的门诊。她有调节性内斜视病史，多年来控制良好，但是10年前内斜视开始加重。她之前的10年共经历5次验光，看过5个不同的综合科的眼科医生，所进行的都是显然验光，仅仅散瞳检查了眼底。虽然我进行显然验光的结果和她配戴的眼镜度数相似，但我的睫状肌麻痹散瞳验光显示她增加了3D的远视。她矫正了所有的增加的远视度数，内斜视消失，而且视疲劳症状获得了极大的改善。

基础知识

　　环喷托酯需要整整40 min才能达到最大的睫状肌麻痹效果。我在同事中观察到，滴用环喷托酯20～30 min他们就开始进行睫状肌麻痹验光。通常情况下，患儿的瞳孔可能看起来完全散大，因此认为药水的作用已经达到了顶峰。然而，事实上，瞳孔完全散大往往先于环喷托酯的完全睫状肌麻痹效应。也许有些蓝色虹膜的患者可能在不到40 min内就会出现完全的睫状肌麻痹，然而，没有人能确定。因此，对于需要发现全部远视的患者，例如可能面临手术的部分调节性内斜视患者，多等待10～20 min对患者是最有益的。

进阶知识

　　交替戴框架眼镜和接触镜的斜视患者可能需要进行两种完全不同的验光过程。这对于散光患者来说尤其如此，他们报告说戴框架眼镜比戴接触镜能更好地控制斜视。在我为患者配框架眼镜做了睫状肌麻痹散瞳验光后，我让患者重新戴上他们的接触镜，然后进行检影。令人惊讶的是，我经常发现有实质性的未经校正的柱镜，通常位于不同的轴向上，而不是他们接触镜的散光轴。这通常反映出toric接触镜的制作方式、其在患者眼睛上的位置或从眼镜处方到toric接触镜处方的转换过程中出现了错误。诚然，做两次验光固然很耗时，但我还没有找到更好的方法来解决这些问题。

经验

　　如果患者戴接触镜比戴框架眼镜表现出更大的斜视（反之亦然），则需

要如上所述进行两次验光

造成这种差异的最常见原因是患者无意中混淆了他们的左右软性接触镜，或者如上所述，戴的接触镜存在未校正的柱镜。这只能通过戴上接触镜进行验光来发现。

经验

我经常做"戴片验光"

在年幼的儿童或年龄较大的高度屈光不正患者中，我通常在他们现有的眼镜上检影来进行客观验光，在眼镜上添加 Halberg 试镜架进行主观验光（图 3.1）。如果变化的是球镜，则简单的加法或减法即可给出结果处方。如果柱镜发生变化，但轴向保持不变，则情况也是如此。但是，如果戴片验光显示柱镜的度数和轴向都发生了变化，就不是那么简单的数学问题了。然而，有几种方法可以得到最终的处方。许多电子病历记录程序具有用于计算戴片验光的内置功能。另一种方法是，把患者的眼镜和夹在眼镜前的镜片放在焦度计中读取，这样就能得到相应的处方。戴片验光的好处很多。这样做可消除可能的顶点误差，如果屈光度误差较高，顶点误差可能会很严重。我发现许多年幼的患儿不喜欢坐在综合验光仪后面。他们或者摆头或者东张西望。许多试镜架都不舒服，并且不能保持固定。如果患者戴着自己的眼镜，这些因素都不是问题。

考虑在年幼的儿童和所有高度屈光不正的患者中使用戴片验光

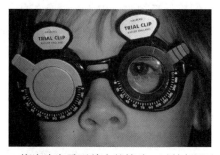

图 3.1 戴片验光需要单个的镜片、试镜架和患者自己的眼镜

重点

斜肌手术将改变散光轴向，这种改变可能是永久性的。

我是在为一个双眼高度散光的男孩进行双侧上斜肌折叠后偶然发现的这个现象[1]。术后 6 周复查时，他说视物变得模糊。他发现，如果把眼镜朝一个方向旋转，他的右眼可以看得很清楚，同样，如果把镜片朝相反的方向旋转，左眼可以看得很清楚。斜肌手术导致旋转改变，将改变散光轴的方向。无论何时在有明显散光的眼中做斜肌手术，都要考虑在手术后 6 周左右重复验光。这在弱视患者中尤其重要，因为他们可能不会抱怨自己的非主导眼视物模糊，而这只眼当然是屈光不正可能性更大的眼。

经验

考虑换个问法——"哪个更糟？"

所有的眼科医生都经历过真正消极的患者。你引导患者并问道："哪一个更好，一还是二？"

患者回答："都不是。"你坚持说："挑一个更好的。"他回答说："没有！"

后来 Art Jampolsky 教我问"哪个更糟"，这时患者就可以选择了。虽然这个所谓的经验有些滑稽，但实际上非常有用。一些持消极世界观的人总是随时准备指出哪一个更糟糕。

重点

一些高度远视的儿童在第一次睫状肌麻痹验光期间可能不能完全放松调节，即使他们看起来已经达到了足够的睫状肌麻痹。因此，如果他们戴着第一副眼镜回来时有残余的内斜视，大约 1 个月后的重复验光可能会暴露出多达几个屈光度的额外远视。我发现，当最初的屈光度显示远视超过 5D 时，这种情况更有可能发生。我猜想是因为患儿在戴眼镜之前一直在不断适应，所以睫状肌的张力或痉挛并没有完全被睫状肌麻痹剂所克服。当孩子戴上矫正大部分远视的眼镜后，睫状肌可以在药物的作用下得到更有效的放松。

进阶知识

预先回答两个问题

当我建议年幼的孩子戴眼镜时，我会对父母们说他们可能会想到两个问题，即使当时没有想到，也很快就会考虑到。第一个问题是"我怎么才能让孩子戴眼镜呢"。我接着说，在大多数情况下，孩子们会喜欢他们的眼镜，不想摘下来。当然，如果屈光不正度数很高，就更有可能是这种情况。但我告诉父母，如果孩子接受眼镜有困难，我们可以做一些事情来帮助他。第二个问题是"需要戴多久眼镜"。如果说我在 40 多年的实践中学到了一件事，那就是永远不要在这方面做出预测。我见过只有几个远视屈光度的小孩子，但他们一直都需要眼镜。相反，我也见过一些孩子，他们一开始有 6D 或更多远视，但随着年龄的增长，远视完全消失了，尽管这种情况很少发生。我也见过十几个孩子，他们最初在婴儿时期大约有 5D 远视，但到了青少年时期，远视的屈光度超过了 9D。所以我告诉家长们，一般来说，孩子们在 7 岁之前远视程度会更高，从那时开始远视会降低，直到成年。初学走路的孩子一般都有几个屈光度的远视，如果一切正常，他们在 16 ～ 17 岁时远视就会消失。所以我会提前指出，对于一个蹒跚学步的孩子来说，第二副眼镜通常比第一副度数更高。我努力避免家长们失望地对我说"孩子越来越糟了"。我将这些平均数与孩子的屈光不正联系起来，例如，在长大成人时，5D 的远视屈光度平均会剩余大约 3D。我要强调的是，平均值只是一个平均值，而不是"预期值"。

如果你对家长说"你的孩子当然是平均水平以上的"，这绝对不会有什么坏处，这总能引起微笑，让讨论更轻松。

经验

如果孩子拒绝戴眼镜，我会给他们短期应用阿托品。我建议 1 周内每天点 1% 阿托品，再过 1 周药效就会消失。在滴用阿托品期间，孩子几乎无一例外地戴着眼镜，通常在药效消失后还会继续戴眼镜。如果这种方式不能使戴镜获得更好的依从性，我会重复验光。

基础知识

双光接触镜对于高调节性集合 / 调节（AC/A）的调节性内斜视往往无效

在一项前瞻性双盲研究中，我和同事比较了双光框架眼镜与同时视觉双光接触镜或非球面多焦点接触镜的眼位和融合[2]。与框架眼镜相比，所有戴接触镜的患者视近都显示出较差的眼位，并且许多患者显示出较差的融合。这就好像患者不知道应该聚焦于近处的哪一个图像。

基础知识

许多有调节性内斜视病史的成年人可能会多年保持良好的眼位，但当他们接近老视时，内斜视就会失代偿

人们认为这是由于增加了调节需求而增加了集合[3]。这些患者中有许多人的调节能力降低。从理论上讲，在老视（俗称"老花眼"）的早期为他们开出双光镜的处方，而不是让他们尽可能推迟戴双光镜（正如许多患者希望的那样），可能会防止眼位失代偿。我的印象是，这种情况更有可能发生在没有双眼融合和单眼注视的患者中。根据我的经

验，这种情况并不常见于儿童时期就具有双眼融合的患者中。

总有一天，你的眼睛没事，但胳膊显得不够长，不能把电话簿放在你能看清的地方。

你的朋友们开始对此开玩笑，所以你去看了眼科医生。

在你所有的朋友中，他是最爱开玩笑的一个，让我们略过这些玩笑。

只须注意，自从你误把他的古董钟认作他而跟古董钟道晚安后，他就一直在等你来。

你看着他的视力表……他说一副眼镜不行，你需要两副。

——奥格登·纳什（*Ogden Nash*）《躲猫猫，我差点就看见你了》（*Peekaboo, I Almost See You*）

进阶知识

单眼视可能对斜视患者有害[4]

单眼视是指一只眼在光学上聚焦远处，而另一只眼聚焦近处。单眼视要么是由屈光参差引起的，要么是由用框架眼镜、接触镜、屈光手术或选择眼内人工晶状体植入治疗老视的有意策略引起的。尽管单眼视对双眼功能的有害影响有充分的证据证明，但约有3/4的患者配戴单眼视接触镜治疗老花眼获得成功。然而，斜视患者单眼视困难通常是由于以下三种原因之一：

1. 对于融合不稳定的患者，如间歇性外斜视[5]，双眼视觉输入不平衡是最不稳定的情况之一。单眼视时，至少有一只眼总是不聚焦，这就破坏了这些患者的融合。

2. 麻痹性斜视患者在使用麻痹眼注视时可能会有第二斜视角造成的更大的偏斜。West和我发现，几乎一半的单眼视有困难的斜视患者都患有第四脑神经麻痹[4]。我们的理论是，他们习惯用非麻痹眼注视，并已发展出足以控制垂直偏斜的融合范围。然而，一旦进入单眼视状态，无论视远视近，他们就都

会用麻痹眼注视，并且不习惯控制这种较大的第二斜视角偏斜，因此他们的控制被打破。

3. 一些具有强烈注视偏好的斜视患者在用其主导眼注视时可能会抑制其非主导眼。然而，如果以非主导眼注视，这种抑制暗点不会转移到主导眼。在单眼视情况下，他们将产生复视（参见第9章有关"转换注视出现复视"的更多信息）。

> 单眼视对斜视患者有害

West和我发现，在稍少于一半的时间内，让患者进行适当的光学矫正，例如消除单眼视情况，可以成功地恢复先前令人满意的眼位。West为这种治疗方式创造了术语"光学救援（optical rescue）"。这个方法值得一试。思考以下这名患者：

这位女性有外隐斜病史，其外隐斜得到了很好的控制，直到45岁时出现症状，开始有视疲劳和复视。她的屈光不正为双眼−2.50D，大约这时，她只在左眼戴了接触镜，因为她想为早期老花眼提供单眼视。在46岁时，她接受了双眼外直肌后退手术，最初手术是成功的。然而，到47岁时，她的外隐斜回到了原来的角度，症状复发了。然后她接受了双侧内直肌截除，初步改善；然而，在6个月内，效果逐渐消失。医生建议进行第三次斜视手术，这时她来找我征求意见。对我来说，她的外隐斜控制得很差，视远为25$^\Delta$，视近为30$^\Delta$（使用单眼视接触镜）。我建议她放弃单眼视，双眼配戴接触镜，其外可戴单目阅读眼镜，并开具双光镜处方；我建议她在尝试"光学救援"之前不要再做手术。6个月后，她在视远和视近时出现了10$^\Delta$的外隐斜，但没有任何症状。在随后的14年随访中，她的眼位一直保持稳定。

重点

平衡屈光矫正以消除屈光参差

请思考，一位外斜视患者，注视

眼（右眼）有低度远视，斜视眼可能有更多的远视和远视散光。如果你决定在其注视眼上削减远视，理由是不想再增加外斜视，那么你需要在其斜视眼上削减完全相等的远视。如果你（错误地）只在患者注视眼上消减远视，她在用右眼注视时左眼就会模糊不清。这是因为调节被认为是对称的，并由注视眼驱动。思考以下患者：

我检查了一个小男孩，左眼间歇性外斜视且控制不良，斜视度为 25^Δ 伴屈光不正。屈光度处方为右眼＋0.50DS，左眼－2.50DS＋1.00DC×180°。我完全按照这个度数给出了处方，虽然我知道有理由削减一点远视。眼镜店把处方弄混了，把右眼和左眼镜片颠倒了。镜片配制成右眼－2.50DS＋1.00DC×180°，左眼＋0.50DS。乍一看，人们可能会认为他的斜视度和控制能力会更好，因为注视眼过矫了几个屈光度。事实上，他复诊的时候控制能力较差，他的外斜视现在是恒定的，斜视度增加到 30^Δ。当我们中和他的眼镜时发现了这个错误，眼镜店纠正了度数。然后他戴着处方眼镜复查。他的斜视度已经减少到 10^Δ，外斜视转换成了外隐斜。病情稳定了 8 年。

🎓 进阶知识

当患者特别抱怨近视力问题时，有 10 个常见原因需要考虑[6]

大多数情况下，这些问题要么与视近的调节需求增加有关，要么与阅读通常发生在俯视状态下有关，在某些临床情况下，俯视会造成一些独特的光学问题。应该考虑以下问题，其中一些问题已在上文讨论：

> 通常情况下，问题是由于调节需求的增加或阅读是在俯视状态下

1. 近视眼改用接触镜可能会增加调节需求。

2. 由于高 AC/A 型内斜视而需要双光镜

的患者可能配戴多焦接触镜时会出现症状。

3. 有调节性内斜视病史的成年人在接近老视时可能会失代偿，因为调节功能降低，可能需要在比预期更早的年龄开始使用双光镜。

4. 许多有调节性内斜视病史的成年人仍然需要睫状肌麻痹验光。他们不会以通常的方式放松调节，显然验光可能会留下大量未矫正的远视。

5. 具有强烈的注视偏好、非共同性斜视或融合不稳定的成人患者可能存在单眼视困难。

6. 屈光不正、屈光矫正或单眼注视的改变可能引起复视／视疲劳的症状（见第 9 章中更深入的讨论）。

7. 单眼无晶状体或人工晶状体的患者，如果有双眼视觉，则需要使用双光镜。对于无晶状体眼或人工晶状体眼，不使用双光镜或双眼都使用双光镜都会导致一只眼视近时离焦。这可能会导致视近距离任务时出现症状。

8. 屈光参差可能导致向下注视时出现棱镜效应，需要眼镜中的厚部削薄棱镜（slab-off prism）进行补偿。简而言之，厚部削薄棱镜增加了底向上的效果，反向厚部削薄棱镜（reverse slab-off prism）增加了底向下的效果。

9. 垂直非共同性斜视患者如果是"老花眼"，可能会在俯视时出现症状，他们可能需要特殊的光学手段来阅读。

10. 对于垂直非共同性斜视患者，配戴渐进式（非线型）双光镜可能不能很好地获得融合。

11. 上述第 7、8、9 点见第 9 章中更深入的讨论。

重点

所有患有视疲劳或复视的患者应通过测试集合近点（near point of accommodation，NPA）和（或）动态检影以及融合范围来评估调节幅度。

重点

如果斜视或弱视患者显示出视力或斜视度恶化，则应该重复验光

另外，应该通过焦度计检查他们戴的眼镜是否和你预期的一样。令人惊讶的是，患者在复诊时往往不会报告说眼镜换了（而且这副眼镜是不正确的），或者他们无意中又戴上了过时的处方眼镜。

参考文献

1. Kushner BJ. The effect of oblique muscle surgery on the axis of astigmatism. J Pediatr Ophthalmol Strabismus. 1986;23:277–80.

2. Morton GV, Kushner BJ, Lucchese NJ, Shapiro MB, Bredeson DC. The efficacy of SimulVue and Unilens RGP aspheric bifocal contact lenses in the treatment of esotropia associated with a high accommodative convergence/accommodation ratio. J AAPOS. 1998;2:108–12.

3. Wright WW, Gotzler KC, Guyton DL. Esotropia associated with early presbyopia caused by inappropriate muscle length adaptation. J AAPOS. 2005;9:563–6.

4. Kushner BJ, West C. Monovision may be detrimental to patients with strabismus. In: Balkan RJ, Ellis Jr GS, Eustis HS, editors. At the crossings. Pediatric ophthalmology and strabismus. Proceedings of the 52nd annual symposium of the New Orleans Academy of Ophthalmology. The Hague: Kugler; 2004. p. 77–86.

5. Jampolsky AJ. Unequal vision inputs and strabismus management: A comparison of human and animal strabismus. Symposium on strabismus: transactions of the New Orleans Academy of Ophthalmology. St. Louis: CV Mosby; 1978. p. 358–492.

6. Kushner B. Optical problems and near vision. Am Orthopt J. 1999;49:31–6.

第4章 功能性弱视

上帝用右眼看着他所创造的一切，用左眼看着穷人，但他的左眼是瞎的。

——*Dale M. Kushner*《黑面包》

只需一个简单的眼罩，我们就能让弱视彻底治愈。

——*Charles Schultz*（*Sally* 和 *Charlie Brown* 的谈话）

概述

基础知识

在医学上，几乎没有什么比弱视的成功治疗更令人欣慰的了。不仅治疗费用低廉、无创，而且患者自身的努力和依从性在决定结果时发挥着重要作用。成功治疗的患者会有一种巨大的获得感和成就感，这可以赋予患儿和他们的父母动力。

> 弱视的治疗令人非常满意

弱视（amblyopia）一词源于希腊语 *ambluōpia*，意思是"昏暗的视力（dim-sightedness）"。它起源于公元前 450 年左右希波克拉底（Hippocrates）写下的"如果医生没有发现孩子的眼睛有任何变化，而孩子其中一只眼睛看不到，那么就诊断为弱视"。后来，Albrecht Von Graefe 将其重新表述为著名的"观察者什么也没发现，而患者几乎看不见的情况（The condition in which the observer sees nothing and the patient very little）"[1]。Von Noorden 对弱视提出了更全面的定义，他将弱视描述为"双眼异常的相互作用引起的一只眼视力下降，或者在视觉发育不成熟期由形觉剥夺导致的一眼或两眼视力下降，而且在眼部检查过程中未发现通过治疗可以使视力发生逆转的病因"[1]。人们可以在维基百科上查到，弱视被定义为一种视力障碍，"导致原本看起来正常的眼睛视力下降"[2]。弱视其实存在结构性的器质性异常，只是位于大脑的外侧膝状体和视皮质，在眼科检查过程中确实看不到。重要的是，由于大脑的可塑性，这些微观异常可以逆转。我更喜欢用"功能性弱视"这个术语来指代这种潜在的可逆的视力缺陷。

治疗原则

基础知识

简而言之，弱视的治疗很简单：纠正明显的光学异常，然后迫使患者的大脑关注以前被忽视的眼。要做到这一点，经典的方法是用眼罩遮住优势眼。这种疗法可以追溯到公元 900 年左右，当时哈兰（美索不达米亚上游的一个城市）的萨比教派成员、内科医生、数学家和天文学家 Thabit Ibn Qurrah 建议用遮盖来治疗弱视。然而最终人们把功劳归于法国人 George Louis Leclerc，Comte de Buffon（1743），因为他推荐了遮盖疗法。

正如 Creig Hoyt 指出的那样，Thabit Ibn Qurrah 和 Comte de Buffon 都只治疗斜视患者，他们推荐遮盖的目的可能是矫正斜视——这种治疗可能是各种面具的副产品，这些面具曾被用来迫使斜视眼恢复正位[3]。John Flynn 在第 17 次科斯滕巴德讲座（Costenbader Lecture）"重温弱视（Amblyopia Revisited）"中指出，我们治疗弱视的基本方法几百年来没有改变[4]。虽然这是真的，但最近的知识导致了治疗的精细化，使其变得不那么繁琐。此外，我觉得我们正处在一些截然不同的治疗模式的风口浪尖上，这些治疗模式让人看到了希望。然而，截至撰写本文时，似乎还没有人做好黄金时代到来的准备。

弱视的本质

进阶知识

我们倾向于将患者的"vision"等同于他们的视力。这并不能说明全部情况。视力下降原因不同的患者可能会体验到完全不同的视觉世界，他们的视力甚至可能是相同的。未矫正的近视导致的视力为 20/200 的患者与继发于黄斑变性或视神经炎的视力 20/200 的患者看到的世界截然不同。我认为弱视是最严重的视力缺陷之一。通常，弱视眼视力为 20/40 的患者会将这只眼称为"坏眼"或"盲眼"。我曾经接诊过一位 67 岁的女性，她戏剧性地证明了这一点。她的左眼弱视，最佳矫正视力为 20/40，左眼有很大角度的外斜视。在见到我之前，她的右眼出现了自发性黄斑裂孔，这使她右眼的视力从 20/20 降到了 20/400。尽管如此，她仍然一直用 20/400 的右眼注视。当我问她为什么不用我以为的视力更好的 20/40 左眼注视时，她回答说："我的左眼看不见。"

单凭视力不能完全反映弱视的视觉功能

进阶知识

患有弱视的成年人把他们用弱视眼看到的东西描述为"像高速公路上热空气闪微光的效果"。有一个持续的波动运动的环境。被关注对象的某些部分不会保持静止，而是在焦点上时隐时现或断断续续地从视野中消失。我的一个有艺术天赋的患者给我画了其弱视眼的视觉体验（图 4.1）。因此，如果允许缓慢阅读，弱视眼可能具有更好的视力，这使患者能够分辨出运动的模式。这在一定程度上是拥挤现象的基础，例如，如果使用单独的视标进行测试，则具有更好的视力。测试对象周围如有多个视标，则会相互融合，弱视眼更难辨别。

进阶知识

标准的视力测试是识别白色背景与黑色视标之间清晰边界的形状，这是一种高对比度的情况。然而，我们生活的世界并不局限于这些高对比度的视觉刺激。对于我们视觉环境中的大多数物体来说，对比度会有一个更为渐进的变化，而且照度也会有所不同。患有某些类型功能性弱视的眼实际上可能在某些光线减弱的情况下，视力比正常人好。这就是为什么有些弱视眼在用中性密度滤光片测试时可能会显示出视力的提高。目前，大多数检查室都配备

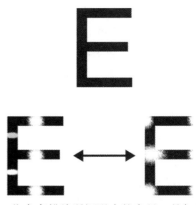

图 4.1　艺术家描绘弱视眼中的字母 E 是如何出现的。有一种连续的运动感，"E"的不同部分不断进入和离开焦点

27

了在电视显示器上随机生成的视力表。或者有些使用投影视力表。有人从理论上提出一种观点，即无论使用哪种测试系统，弱视患者的视力都应该在室内灯亮的情况下进行测试。毕竟，这代表了儿童生活的世界，也代表了他们必须修复的世界。

功能性弱视的分类

 基础知识

功能性弱视一般分为五类，前两类明显比其他三类更常见。

1. 斜视性弱视（strabismic amblyopia）

在某些类型的斜视中，来自斜视眼中心凹的图像受到主动抑制，从而导致斜视性弱视。

2. 单眼形觉异常引起的弱视（amblyopia caused by unilateral distortion of form）

如果投射到两眼视网膜上的图像的清晰度不对称，不太清晰的那只眼可能会受到抑制，导致弱视。屈光参差是目前为止这种情况最常见的原因。然而，由于屈光介质的问题（角膜瘢痕、部分白内障、玻璃体混浊等）导致视网膜图像变形，也可能发展出功能性弱视的因素，叠加在器质性视力损伤之上[5-7]。虽然许多因视网膜上形成的图像清晰度不对称而继发弱视的患者可能眼位是正位，但也有许多人发展为斜视。在某些情况下，临床上可能无法区分弱视是斜视继发的还是形成的图像清晰度不对称所致。幸运的是，这种区别没有意义，因为这两种情况的治疗方法是相同的。

3. 屈光不正性弱视（ametropic amblyopia）

患有严重的双侧屈光不正的患者，如果之前没有使用合适的眼镜进行矫正，可能会发展成双眼可逆的功能性弱视。这显然没有前面描述的两种形式的弱视常见。

4. 剥夺性弱视（deprivation amblyopia）

这个术语描述的是在婴儿期视网膜上形成的图像受到实质性阻挡（先天性白内障、玻璃体出血、角膜混浊等）而导致的弱视。剥夺性弱视通常比上述三种类型的弱视更严重，需要早期治疗。一般认为，治疗该病的关键时期是出生后 2～3 个月。

5. 遮盖性弱视（occlusion amblyopia）

这是一种医源性弱视，是由于治疗对侧眼弱视时，对原来正常的眼进行了长时间的遮挡或药物压抑而导致。其几乎总是可逆的。

弱视的诊断标准

 基础知识

弱视的标准定义要求在标准视力表上的最佳矫正视力低于 20/40，或者两眼之间视力至少差两行。

进阶知识

我觉得前述的定义有一些问题，但所幸这些问题微不足道，并没有真正改变我们的治疗——只是改变我们的理解。请思考，一位有弱视易感因素（屈光参差、斜视等）的患者，非主导眼最佳矫正视力为 20/40+3。虽然不符合定义，但难道不可以说是轻度弱视吗？如果不是，视力下降的生理原因是什么？根据我的经验，符合这种描述的眼有很多弱视的特征：其表现出拥挤现象；如果给患者更多的测试时间，视力可能会更好；有时在使用中性密度滤光片测试时视力会有所改善。此外，随着弱视治疗的深入，视力通常会提高。据推测，这一生理过程与弱视患者所看到的是相同的。同样，一只眼可以辨认出 20/20 一行的字母，但需要的时间比对侧眼长得多，可能也有与弱视眼相同的生理过程。我认为标准定义有点武断，但对解释有关弱视的治疗是有用的，我将把它用在这本书里。

 基础知识

弱视的一些特征包括中性滤光片条件下视力改善，拥挤现象，空间频率反应具有变异性，在某些情况下有轻微的传入瞳孔障碍，但色觉正常。

重点

将 20/40 的视力作为弱视诊断阈值是武断的，可能并不完全准确。视力好于 20/40 的眼仍可能表现出弱视的许多特征。

基础知识：对一个患者诊断弱视

我们倾向于错误地使用"说话前（preverbal）"这一术语来描述那些还不能识别视标类型的患者，而实际上我们指的是识字前（preliterate）的患者。1 岁的孩子可能会说话，但不能识别字母。对于会识字的患者来说，诊断弱视很容易。如果患者的最佳矫正视力低于 20/20 这一"武断"的阈值，并且眼结构正常，那么，即可诊断弱视。对于识字前儿童，我们的"工具箱"中有一组测试可以提供帮助。

1. 注视偏好

如果患有斜视的儿童会用两只眼中的任一只眼注视，可以肯定其没有弱视。如果没有斜视，我们可以通过在一只眼前加 10 棱镜度（△）垂直三棱镜，或在一只眼前加底向内的 $25^{\triangle}$ 三棱镜来诱发斜视，并评估注视行为，就像对斜视患者所做的那样。但是，注视偏好是另一种"单向测试"。如果患者不能交替注视，人们只能得出结论，他们可能患有弱视。在某些情况下，即使双眼视力大致相等，患者也不会用非优势眼进行注视。这些情况包括实质性屈光参差、光学矫正的无晶状体眼、人工晶状体眼、单眼注视综合征和轻微的单眼屈光间质混浊。此外，一些斜视患者甚至在弱视治疗后仍保持着强烈的注视偏好。

> 缺少交替注视表明可能存在弱视

2. 选择性观看：Teller 视力卡

选择性观看测试是基于如下原则：如果视觉系统能够分辨出图案的存在，那么婴儿的视皮质更愿意看图案，而非看均一的背景。Teller 视力卡（Teller 视力卡 II，Stereo Optical，Chicago IL，USA）是华盛顿大学（美国华盛顿州西雅图）开发的一套商用光栅视力卡，根据特定的测试算法进行选择性观看测试。在 20 世纪 80 年代和 90 年代，为解决识字前儿童的视力测试问题，Teller 视力卡风靡一时。30 多年后，由于几个原因，这一期待似乎没有真正实现[8-9]。首先，Teller 视力卡是对视觉分辨的测试，受试者只须能够确定是否存在图案，而不是均一的灰色。而阅读 Snellen 视力表是视觉识别的测试，受试者不仅必须能够确定图案是否存在，而且必须识别图案是什么形式或形状，例如，识别字母。大量研究表明，眼部疾病对光栅视力（grating acuity）的影响不同于识别视力（recognition acuity），事实上，Teller 视力卡的最初开发者从未打算将其用于诊断弱视[8-9]。这在一定程度上是因为在许多影响儿童视力的眼部疾病中，光栅视力往往高估了视力，特别是弱视。相反，由于选择性观看要求儿童做出眼球运动反应，即注视他们检测到的图案，Teller 视力卡可能会低估那些运动延迟影响眼球扫视运动系统的儿童的视力。他们可能会"看到"图案，但不会注视它。在一项涉及 69 名各种原因弱视患者的研究中，我发现 Teller 视力卡检测弱视（视力低于 20/40）的敏感度只有 66%[9]。

重点

如果 Teller 视力卡显示视力正常，仍然有很大的可能性视力是异常的。

如果 Teller 视力卡显示发育正常的儿童视力异常，则极有可能是异常的。

试试这个试验

与识别视力相比，光栅视力高估视力的原因可以参考第 2 章中"检查"所示的试验（图 2.1）来理解。

如果我们通过足够倍数的正球镜观察图形，从而对图形进行光学离焦，以便只能读取左侧卡上的 J-16 一行，我们仍然可以轻松地看到 Teller 视力卡上的条纹，而这比 J-16 一行的角度要小得多。

重点

与识别测试相比，光栅视力往往会高估视力，因此不应将其用于社会服务目的[8]

我见过临床表现与其 20/200 以上的视力不相符的识字前儿童，例如，广泛的后极弓形虫瘢痕患儿，他们的视力值在 Teller 视力卡的正常范围内。根据临床结果，他们显然有资格在法律上被认定为盲，并有资格享受各种社会服务福利。但基于他们正常的 Teller 视力卡视力，上述福利被拒绝。

重点

Teller 视力卡尽管有上述局限性，但也不是没有价值

如果确实检测到疑似弱视患者的双眼间视力的差异，Teller 视力卡可以用来监测治疗进展。其也可用于比较研究中不同治疗组的平均视力，正如在各种早产儿视网膜病变（retinopathy of prematurity，ROP）临床试验中所用到的那样。

3. 扫描视觉诱发电位（sweep VEP）检测

这也是一种光栅视力测试，但在我看来，其与选择性观看测试相比有明显的优势，因为它不依赖于儿童的眼球运动反应来观察图案。我发现它在多系统发育迟缓的儿童中比 Teller 视力卡准确得多。此外，重要的是，对测试的解释更客观，较少受检查者主观解释的影响；它需要的儿童的合作更少，花费的时间更少。然而，sweep VEP 获得的视力值与识别测试中获得的 Snellen 视力值也不相同，也不应用于社会服务目的。sweep VEP 测试的主要缺点是需要熟练的技术人员正确操作和解读。大多数 sweep VEP 测试都是在进行视网膜电图的实验室进行的，那些进行测试的人可能不熟悉 VEP 测试的细微差别。虽然我们需要一个可以由相对不熟练的技术人员执行的"交钥匙"sweep VEP 测试单元，但是目前还没有这样的单元可用。我发现，在给予适当技术支持的情况下，sweep VEP 是对弱视进行诊断和跟踪识字前（还没有到可以进行字母匹配测试的年龄）儿童的治疗进展最实用和有帮助的方法。

4. 字母匹配测试

我发现很多小孩子在比能做翻转 E 测试更小的时候就可以进行字母匹配测试，尤其是在他们之前没有接触过这种测试的情况下。与 HOTV 测试相比，我更喜欢 Sheridan Gardner 测试，因为它有 7 个字母可供选择。这两个测试都为儿童展示不同大小的字母，而受试儿童的反应是指认他（她）在测试中卡片上的同一个字母。在其商业用途中，Sheridan Gardner 试验被设计为孤立字母测试，这是一个很大的缺点。然而，这个缺点很容易修正，即通过在每个字母周围添加黑线（拥挤条）来引入拥挤现象。这使得该测试可以在精度上模拟行视力表测试（图 4.2）[10]。

5. 其他视标

对于那些还不太会读字母，但会说话的儿童来说，还有许多其他的视标可供进行识别视力测试。在我看来，最有用、最准确的是 Lea 符号，它由一个苹果、一个正方形、一个五边形和一个圆形组成。这些图形可以被描述为一个苹果、一扇窗户、一所房子和一枚戒指（图 4.3）。我发现其他的图表，如 Allen 数字，准确度要低得多。翻转 E 测试和 Landolt C 测试，这两种测试都要求儿童分别识别"E"或"C"的"开口"方向，在准确性上接近标准的 Snellen 视力表，但对儿童来说要比 Lea 符号或 Sheridan Gardner 测试稍微困难一些。区分左右的能力通常要到 5、6 岁才在大脑皮质建立起来。

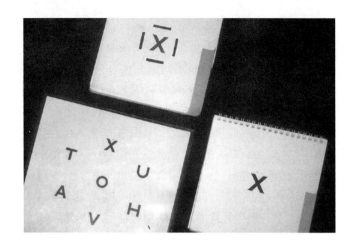

图 4.2 Sheridan Gardner 测试。左下：患者手持卡片进行视标匹配。右下：单独的视标呈现给患者。上图：孤立的视标周围放置了拥挤条，以引入拥挤现象（from Kushner[10]，with permission）

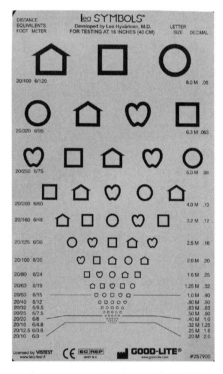

图 4.3 Lea 符号由一个苹果、一个正方形、一个五边形和一个圆形组成

重点

在弱视眼中，缺乏拥挤现象很大程度上会使测试的视力不准确。当我回顾 847 例弱视患者时，有 44 例患者进行孤立视标检测时（无拥挤条的翻转 E 或 Sheridan Gardner）视力记录均为 20/20，在 1 个月后的随访中，首次用 Snellen 字母视力表[10] 进行了测试。44 名患者中有 36 名在从孤立视标变为行视标测试时视力下降，平均下降幅度为视力表上的 4 行（范围为 1～8 行）。一般来说，任何能进行翻转 E 测试的儿童都可以用行 E 视标进行测试。几乎没有必要对儿童进行孤立视标检测。

> 几乎没有必要对儿童进行孤立视标检测

对弱视眼验光

基础知识

对弱视眼准确验光是成功治疗的关键步骤之一。必须进行客观验光，要么在完全睫状肌麻痹的情况下使用带状光检影镜，要么使用自动验光仪。就我个人而言，与我使用过的所有自动验光仪相比，我对检影获得的结果更有信心，但这可能反映了我的年龄和我接受训练的时间。重要的是，试图主观调整严重弱视眼的屈光状态的任何尝试都将是令人沮丧和不准确的。弱视眼分辨图像质量变化的能力下降。对于弱视患者来说，无法区分以超过 1D 为增量的试镜片之间的差异并不罕见。

> 弱视眼必须客观验光，采用视网膜检影或者自动验光仪验光

重点

视网膜检影法

检影检查中最大的误差发生在检查人员检查时，检影镜偏离视轴，这会导致在确定散光的大小时出现错误。患者必须用弱视眼看检影镜，因此需要完全睫状肌麻痹（图 4.4）。

经验

如果弱视眼的视力很差，以至于不能注视着检影镜的光，我会在儿童遮挡未受累眼 1 周后重复验光

我会让儿童戴着眼罩来诊室，并让父母在带儿童来诊室之前给他们滴睫状肌麻痹滴眼液。

重点

我很少对年幼的儿童使用综合验光仪

我相信对于大多数 2 ～ 10 岁的儿童，使用儿童试镜架往往更准确。年幼的儿童经常不能在大型综合验光仪后保持适当的头位。他们经常头部倾斜，这会在散光轴向上产生误差。试镜架会自动对此进行补偿。对于 2 岁以下的儿童，我通常使用插片。当我给已经戴眼镜的儿童验光时，特别是如果儿童有很高的屈光不正，我通常会按照第 3 章中的描述进行戴片验光（图 3.1）。在患者的眼镜上加试镜片，通过检影检查可以获得

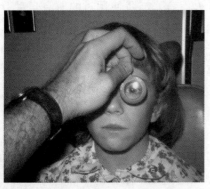

图 4.4 为了确保在弱视眼视轴上进行验光，可以这样的方式握住单个镜片，以遮挡未受累眼，并允许弱视眼注视（from Kushner[10]，with permission）

所需的额外球镜和柱镜的量。这项技术消除了顶点距离校正中的潜在误差，以及患者在检影过程中头部倾斜引起的误差。如果需要增加的柱镜的轴向与现有眼镜的轴向不同，则可以通过三种方法之一获得最终的验光结果。患者的眼镜与过矫镜片相结合，可以夹在一起放在一个透镜里。这种组合的中和将产生最终的净屈光。或者，一些电子病历系统可以通过点击鼠标来计算戴片验光的结果（我从来没有想过我会对电子病历有任何正面的评价）。

重点

如果患者有屈光参差，弱视眼应该是远视程度较高（如果两眼都是远视）或散光程度较高的眼

如果不是，应该强烈怀疑弱视眼存在器质性病变。我很少看到这一概述的例外。此外，如果一眼是远视，另一眼是轻到中度近视，患者通常会用一眼视远，另一眼视近，而不会形成弱视。如果近视程度更高，例如 −5 ～−6D 或更多，则后一种概述就不成立。在这种情况下，近视眼的近焦点可能会非常近，以至于患者在所有常用的观察距离上都会使用另一只眼。

> 如果被怀疑为弱视的眼不是屈光不正较严重的眼，请再次寻找器质性病变

重点

导致弱视形成的条件（斜视和屈光参差）往往是遗传性的

建议对弱视患者的兄弟姐妹进行检查。

为弱视眼开处方

基础知识

成像不清晰是弱视的一个主要原因，因此弱视眼应该尽可能进行最准确的光学矫正

切勿随意减少柱镜的度数或旋转柱镜轴向以使其接近 90° 或 180°。有时，为了成功地治疗弱视，可能需要矫正看起来微不足道的屈光不正。

当我们为儿童配眼镜时，如果没有内斜视，配镜度数通常会低于其远视度数。但是对于弱视患者来说，应该遵循一些重要的规则。因为双眼的调节功能是对称的，而决定调节量的是注视眼，所以削减正球镜要对称进行。假设一名右眼弱视的患者有以下睫状肌麻痹验光度数：OD−1.00DS＋1.75DC×90°，OS＋0.50DS。如果想要减少左眼的正球镜度数，给左眼开平光的处方，弱视眼的处方也应该相应减少正球镜（在该病例中，意味着给予更多的负球镜），即OD−1.50DS＋1.75DC×90°。否则，当用左眼注视并使用 0.50D 调节时，弱视眼也会调节＋0.50D 而产生雾视。

> 对称地减少正球镜或者过矫负球镜

重点

如果给予弱视眼调节刺激，其调节幅度就会降低

因此，应该谨慎对待弱视眼度数的过度削减。一般来说，在没有调节性内斜视的患者中，减去＋0.75 ～ ＋1.00D 可以防止弱视眼雾视，让弱视眼有良好的视力。

问题

一个 7 岁男孩就其弱视治疗问题向我进行咨询。4 岁时，他被诊断出右眼弱视，戴眼镜治疗，醒时都戴眼罩，历时 4 个月。他的父母说，在那段时间里，他表现得"像个瞎子"，视力也没有提高。过去的记录显示，之前眼科医生为他验光，度数为 OD＋8.75DS＋0.75DC×90°，OS＋1.50 DS。医生开的处方是 OD＋5.00 DS，OS 平光。他解释说，一个 4 岁的儿童可以很容易调节 3.75D，因此在右眼减去了那个度数的远视，而＋0.75D 的柱镜更是微

不足道。此外，他并未给予左眼正球镜。我的检查结果与之前的医生发现的屈光不正基本相同，最佳矫正视力为右眼 20/200。有人问我是否应该采取不同的措施。

解答

我的治疗包括给双眼开具屈光处方，每只眼都把正球镜削减 1D。1 个月后，我对他进行了重新评估，因为一些弱视眼仅通过戴镜就可能会有所改善。1 个月后他的视力没有改善，所以我恢复了遮盖治疗。这一次他反应良好，4 个月后右眼视力 20/30。遮盖时间逐渐减少，然后停止，在接下来的 8 年里持续随访，患者都保持稳定。在该病例中，之前医生的处理在几个方面都有问题。首先，远视的任何削减都应该对称进行。通过削减左眼的＋1.50D 和右眼的＋3.75D，当左眼注视时，右眼将形成 2.25D 的离焦。然而，这并不能解释没有改善的原因，因为患儿基本上是全天进行遮盖，而不是用左眼注视。其次，由于弱视眼调节幅度的降低，将正球镜削减 3.75D，对弱视患者来说太多了。这可能是治疗失败的主要原因。最后，不矫正散光可能是导致治疗失败的原因之一，因为在治疗弱视时，任何程度的模糊或图像变形都是不可取的。

虽然经典的说法是调节是相等和对称的，调节的大小是由注视眼决定的，但这一点的证据很少。事实上，Horwood 有证据表明，通过自动验光仪同时测量双眼的调节能力，许多屈光参差性弱视儿童的双眼调节能力差异可以达到相当大的程度，其中弱视眼调节不足，而另一只眼调节良好（Anna M. Horwood，私人交流，2016 年 11 月 15 日）。如果这一观察结果是有效的，我们可以提出一个强有力的理由，在所有弱视患者接受弱视治疗的同时，用双光镜对他们进行全部的远视矫正。这是一种未经证实的方法，但可以很容易地通过临床试验进行验证。

进阶知识

遮盖性内斜视

在极少数情况下，弱视且眼位正位的患者可能会因为遮盖治疗而发展成内斜视，这种情况被恰当地称为遮盖性内斜视。理论上，这更可能发生在那些高度远视在遮盖过程中没有得到充分矫正的患者身上。这是有道理的。如果一名患者需要调节好几个屈光度，而一只眼被遮盖，那么他（她）的双眼融合机制并不能阻止调节性集合的发生而导致内斜视。通过对弱视患者尽可能矫正全部远视，这是可以避免的。从理论上讲，遮盖性内斜视发生的可能性应该会随着遮盖的减少而降低（以后会有更多这样的情况发生）。我曾见过一名4岁男孩出现内斜视，他的家庭医生为他治疗角膜擦伤，进行了3天的全天遮盖治疗。他有对称的未经矫正的3D的远视。

问题

我正在治疗一例屈光参差性弱视，验光结果为OD−8.00DS＋1.00DC×70°，OS＋2.00DS＋1.00DC×90°。因为担心物像不等大，我需要给他戴接触镜吗？

解答

无可否认，这一点存在争议，但我对以下方法很满意。我首先给这些患者戴上眼镜，进行适当的矫正，然后开始进行遮盖治疗。在患者进行遮盖的过程中，不应该出现物像不等大。如果弱视得到了成功的治疗，并且随着弱视眼视力的改善，患者出现了不等像的征象（复视、闭一只眼等症状），那么我就会换用接触镜。即使患儿一天只遮盖几个小时，在改善到不再需要压抑之前，物像不等大就不应该是问题。根据Knapp法则，如果屈光参差是轴性的[10]，就不会发生物像不等大。虽然先天性单眼高度

近视常为轴性，但情况并非总是如此。进行量化的眼轴长度测量将解决这个问题，但我发现对所有这类患者，最简单的方法是从戴眼镜开始。在对847例弱视患者的回顾中，18例是高度屈光参差（等效球镜相差5D），他们在遮盖治疗[10]中获得了成功。在这18例中，有10例没有出现物像不等大的征象，因此仍然戴着眼镜。另外8名患者确实出现了物像不等大，并戴上了接触镜，从而消除了症状。采用这种两阶段的方法，10名患者省去了接触镜配戴的费用和不便。

弱视治疗

基础知识

制订治疗方案

如果弱视患者的屈光不正足够严重，我觉得不戴眼镜就不能获得良好的视力，我会在患者戴上眼镜后才开始遮盖治疗。这种情况通常见于1.5D以上的正球镜和（或）1D以上散光。如果屈光不正度数小于这个数字，我可能不等戴眼镜就开始遮盖。

重点

许多弱视患者仅戴眼镜就能使视力提高[11]

如果患者没有明显的斜视，但确实有严重的屈光不正（屈光参差性弱视），尤其如此。我对这些患者的常规治疗是定期复诊，直到视力停止改善再进行遮盖。在我回顾的847名弱视患者中，有68名是屈光参差性弱视[10]。其中近一半的人仅仅因为戴眼镜就改善了至少两行视力。18名患者从不需要遮盖治疗，仅用眼镜就获得了成功治疗。虽然许多人最终需要遮盖治疗，但如果一开始视力较好，进行遮盖会更容易，而且不需要太长时间。

> 许多屈光参差性弱视患者仅戴眼镜就会改善

基础知识

遮盖与压抑

我认为众多儿童眼病研究小组（Pediatric Eye Disease Investigator Group，PEDIG）关于弱视的研究的主要收获之一是，药物压抑的效果比许多人想象的要好[12-13]。然而，在我看来，这些研究并没有证明这些治疗方法同样有效。像所有设计良好的研究一样，他们回答了一个狭义的问题——经过 6 个月的治疗后，患者达到 20/40 或更好视力的比例是多少？在这个问题上，两组的结果是相等的。然而，这并不是唯一值得问的问题，也未必是最好的问题。是否有一组患者的视力提前达到峰值？是否一组有更多的患者的视力达到 20/20？关于这些其他问题，遮盖治疗似乎效果更好。

遮盖和压抑疗法都有相对的优势和劣势。药物压抑的主要优点是患者不再出现依从性差的情况。一旦滴入，就不能移除。出于这个原因，父母通常觉得这种治疗更容易。遮盖治疗的好处是更允许定量。可以增加或减少孩子每天遮盖的小时数，如果需要，还可以有几天不遮盖。我个人喜欢在达到最佳视力后逐渐减少遮盖治疗时间。我建议将遮盖作为一线治疗，对那些依从性有问题的患者或眼球震颤患者进行压抑疗法。

"看 Betsy 的眼贴。"

Betsy 的一只眼视力很好，另一只是内斜的弱视眼。她没有用弱视的那只眼，因为通过弱视眼看不太清楚。这个眼贴是用来遮挡好眼的，这样她就可以利用弱视眼，使它视力变好。但是每当她认为没有人看到的时候，Betsy 就会把眼贴从好眼换到弱视眼，这样她就能看得更清楚。这一点必须注意。
——*Terry Ryan*，俄亥俄州迪法恩斯奖获得者

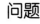

问题

您的遮盖的方案是什么？

解答

近年来，这一情况发生了转变，研究表明，许多弱视患者接受的遮盖时间比之前认为的要短。我通常会从每天遮盖主导眼 2～4 h 开始，这取决于几个因素。如果发现患者的预后较差（年龄较大、视力较差，或明显的屈光参差），我倾向于从较长的遮盖时间开始。如果没有这些因素，我的初始遮盖时间是较短的。至于在开始遮盖时近距离训练是否重要的问题，如 PEDIG 研究中所做的，还没有得到证实[14]。然而，这似乎是合乎逻辑的，可能确实会有影响。我个人的方法是，如果可能，建议在患儿从事视觉行为（例如，阅读、看电视和使用电脑）时进行遮盖，而不是边到处跑边遮盖。这对我来说是有意义的，但不确定具体好处。有一个古老的经验法则，即接受遮盖的患者应该在对应年龄的间隔周数去复诊。1 岁的患儿应每周复查一次，2 岁的患儿应每 2 周复查一次，以此类推，最多每 4 周复查一次。这主要是为了监测遮盖性弱视，且当时大多数弱视都是全天或接近全天遮盖。随着每天遮盖时间越来越少的趋势，这个方案似乎过于密集了[15]。如果我从每天 2～4 h 开始遮盖，我通常会请患儿在 1～4 周第一次回来复查，部分原因是我想解决治疗中可能出现的任何问题，并了解患儿的反应有多快或多慢。根据患者的反应、年龄、弱视深度，以及家长的预约能力，我可能会分散复诊时间。如果经常来医生诊室对患者家人来说有困难，可以减少遮盖时间，增加两次复查的间隔时间。当达到最好视力时，我更喜欢慢慢地逐渐减少遮盖时间。如果患儿在视力达到顶峰时每天遮盖 4 h 的眼罩，我会将其减少到每天 2 h，持续 1 个月，每隔 1 天遮盖 2 h，持续 1 个月（或每天 1 h），或者每 3 天遮盖 2 h，持续 1 个月，然后停止。如果患儿复发，我会重新开始进行遮盖，然后慢慢地减少遮盖时间。据我所知，没有数据表

明这是有益的，但对我来说是有意义的。在我对847名弱视患者的回顾中，802名弱视患者的弱视治疗取得了成功。在802名患者中，有52名患者的弱视在遮盖逐渐缩短或停止时出现了一定程度的复发。其中19例高度屈光参差，14例弱视合并器质性病变，19例复发时显性斜视度 $\geq 15^{\Delta}$。如果你不喜欢常规的遮盖方式，我建议至少在上述三种类型（年龄较大、视力较差或明显屈光参差）的患者中这样做。

重点

每次就诊时一定要复核患者的眼镜，并确保其准确

令人惊讶的是，患者经常会在复诊的时候已经换掉了一副坏了的眼镜，而他们的父母没有提到这一点，因为他们认为所用的处方应该与我上次开的处方相同。通常，他们会按照先前的旧处方配镜。此外，儿童戴着一副先前处方的旧眼镜来复诊并不少见，家长认为它与目前的处方相同。我一年会看到几个患者，他们戴着圆形或至少对称形状镜片的眼镜。镜片已经弹出，父母更换了镜片，颠倒了左右镜片的位置。他们没有想到两只眼的处方是不同的。对于戴这种镜片的患儿来说，谨慎的做法是在其中一个镜片上涂上一点指甲油，或者以某种方式让父母知道哪个镜片匹配哪只眼。

问题

视力退步多少才能说视力"下滑"？

解答

我总是会考虑到这样一个事实，即某些视标比其他的更难识别，所以我通常会允许儿童在他们的阈值线上比之前的测试多错几个字母。当然，如果儿童大一些，更加合作和专心，视力检查比以前下滑半行都是有意义的。如果儿童年龄较小，不

完全合作，或者注意力不集中，则需要将这些问题纳入我对视力下滑的考虑中。

重点

如果弱视患者的视力出现了下滑，而你正在用之前检查中使用过的类似视标测试弱视患者，那么应该重新给他们验光，除非最后一次验光是最近的

屈光不正的变化是造成视力下滑的主要原因。

重点

始终要记录用的是哪种视力测试——什么类型的视标，是行视标还是孤立视标。如果患儿的视力下降，可能只是因为他们接受了比之前更困难的测试。

经验

如果弱视有过几次复发，并且患者有超过 10^{Δ} 的小度数显斜视，手术将斜视度降低到 10^{Δ} 以下可能会防止进一步的复发。我知道没有确凿的数据来证实这一点，但这是有道理的。我们知道，许多屈光参差性弱视仅戴眼镜就可以改善视力，如果有明显的斜视，这种改善就不会发生，这一点是有意义的。有一项研究表明，弱视可以通过斜视手术来解决[16]。我知道这只是传闻，但我曾经接诊过很多弱视反复复发的患者，斜视度在 10^{Δ} 至 15^{Δ} 之间，接受了斜视矫正手术，视力再也没有下滑。

问题

我接诊一个患有屈光参差性弱视的14岁女孩。由于依从性差和随访不规律，她年少时的弱视治疗没有获得成功。她过去曾因左眼间歇性外斜视接受过手术，现在左眼外斜视控制良好，为 10^{Δ}。目前的睫状肌麻痹验光和最佳矫正视力分别为 OD-1.25DS$+1.00$DC$\times90°$ 矫正至 20/20，OS-2.25DS$+5.00$DC$\times70°$ 矫正至 20/200。

患儿戴眼镜是因为右眼近视散光，是否有必要矫正左眼的散光？既然屈光矫正似乎没有多大作用，可以给她开平衡镜片吗？

解答

在这个问题上没有很好的数据，但我有一些令人信服的证据表明，不纠正屈光不正可能会导致斜视的恶化。因此，除了一副不对称眼镜的美观问题外，我认为没有理由不给予恰当的矫正。很多年前，我接诊过一个患有单眼先天性白内障的女孩，在患儿 3 个月大的时候给她做了手术。直到白内障摘除后，我才发现她的眼有轻微的视神经发育不良。尽管如此，我还是给她戴上了接触镜，并开始针对弱视进行遮盖治疗。结果并不成功，她那只眼最终视力为10/200。然而，在遮盖的过程中，她出现了左眼外斜视。她的父母发现她戴接触镜时对外斜视的控制要好得多，所以在我们放弃遮盖后，他们选择继续使用接触镜。患者现在35 岁，仍然戴着接触镜。使用接触镜时，外斜视很少暴露。但在取下接触镜后的 1 h 左右，外斜视几乎是恒定的（图 4.5）。

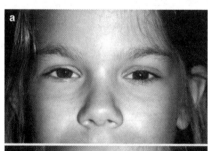
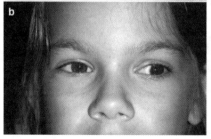

图 4.5 （a）此女孩为左眼无晶状体眼，其最佳矫正视力为 10/200。戴接触镜使她看起来眼位正位。（b）摘除接触镜后不久，出现大角度的左眼间歇性外斜视

基础知识

遮盖的技术方面问题

不言而喻，遮盖最好用遮挡的眼贴，而不是海盗式的眼罩或适合眼镜的眼罩。后者使孩子很容易偷看。如果皮肤过敏是个问题，我首先建议父母尝试不同品牌的眼贴。有几种可供选择，我发现没有哪种是明确优于其他的。儿童可能对一个品牌的胶水或材料敏感，而对另一个品牌的胶水或材料不敏感。如果这还不能解决问题，我让父母在使用眼贴之前先在皮肤上涂抹镁乳（氢氧化镁）。这通常能创造"奇迹"。如果依从性是个问题，根据患儿的年龄，有很多工具可能会有所帮助。像日历上的金色星星这样的奖励对一些人来说是有效的。有越来越多的适合不同年龄儿童的书，父母可以读给孩子，以缓解因需要遮盖而产生的"与众不同"的感觉。让孩子通过遮盖玩偶或玩具来进行角色扮演是有帮助的（图 4.6）。

基础知识

放弃的时机

如果患者对部分时间的遮盖没有反应，我将逐步增加遮盖的时间，直到接近全天，即所有醒着的时间。如果患儿已经连续 3 个月几乎全天遮盖但没有任何改善，我认为是时候考虑治疗失败并停止遮盖了。区分改善和治愈很重要。我曾见过一些患者，他们在 3 个月后因为依然存在弱视就停止遮盖了，但视力还在进步。在这种情况下，应继续治疗。在决定停止治疗之前，评估依从性也很重要。如果父母声称孩子一直坚持戴眼贴，却没有发现本该被遮住的眼周围有皮肤变白的迹象，那么就可以怀疑孩子的依从性有问题。

经验

如果依从性差是个问题，非弱视眼有大度数远视（通常是 3D 或更多）

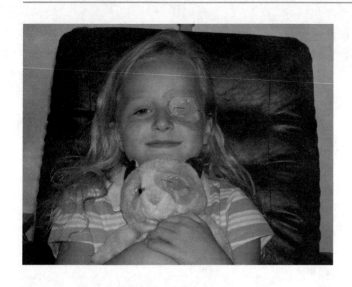

图 4.6 鼓励孩子用他们最喜欢的玩具进行角色扮演可以降低遮盖的压力

的情况下，我通常会将遮盖和药物压抑结合使用。我让父母用孩子无法改变的方式遮住非弱视眼的眼镜镜片。我建议在镜片上涂一层厚厚的透明指甲油或贴上胶带。此外，非弱视眼每天用 1% 阿托品睫状肌麻痹滴眼液一次。通常情况下，患儿会把眼镜戴上，然后有效地进行遮盖。即使他们摘下眼镜，阿托品也会使他们更喜欢用弱视眼注视。我通常使用这种类型的联合治疗作为行为修正的一种方式，当依从性和视力有所改善时，我会切换到我通常的遮盖方案。

基础知识

药物压抑

如前所述，出于上述原因，我个人的偏好是从遮盖疗法开始。然而，如果依从性有问题，我会毫不犹豫地改用 1% 阿托品进行治疗。当获得最佳视力时，我仍然倾向于将阿托品逐渐减量。可以先把阿托品减到每周 2 次，然后再减到每周 1 次。在某些情况下，我可能会改用 1% 环喷托酯一周几次，实际上此药只在滴药当天有效。

重点

在使用药物压抑的早期，人们认为如果患者在压抑主导眼时没有将注视转到弱视眼，治疗将不会有效。我

们现在知道事实并非如此。如何和为什么不转换注视还不清楚。这可能与双眼相互作用在弱视病因和治疗中的重要性有关，即使在没有注视转换的情况下，弱视也会因健眼物像在药物压抑过程中的变化而发生变化。

基础知识

Bangerter 压抑膜

这些纸一样薄的不透明"箔片"是一种流行的替代部分时间遮盖的方法。许多眼科医生和视能矫正师发现它们对轻度弱视或维持治疗特别有用。与完全遮盖相比，其优点是在美观上不那么引人注目。我认为这是一个完全可以接受的治疗方案，但我很少使用。如果需要，我总是更喜欢部分时间遮盖。

患者选择和预后因素

误区

学龄期弱视患者年龄太大，无法治愈。

事实

弱视治疗成功的预后是由多种因素相互作用影响的。一般来说，患者刚开始治疗

时年龄越小，弱视眼的视力越好，预后就越好。我更喜欢避免僵化的界限，例如设定一个年龄，超过这个年龄弱视就不能成功治愈。10 岁患者视力 20/50 的弱视是可以治疗成功的，而 6 岁视力 20/800 的弱视则未必可以治疗成功。存在高度屈光参差往往会预后很差，同时存在器质性病变或偏心注视也是如此。我自己的经验是，甚至到 14 岁[10]，许多第一次接受弱视治疗的学龄儿童都可以成功治愈。我记得有一个女孩在她 12 岁的前一天来就诊，她刚被发现是由高度远视性屈光参差导致的弱视，弱视眼的视力是 20/200。为她诊断的眼科医生说她年龄太大了，不能治疗成功。我给她戴上眼镜，开始遮盖。在 2 个月内，她的视力恢复到 20/40，遮盖 3 个月后，她的视力恢复到 20/25。最近我在她 35 岁的时候见过她。她的视力一直保持稳定，并有 100 弧秒的立体视觉。

重点

虽然不是每个人都同意治疗弱视具有年龄界限，但大多数权威人士表示，过了一定年龄，弱视就无法成功治愈。区分初次治疗和复发性弱视的治疗很重要。一般来说，如果弱视复发，不管年龄多大，大多数弱视儿童都可以恢复到以前的最佳矫正视力。我治疗过一名 5 岁的男孩，患有继发于 8D 高度近视的屈光参差性弱视。他戴着眼镜并进行遮盖治疗，视力从 20/200 提高到 20/30，后来他在弱视眼上戴了接触镜。我继续随访，当我在他 16 岁的时候看到他时，他已经整整 1 年没有戴光学矫正眼镜了。他的最佳矫正视力滑落到治疗前的 20/200。然后，他重新戴上了光学矫正眼镜，并开始部分时间遮盖，在 2 个月内视力恢复到了 20/30。

经验

成功治愈以前治疗失败的病例

有些弱视儿童在你那里或在其他地方有过治疗失败的经历，对他们再进行弱视治疗是值得一试的。有几个因素影响着我是否开始治疗的决定。当然，如果患者或父母治疗的积极性发生变化，而先前的失败是由于依从性差，则需要进行再治疗。离婚和再婚等家庭状况的变化有时会对成功的可能性产生积极影响。对于在其他地方接受治疗的患者，我总是回顾以前的治疗记录，看看治疗强度是否足够。在我的回顾中，我发现有 30 名患者，尽管他们的父母认为已经进行了足够的治疗，但之前的遮盖并不充分且不成功[10]。我在先前的治疗中发现了五个常见的错误。经常出现的情况是，遮盖中断得太快，或者每天遮盖时间太少。患者常常不戴眼镜，或眼镜处方不合适。没有逐渐减少遮盖时间似乎与复发有关。在某些情况下，遮盖几个月后就停止了，尽管有明显的改善，但弱视并没有治愈。

> 复发性弱视通常可以在一定年龄成功治疗

特殊类型的弱视

功能性弱视伴眼部器质性病变

进阶知识

有理论认为，轻度器质性原因引起的光学模糊可能与屈光不正一样引起功能性弱视[5-7]。这是报告成功治愈合并器质性病理变化的功能性弱视的基础。对于单眼有明显结构异常的患者，很难诊断其是否存在弱视。我发现采用孤立字母或中性密度滤光片测得视力改善表明存在功能性弱视。在器质性问题为屈光间质混浊的患者中，可以评估视力缺陷的程度是否与使用直接检眼镜观察到的眼底退变成正比。然而，在视神经发育不全、眼球震颤、白化病或其他与屈光间质混浊无关的情况下，只有试验性弱视治疗才能确诊。表 4.1 列出了我

表 4.1　器质性病变与功能性弱视并存

角膜白斑
广泛的瞳孔残膜
部分白内障
玻璃体混浊（包括 PHPV）
黄斑周围脉络膜瘢痕
虹膜／脉络膜缺损
白化病
先天性青光眼
广泛的有髓神经纤维
轻度瘢痕性早产儿视网膜病变
视神经发育不全
视盘缺损
视神经萎缩
视神经胶质瘤
先天性眼球震颤

PHPV，永存原始玻璃体增生症

发现的许多与功能性弱视有关的病症，这些病症经常对治疗的反应很好。

重点

美国最高法院大法官 Potter Stewart 在评论色情作品时曾有一句名言，他无法定义色情作品，"但我一看到它就知道了"。我喜欢用与 Potter Stewart 相反的叙述来描述与器质性疾病相关的功能性弱视，"我可以定义它，但当我看到它时，并不总能立刻识别。"

遮盖性弱视

基础知识

如果遮盖时间过长，先前未受累的眼可能会发生医源性弱视。一般情况下，遮盖性弱视只有在弱视眼的弱视被治愈后才会发生。因此，在弱视治疗过程中定期检查视力是预防遮盖性弱视的关键。因为许多眼科医生要求患者每天遮盖的时间少于过去，遮盖性弱视现在并不常见。尽管如此，它仍然可以而且确实会发生。同样，它可能会发生在药物压抑下，所以定期监测视力是很重要的。

尽管遮盖性弱视的出现通常会对患儿父母造成很大的困扰，但几乎总是可逆的。我总是告诉父母，在弱视治疗接近尾声时，我们可能需要对任一只眼做一些遮盖，以确保最终两只眼都有良好的视力。如果父母事先得到提示，一旦发生，他们通常会更容易接受。

如果遮盖性弱视相对较轻，患者以前的弱视眼有中到高度的屈光参差，通常可以通过停止遮盖或压抑来治疗遮盖性弱视。如果遮盖性弱视更严重，并且没有实质性屈光参差，可能需要遮盖以前的弱视眼。

重点

如果在弱视眼发展到正常视力之前，遮盖性弱视就已经出现，应该怀疑最初被认为是弱视的一眼共存器质性病变，或者弱视眼的屈光不正没有得到准确的矫正。

屈光不正性弱视

基础知识

屈光不正性弱视发生在双眼高度屈光不正且在幼年时没有矫正的情况下。戴上合适的眼镜通常可以矫正弱视。如果双眼屈光不正很严重，但存在明显的屈光参差，则仅屈光度较低的一眼可以通过配戴眼镜改善视力。可能需要遮盖疗法来治疗弱视受累更严重的一眼。在这种情况下，人们应该特别注意遮盖性弱视的发生，因为它似乎更频繁地发生在以前有弱视的一眼。

屈光不正性弱视并不像单眼弱视那样频繁发生。与单眼弱视患者相比，因为他们的父母会注意到他们在视力方面有问题，双眼视力差的患者常常在更小的年龄就去眼科就诊。后者可能在年龄较大时例行视力筛查才被发现。

屈光不正性弱视可以在较年长的人群中获得成功治愈。我曾经接诊过一位来自发展中国家的 29 岁女性。她从来没有做过视力检查，也没有受到视物模糊的困扰，因为在她的祖国，她不需要阅读或驾驶汽车。她和她的研究生丈夫一起来到我的大学城，她发现自己需要更好的视力。我发现她的最佳矫正视力为 20/200，近视眼验光度数约为 8D，规则散光约为 7D，两眼的屈光度基本相同。我给她开了全矫处方，每个月随访一次。在每次检查中，她的视力都会比上次检查提高大约 1 行，直到大约 8 个月后，她的视力达到了 20/25。当她回到了自己的祖国后，我没有进一步随访。

弱视的预防

重点

任何一个 6 岁以下的儿童，如果由于前房积血或手术敷料而造成眼损伤导致遮挡视轴，都有可能罹患弱视

同样，任何遭受角膜撕裂，或发生部分或创伤性白内障的儿童，都有发展成功能性弱视的风险，此类弱视叠加在结构性异常可能导致的视力缺陷上。令人沮丧的是，患者在儿童早期成功治疗眼外伤数年后，却发现有本可预防的严重弱视。很多时候，在成功治疗了识字前儿童的最初眼外伤后，随访的时间不够长，不足以充分证明视力情况。我的做法是对识字前儿童密切关注严重眼外伤后的视觉功能。一旦眼从创伤中痊愈，如有征象表明受伤的一眼视力下降，我会考虑对未受伤的眼进行部分时间遮盖。所有这样的儿童都应该接受随访，直到他们达到可以进行客观视力测试的年龄为止。

屈光不正性弱视在较年长的时候也可能对治疗有很好的反应。

参考文献

1. von Noorden GK, Campos EC. Examination of the patient—IV. Binocular vision and ocular motility theory and management of strabismus. 6th ed. St. Louis: Mosby; 2002. p. 246–97.
2. Wikipedia. Ambylopia. https://en.wikipedia.org/wiki/Amblyopia. Accessed 18 Apr 2017.
3. Hoyt C. What is next in amblyopia treatment? Ophthalmology. 2015;122:871–3.
4. Flynn JT. 17th Annual Frank Costenbader lecture. Amblyopia revisited. J Pediatr Ophthalmol Strabismus. 1991;28:183–201.
5. Kushner BJ. Functional amblyopia associated with organic ocular disease. Am J Ophthalmol. 1981;91:39–45.
6. Kushner BJ. Functional amblyopia associated with abnormalities of the optic nerve. Arch Ophthalmol. 1984;102:683–5.
7. Kushner BJ. Successful treatment of functional amblyopia associated with juvenile glaucoma. Graefes Arch Clin Exp Ophthalmol. 1988;226:150–3.
8. Kushner BJ. Grating acuity tests should not be used for social service purposes in preliterate children. Arch Ophthalmol. 1994;112:1030–1.
9. Kushner B, Lucchese N, Morton G. Grating visual acuity with teller cards compared with Snellen visual acuity in literate patients. Arch Ophthalmol. 1995;113:485–93.
10. Kushner BJ. Amblyopia: a purely practical pediatric patching protocol. In: Reinecke R, editor. Ophthalmology annual. New York: Raven Press; 1988. p. 173–98.
11. Cotter SA, Pediatric Eye Disease Investigator Group, Edwards AR, Wallace DK, Beck RW, Arnold RW, et al. Treatment of anisometropic amblyopia in children with refractive correction. Ophthalmology. 2006;113:895–903.
12. Repka MX, Cotter SA, Beck RW, Kraker RT, Birch EE, Everett DF, et al.; Pediatric Eye Disease Investigator Group. A randomized trial of atropine regimens for treatment of moderate amblyopia in children. Ophthalmology. 2004;111:2076–85.
13. Repka MX, Wallace DK, Beck RW, Kraker RT, Birch EE, Cotter SA, et al.; Pediatric Eye Disease Investigator Group. Two-year follow-up of a 6-month randomized trial of atropine vs patching for treatment of moderate amblyopia in children. Arch Ophthalmol 2005;123:149–157.
14. Holmes JM, Edwards AR, Beck RW, Arnold RW, Johnson DA, Klimek DL, et al.; Pediatric Eye Disease Investigator Group. A randomized pilot study of near activities versus non-near activities during patching therapy for amblyopia. J AAPOS 2005;9:129–136.
15. Wallace DK; Pediatric Eye Disease Investigator Group; Edwards AR, Cotter SA, Beck RW, Arnold RW, et al. A randomized trial to evaluate 2 hours of daily patching for strabismic and anisometropic amblyopia in children. Ophthalmology. 2006;113:904–12.
16. Lam GC, Repka MX, Guyton DL. Timing of amblyopia therapy relative to strabismus surgery. Ophthalmology. 1993;100:1751–6.

第 5 章　内斜视

不要做"斗鸡眼",不然真的会变成那样。

——常见的"*bubbe-meise*",即"祖母编的故事"

概述

内斜视(esotropia)这个词来源于希腊语 *ésō*,意为"内",*trópos* 意思是"转弯"。关于"斗鸡眼"的笑话不计其数,这里不再赘述。但这不是开玩笑的,内斜视会对人们的印象产生或微妙或明显的影响。Diane Arbus 是一位摄影师,她因拍摄边缘人物而成名,其中许多人看起来有些令人不快或超现实。仔细研究她的作品发现,看起来"令人不安"的拍摄对象中,相当多的人患有斜视,内斜视比外斜视的更多。我没有获得复制她照片的许可,感兴趣的读者可以在网上搜索,搜索"华盛顿广场公园抽雪茄的女孩(Girl With Cigar in Washington Square Park)""一对布鲁克林的年轻夫妇周日外出郊游(A Young Brooklyn Couple Going for a Sunday Outing)"和"华盛顿广场公园长凳上的年轻夫妇(Young Couple on a Bench in Washington Square Park)"。

内斜视与调节和调节性集合密切相关。这种关系在所有形式的内斜视中都很重要,并不局限于单纯的调节性内斜视。正确处理远视和控制调节是治疗各种内斜视的关键。我们需要知道远视的全部度数,并估计 AC/A(调节性集合 / 调节)。

检查

"这是件好事,"*Frankie* 说,"这样我知道他在跟我说话,因为他的眼内斜视,你永远不会知道他在看谁……他说内斜视是上天的恩赐,因为像神一样同时能看两个方向。在古罗马时代,如果眼睛内斜视,你会毫不费力地找到一份好工作。"

——*Frank McCourt*,《安琪拉的灰烬》(*Angela's Ashes*)

验光

重点

如果在处理内斜视时有一句"口头禅"需要不断重复,那就是"经常验光"

如果情况良好,患有内斜视的儿童需要每年一次睫状肌麻痹验光。检测屈光参差或远视的变化,并对儿童的屈光治疗进行适当的调整,防止眼位变化或弱视复发。类似,如果患者出现弱视复发或眼位变化,即使目前的处方还不到 1 年,也应该进行睫状肌麻痹验光。

> 经常验光

基础知识

所有内斜视儿童均需要完全性睫状肌麻痹后验光

几年前，对所有内斜视儿童进行阿托品验光是标准做法。随后的研究表明，在大多数儿童中，正确使用环喷托酯也能达到类似的效果。对大多数儿童，通常包括使用 1% 的环喷托酯两次，或使用 2% 的环喷托酯一次。蓝色虹膜的儿童使用一次 1% 的环喷托酯可以达到足够的睫状肌麻痹，而虹膜颜色较深的儿童可能需要托吡卡胺作为补充。然而，正如在第 3 章中所讨论的，散瞳后达到环喷托酯的睫状肌麻痹效应峰值，平均需要 40 min，深色皮肤患者睫状肌麻痹达到峰值的时间可长达 75 min。许多眼科医生在睫状肌麻痹效应达到峰值之前就对斜视儿童进行验光，因为他们通常等待时间少于 40 min，或者将瞳孔散大作为评估睫状肌麻痹的替代指标，因此可能不能发现患儿的全部远视。重要的是要注意在验光过程中睫状肌麻痹是否完全，这可由检影镜反光终点的稳定与否来证实。如果睫状肌麻痹不完全，建议等待更长时间以使滴眼液达到峰值效果，或补充额外的睫状肌麻痹剂，或使用阿托品重复验光。如果配镜后还有残余斜视，这一点尤其正确。需要注意的是，环喷托酯可能会对中枢神经系统产生严重影响，特别是对有癫痫发作或其他神经系统问题的儿童。2% 的环喷托酯明显比两次 1% 的环喷托酯给儿童带来问题的可能性更大。看起来，一滴 2% 的药物所提供的药量相当于两次 1% 的药物所提供的药量，但事实并非如此。滴剂本身的浓度决定了全身的扩散梯度，因此，2% 的浓度在体内提供了更多的全身用药。

 重点

2% 的环喷托酯对于身材瘦小、癫痫发作或有其他神经问题的儿童可能会有严重的中枢神经系统副作用。

 重点

环喷托酯需要 40 min 达到睫状肌麻痹的峰值。

 经验

对于高 AC/A 型内斜视，宽的"D"形子片比直分界整体双光镜（executive 双光镜）更可取

较旧的教科书建议，需要双光镜的斜视儿童应该放一个 executive 样式的子片。这是基于这样的想法，即圆顶子片在分配时很难确定在校准视近眼位时如何使子片居中。而"D"形子片是平顶子片，其宽度可以几乎等于镜片的水平尺寸。与相同处方的 executive 双光镜相比，"D"形子片要薄得多，也要轻得多。图 5.1 显示了两副处方相同的眼镜，双眼 +5.00D，下加 +2.50D。"D"形子片的边缘厚度为 6 mm，而 executive 子片为 12 mm，重量分别为 35 g 和 60 g。

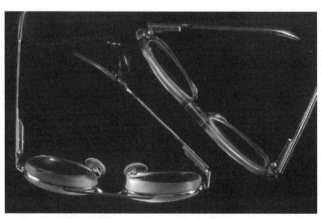

图 5.1　两副处方相同的眼镜，双眼 +5.00D，下加 +2.50D。左下角的那对是直分界整体双光镜（executive 双光镜），它比右上角的那对更厚更重，后者是一个宽的"D"形子片

经验

幼儿双光镜度数从+2.50D 开始

通常，我听说同行们经常会为高 AC/A 型内斜视的儿童开具+3.00D 下加处方。基于几个原因，我更喜欢下加+2.50D。如果视远的验光度数是准确的，那么+3.00D 会使患儿眼睛在超过 33 cm 的距离时产生雾视。对于许多近距离的任务来说，这可能有点太近了，并且可能会导致患儿通过子片上方观看。开+2.50D 的处方可以让我的远距离验光有一个小误差（是的，这可能会发生），而且仍然不会让患儿视近出现雾视。此外，如果患儿开始降低远视，+3.00D 下加度数会很快变得"太足"。因此，我从+2.50D 开始，如果后续检查显示视近需要更多的矫正，可以增至更大的处方度数。但我几乎从来不用这么做。

基础知识

至少需要对 AC/A 进行定性评估，才能正确处理内斜视

AC/A 有两种概念上不同的方法来计算——梯度法和隐斜法。它们给出的结果在数值上不同，但通常在性质上是相似的，例如，高、低或正常。梯度法包括在引入 1～2D 的负镜片之前和之后测量视远的斜视度，或者引入+2D 或+3D 的正镜片之前和之后测量视近的斜视度。基于这样的假设，即患者的附加调节量等于视远增加的负镜片的度数，或者视近放松的调节量等于视近增加的正镜片的度数，并将眼位的变化归因于调节的变化，可以计算出每个屈光度的调节诱发多少调节性集合。例如，如果患者在 6 m 处内斜视为 25^Δ，1/3 m 处内斜视为 40^Δ，并且如果通过+3D 测量时视近斜视度减小到 10^Δ，则梯度法测量的 AC/A 为 10：1。这是通过将加成透镜之后偏斜角度的变化 30^Δ 除以下加的 3（附加的正屈光度）得出的。隐斜法包括比较视远和视近斜视度，并且基于差异完全是由于调节性集合造成的这一假

设。如果视远和视近斜视度相同，则此方法测得的 AC/A 等于瞳孔间距离（interpupillary distance，IPD）（以厘米为单位）。这一点可以在绝大多数斜视教科书中找到。如果视近斜视度不同于视远斜视度，AC/A 等于视远和视近斜视之差除以视近的屈光度当量。如果最近的测试距离是 1/3 m，则屈光度当量是 3，然后将其加到 IPD 中（以厘米为单位）。如果视近内斜视更大或外斜视更小，则应将分数的商加到 IPD 中。如果视近内斜视更小或外斜视更大，则应从 IPD 中减去商。对于上述假设的同一患者，如果 IPD 为 5 cm，则隐斜法 AC/A 也为 10。这是通过将视远和视近内斜视之间的差值 15^Δ 除以视近的屈光度当量 3 得出的，等于 5。这一结果与 IPD 的数值 5 相加，得到 AC/A 为 10：1 的最终结果。在临床实践中，可以假设儿童 IPD 约为 5 cm，成人约为 6 cm。

重点

如果调节性集合的量正好等于视远和视近时保持相同眼位所需的量，AC/A 就可以说是"理想值"。在这种情况下，它将等于以厘米为单位的 IPD（儿童约为 5 cm，成人约为 6 cm）。事实上，正常受试者的平均 AC/A 不足以提供这种程度的集合。这就是为什么许多正常人在近处会有轻微的外隐斜。用隐斜法测量的 AC/A 正常值略低于 4/1，用梯度法测量 AC/A 正常值略高于 2/1。

问题

测量 AC/A 的首选方法是什么？为什么这两种方法得到的结果有些不同？

解答

在临床中，梯度法和隐斜法都会产生所谓的刺激 AC/A（stimulus AC/A）。这意味着答案是基于这样的假设，即调节

的变化与使用的刺激完全相等。例如，视远梯度 AC/A，如果使用−2D 镜片，患者实际上可以多耐受 2D；如果视近使用＋3D 镜片，则假设患者放松调节 3D。情况可能并非如此。如果通过视远增加负镜片进行测试，幼儿可能不会发挥预期的调节作用，而老人可能也不能。另一方面，隐斜法 AC/A 假设远近距离测量的所有差异都是由于调节性集合，而没有考虑其他因素的作用，比如外斜的 Scobee 现象（Scobee phenomenon，ScPh；或称顽固的接近性融合）（请参阅第 6 章）。与刺激 AC/A 计算不同，反应 AC/A（response AC/A）是基于使用实验室技术的测量来计算的，实验室技术确定发生了多少调节。这超出了临床使用范围。尽管有其局限性，但计算 AC/A 的梯度法和隐斜法都有其用途。例如，如果我想知道使用过矫负镜片疗法会使外斜视减少多少，我感兴趣的是视远使用负镜片测量梯度法 AC/A。如果我想知道眼镜——可能是双光镜——对处理内斜视是否有用，那么我感兴趣的是隐斜法 AC/A，并将答案与屈光不正进行比对。

> 梯度法和隐斜法测量 AC/A 都有其用处

经验

有内斜视病史的成人可能需要继续睫状肌麻痹验光

许多眼科医生使用睫状肌麻痹来为内斜视儿童验光，而当他们成年后则开始进行显然（干性）验光。只要他们采用这种方法使患者眼位和视力均好，就可能令人满意。但是，一些有调节性内斜视病史的成年人在验光时放松调节的方式是不典型的，可能需要睫状肌麻痹来暴露全部的远视。有一次我接诊一位 45 岁的女性，她的内斜视在过去 10 年中呈进行性增加。此外，她还患有弱视。当她还是个孩子的时候，曾戴过矫正内斜视的远视眼镜。在过去 10 年中，每一年她都要进行一次验光检查，每次都是由不同的眼科医生验光。每一次检查都是显然验光（干性验光），暴露出双眼大约 3D 的远视。然而，她在做眼底检查时瞳孔被散大。在我的检查中，她大约有 30$^\triangle$ 的内斜视。使用睫状肌麻痹对她进行验光检查，发现残余的未矫正远视为双眼 2.50D。逐渐增加她的远视矫正，消除了内斜视和视疲劳。

进阶知识

从 35 岁左右开始注意内斜视的调节幅度，不要延迟加正球镜或开具双光镜处方

虽然许多人知道双光镜或老花（老视）镜是不可避免的，但也经常喜欢尽可能推迟这一衰老的"节点"。有内斜视病史的患者在接近老视时有眼位失代偿的趋势[1]。据推测，随着调节幅度的降低，过度调节增加，从而导致更多的调节性集合。我建议，当内斜视患者达到 30 多岁时，常规测量调节幅度，一旦幅度接近临界值，就增加阅读下加度数。我发现，如果将其解释为防止内斜视复发的一种方式，大多数患者都会接受这一点。

我曾经有朋友……有一个女儿。那是一个非常漂亮的孩子，但你只需看她一眼，就会发现有什么不对劲。她有一只眼睛是内斜的……她的左眼死死地盯着右眼……她的父母知道，但他们一直说会自己好的。她当时很小——还不到两岁。但是什么也没做……到 18 岁时，她的眼睛已经严重受损，不得不摘除。这是上帝的旨意。

不，该死的……这不是上帝的旨意。父母愚蠢……如果他们在她三四岁之前带她去看专家，她的病可能会得到纠正，今天就会痊愈了。

——*Timothy Findley*，*Spadework*

运动检查

基础知识

假性斜视

当我观察到一名疑似内斜视的儿童检查结果完全正常时，我会谨慎地将其归为假性斜视。我确实会在检查室里放一张假性斜视儿童的照片，给父母看，并指出照片中对称的角膜反光意味着眼睛是正位的。我将这张照片与另一张实际上患有内斜视的婴儿的照片进行对比，并指出其中的不同之处。如果这次讨论在家长中引起了"啊哈"的惊讶反应，并且他们觉得我已经向他们展示了他们在孩子身上看到的情况，我会更放心地告诉他们，只有在观察到有变化的情况下，再回来复诊。然而，如果他们觉得这与他们观察到的情况不同，我总是会安排 4～6 个月后进行随访检查。我告诉他们，如果问题不再发生，可以取消预约。在讨论中，我告诉他们我可以确定的几件事：①眼睛的结构是健康的，这意味着没有先天缺陷、肿瘤或其他可怕的东西。②没有明显的屈光不正，这意味着不需要眼镜的光学矫正。③至少在我的检查过程中，眼睛没有内斜视，即使在不经意间看起来可能不是正位。但我也要说，孩子可能处于眼肌问题的早期阶段，只是控制得很好。即使是这样，现在也不是问题。但如果这种情况继续下去，应该跟进随访。

问题

如果第一次检查正常，而且你认为儿童是假性斜视，为什么还要安排一次随访检查？

blah blah 解答

多年来，我看到很多儿童以前被诊断为假性斜视后出现明显斜视。最近我接诊了一名 2 岁的小女孩，在她 6 个月大时，由一位优秀的儿童眼科医生和视能矫正师诊断为假性斜视。目前她有 70^{Δ} 内斜视，所有的发现均提示内斜视为婴儿型，如分离性垂直斜视（dissociated vertical divergence，DVD）、不对称的视动性眼球震颤（optokinetic nystagmus，OKN）、真性下

斜肌亢进。虽然这个令人震惊的病例是一个例外，但由于调节性内斜视而导致内斜视度数较小的患者在初次检查时经常被怀疑为假性斜视。

经验

疑似假性斜视的病例必须做的另外两项检查

让婴儿追踪一个垂直移动的 OKN 目标将刺激调节，使控制良好的隐性调节性内斜视变成显性。每当我怀疑儿童有假性斜视时，我就让他们看一个带有水平（垂直旋转）条纹的 OKN 鼓。当开始看到儿童做垂直跟随运动时，我会仔细观察角膜映光。在控制良好的早期调节性内斜视中，我将看到一只眼逐渐内斜。我还会根据前面介绍的技术进行动态视网膜检影，原因见第 2 章。

如果一个"斗鸡眼"的人看着你，你会倒霉一整天，因为这样的人可以看穿你，知道你的想法。

——Iona Opie 和 Moira Tatem
A Dictionary of Superstitions（Oxford Quick Reference）

治疗

基础知识

有两种不同类型的内斜视与调节有关，应该以不同的方式来处理

我倾向于认为其中之一是由眼的解剖异常引起的（高度远视，毕竟眼球的功能与眼球的大小和形状有关），但又具有正常的生理功能，特别是调节与集合的比例正常。第二种是解剖结构正常（眼部结构正常的屈光不正），但是生理状态异常——高 AC/A。我们最好将前者称为屈光性内斜视，将后者称为调节性内斜视。然而，史上两者都被称为调节性内斜视。最后，也有同时患有高度远

视和高 AC/A 的患者。

误区

所有在出生 6 个月内出现的内斜视都是婴儿型内斜视，需要手术治疗。

事实

婴儿调节性内斜视是真实存在的。如果患有内斜视的婴儿的远视度数超过＋2.50D，就应该戴眼镜。根据我的经验，由于高 AC/A，婴儿调节性内斜视比婴儿型内斜视更常见，但两者都会发生。因此，在决定内斜视婴儿不需要矫正低度远视性屈光不正之前，获得远近距离斜视度测量并评估 AC/A 至关重要。

问题

我接诊了一名 6 个月大的男孩，他有 40$^\Delta$ 的内斜视和双眼＋6.00DS 屈光不正。我给他戴上眼镜，斜视度并没有减小。我打算实施手术。是否还要让他戴着眼镜？我认为不用，因为戴镜与否对斜视度没有影响。

解答

出于以下原因，我认为停止戴镜是一个巨大的错误。现在戴眼镜可能不会有什么不同，因为患儿还小，不太会使用调节。但随着年龄的增长，患儿开始使用调节功能来看清物像，调节性集合将会发挥作用。如果该患儿的 AC/A 正常（约为 5），眼位将会变化约 40$^\Delta$，这取决于他是在使用调节还是在放松调节。这将给他的眼球运动系统带来相当大的不稳定性。

问题

我接诊了一名 5 岁的调节性内斜视男孩。他用全矫的正球镜很好

地保持了双眼单视。我应该什么时候开始减少他的远视矫正？你是如何让这些患儿摘掉眼镜的？

解答

我的方法不针对年龄，而是针对临床结果。经过 1 年戴镜获得良好眼位的基础上，我会试图做出一个评估，即如果在随后的每次检查中患儿都能减少正球镜，他们会怎么样。在能够融合且合作的患者中，我用三棱镜测量他们的分开幅度。我将这个结果与他们的 AC/A 进行比较，以确定正球镜是否可以减少，以及减少多少。例如，如果分开幅度为底向内（base in，BI）8$^\Delta$，AC/A 为 3，我觉得可以很容易地减少＋1D 屈光度。这将留给患者 5$^\Delta$ 的分开性融合储备。本方法仅适用于融合良好的患者。对于所有单眼注视患者以及不能配合进行分开幅度测试的患者，我在他们的眼镜前加上 −0.50 D ～−1.00D 的镜片评估眼位和控制情况。如果能够保持良好的眼位（小于 10$^\Delta$ 的内斜视）且（或）对隐性斜视的控制似乎仍然良好，我会相应减少正球镜。在实践中，由于患者的选择标准，我发现后一种方法比前一种方法更常用。在这一人群中，我对单眼注视者而不是双眼中心凹融合者更关注。其他的同事则使用一个僵化的公式，并在一定的年龄区间内以标准的数量削减正球镜。我没有这方面的经验。

问题

我接诊了一名 2 岁女孩，视远内斜视为 15$^\Delta$，视近为 30$^\Delta$。屈光不正为双眼＋3.00DS。我用隐斜法计算 AC/A 为 10，远视屈光度为 3D，单焦点眼镜视近能矫正 30$^\Delta$。然而，当她戴着眼镜来复诊时，视远眼位正位。视近仍有约 15$^\Delta$ 的内斜视。视近增加正镜片，视近斜视会减小，因此我知道这是调节性的。为什么我的计算不

能预测她视近的反应？

解答

这实际上是一种常见的情况。我发现，如果由于高 AC/A 而出现明显的集合过强，单焦点镜片通常不能充分纠正视近斜视。如前所述，我们对 AC/A 的临床计算是基于调节等于刺激的假设。在这种情况下，儿童最初可能不能适应视近目标 6D 的调节（3D 的远视和在 1/3 m 处额外的 3D 调节）。她可能接受了某种程度的模糊。

问题

在上述病例中，当患儿第一次戴眼镜时，以及在视近观察到残余内斜视时，我该怎么进行治疗？这对父母刚刚花了几百美元买了这副眼镜，他们的保险不会在这么短的时间内支付另一个处方的费用。我该如何处理？

解答

Fresnel 透镜除了棱镜屈光度外，还有球镜度数，这一点很多人并不知道。用 +2.50D 或 +3.00D 的球面 Fresnel 透镜制作双光镜是非常容易和便宜的。你可以用这个来暂缓，直到患儿能得到另一副眼镜。或者，可以给予碘依可酯（phospholine iodide，PI）滴眼液作为暂时性措施，直到获得新眼镜。

问题

如果双光镜可以减少视近的斜视度，但没有达到正位，也没有获得立体视，你会开双光镜的处方吗？如果会，原因是什么？

解答

如果这样做可以将视近斜视降低到 10^Δ 以下，即使立体视觉没有改善，我也会开出双光镜的处方。我知道这种方法有争议，但对我来说是有意义的。尽管立体视觉是比较困难的检查之一，但其并不是双眼视功能的唯一检查。而大多数患者在 Bagolini 线状镜检查中，当内斜视降至 10^Δ 以下时，双眼反应更正常，这属于外周融合的征象。其伴随着双眼视野的扩大而增加，我认为这是有益的，可能有助于眼位的稳定[2-3]。此外，这些患儿中许多人（不是所有人）在视近处的物体时会特意抬起下巴，以使用双光镜的子片。对我来说，这意味着在某种程度上，他们能从功能上受益。

> 立体视觉对于双眼视觉的评估并不是唯一重要的检查

问题

我给一名高 AC/A 型内斜视的 3 岁女孩开了双光镜的处方。虽然她在通过下加镜片检查视近时斜视度为 0，但并没有自觉地使用双光镜。我想也许这个子片的位置比我开具的处方要低一点。我该怎么办？

解答

当双光镜位置不正确时，此问题更为常见。尽管如此，你可以经常让患儿使用药物调整，养成自发使用双光镜的习惯。每天使用 1% 的阿托品滴剂或软膏，持续 1 周左右，停药后效果会一直持续到下个星期。通常情况下，患儿在使用睫状肌麻痹剂时会很好地使用双光镜，大多数情况下，在停药后，他们会继续使用双光镜，除非双光镜位置明显过低。虽然大多数同行在这种情况下开具处方时都会指定双光镜高度，但你还可以向验光师提供更多信息，以获得满意的结果。镜框的选择很重要。理想情况下，镜框的外形应该是这样的：瞳孔在垂直和水平方向上都大致位于镜片的几何中心（图 5.2）。框架应该有环绕耳朵的镜腿，

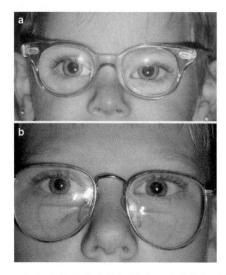

图 5.2（a）良好的儿童镜框样式。瞳孔靠近透镜的几何中心。（b）对于需要双光镜的儿童来说，该镜框选择不佳。镜框导致瞳孔不成比例地靠近镜片的顶部

以防止滑动，比耳朵后面几乎没有支撑的镜腿更可取。理想的镜框是有一个坚固的鼻梁桥，如形状适配的鞍式梁（saddle bridge）。带有非连接式可调节鼻托的镜框并不令人满意，因为它们很少能足够牢固地保持在原位，尽管验光师经常推荐这种镜框，因为这种可以调整以弥补安装误差。最后，我避免

使用带横眉（sweat bar）的镜框，因为这样会使眼镜向下压。我通常会在患儿第一次戴双光镜时，配一个宽的"D"形子片，把瞳孔一分为二。但随着患儿年龄的增长，以及习惯使用，我经常会把它放在瞳孔下缘，甚至是下睑缘。我有一份资料（图 5.3），可以再次核查期望的子片位置，并指导配镜师使用所述参数验配。表单中最重要的条目位于底部附近，写道："如果您无法提供接近上述标准的镜框，请不要配镜。"

> 一个合适的双光镜不仅仅是指定子片的高度

🤔 问题

你是否担心孩子在成长过程中使用双光镜可能会导致睫状肌萎缩和过早老视？

🗣 解答

Von Noorden 观察到，一些在儿童时期戴过双光镜的内斜视儿童，在 20 岁出头进行测试时，调节幅度有所下降。这就提出了一个问题，即儿童配戴双光镜可能导致过早老视。但另一种解释似乎也是可能

U.W.小儿眼科诊所

图 5.3　给验光师的关于双光镜镜框选择和子片定位的说明

致视光医生和验光师：

调节性斜视对双光镜的需求有一些特定和独特的要求，这与通常的成人眼镜不同。请按照以下建议配镜：

眼直视前方远处的物体时，双光镜子片的顶部边缘位置应为：

☐ 将瞳孔一分为二
☐ 在两眼瞳孔的下缘
☐ 与下睑缘平行

应使用平顶如宽"D"形子片或 executive 双光镜(直分界整体双光镜)。

带有非连接式可调节鼻托的镜框并不令人满意，因为这种镜框很少能足够牢固地固定在适当的位置。这会导致双焦点部分的位置过低。建议使用坚固的鼻梁桥，如形状适配的鞍式梁。Unifit技术也是可以的。

应选择镜位于垂直和水平径线靠近镜片几何中心的样式。

希望用带有整个鼻梁桥的镜框。带有横眉的镜框通常太低，会使眼镜向下压。同样，这种类型的镜框通常会导致视轴位于镜片的几何中心上方。请不要用带横眉的镜框，除非当镜框配戴时，眼在垂直和水平方向上都靠近镜片的几何中心。

具有环绕耳朵效果的镜腿比耳后几乎没有支撑更可取。重要的是眼镜不要滑落。

如果您无法提供接近上述标准的框架，请不要配镜。

非常感谢您的合作。

的。Costenbader 观察到一些内斜视患者存在调节功能低下[5]。他推测，由于调节带动了集合，调节不足可能与内斜视继发于调节所需的过度神经冲动有关。无论儿童双光镜配戴与否，这些患者都可能过早出现老视。虽然这不是一个被证实的结论，但我认为不太可能由配戴双光镜导致过早老视。绝大多数因内斜视而在儿童时期配戴双光镜的患者，在他们长大后不再需要双光镜时，不会出现调节的问题。

问题

我为一位 4 岁的高 AC/A 型内斜视儿童进行下加 +2.50D 治疗。应该让她接受双光镜治疗多长时间？应该遵循什么原则才能脱离下加镜片？

解答

我有一个强烈的（但未经证实的）印象：如果患儿的眼镜度数每次逐渐减少一点，而不是一下子从 +2.50D 到完全不使用双光镜，那么更有可能长大后成功脱离双光镜。我让患儿使用最大度数的双光镜 2 ~ 3 年，然后试着降低度数。在随后的每一次年检查中，我都会观察双光镜减少 0.50D 或 0.75D 对视近眼位的影响。如果控制仍然很好，并且内斜视角度增加很小（通常是 10^Δ 或更小），我会相应地降低双光镜的度数。假设我有一位患者很好地控制了内斜视，并且似乎能够在远、近两个位置都能减少 +0.50D，我的首选是尝试减少视远和视近矫正的差异。相比将视远校正减少 0.50D 并保持双光镜度数不变，我会选择保持视远校正不变而降低双光镜度数。通过这种方式努力消除视远和视近所需度数的差异。

有人报告，不管在诊室检查中效果如何，使用较为武断的方法，比如每年将双光镜的屈光度降低 0.50D 或 0.75D，就能取得良好的结果。我对这种方法不太满意。

也许最科学的方法是通过双光镜子片测量患者视近的分开幅度。然后，有了 AC/A 的估计值，就可以计算出双光镜度数可以减少多少，同时仍能给患者留下一些融合储备。这种方法是准确的，但比上面描述的简单观察方法稍微复杂一些，根据我的经验，通常不是必要的。

问题

当控制良好的屈光性内斜视患者十几岁时，可以使用接触镜吗？同样，如果在运动时戴接触镜，而在其余时间戴框架眼镜，屈光性内斜视会有问题吗？

解答

从理论上讲，接触镜由于顶点距离的不同而产生更多的调节需求（与框架眼镜相比），可能导致屈光性内斜视的眼位更差。在实践中，我发现情况并非如此。当我接诊做出这种改变的患者时，我会在他们开始戴接触镜后大约 3 个月评估眼位情况。我不记得有哪位屈光性内斜视患者戴框架眼镜控制得很好，而因为调节需求增加导致戴接触镜的效果较差。同样，我没有看到患者因为在框架眼镜和间歇性戴接触镜之间来回切换而出现的眼位恶化。然而，我确实发现，经常有中到高度散光的屈光性内斜视患者戴 toric 软性接触镜的眼位不如框架眼镜。问题是 toric 镜片常常不能充分矫正散光。唯一可以确定这一点的方法是在患者戴接触镜时（睫状肌麻痹状态下）进行检影，观察是否有未矫正的散光。诚然，这很耗时，但这是必要的。

经验

如果屈光性内斜视患者戴接触镜与同等度数的框架眼镜对比，眼位控制更差，则认为接触镜存在没有充分矫正的散光。这与戴接触镜时调节需求增加相比，更有可能是眼位变差的原因。需要在配戴接触镜时再次对患者验光，特别是寻找未矫正的散光。

问题

如果青少年患者戴双光镜眼位控制得很好，但想戴接触镜，我能为他们做什么？是否应该通过手术降低其 AC/A，消除对双光镜的需求？

解答

我的经验是，不要仅仅为了让青少年摆脱双光镜而对他们进行手术。这源于我自己的经验，我的经验表明，几乎所有患者长大后都不再需要双光镜。我回顾了 252 例高 AC/A 型内斜视患者，他们最初是用双光镜[6]进行控制。在我的分析中，140 人（56%）使用双光镜；112 人（44%）视远眼位不能控制，接受了手术。在 140 名使用双光镜的患者中，有 138 人（99%）18 岁以前 AC/A 恢复正常，不再需要双光镜。但值得注意的是，在 18 岁时不需要双光镜的患者中，有 32 人（23%）在 13 岁时仍然需要双光镜。因此，如果为了消除双光镜的需求而在青少年早期进行手术，应该意识到，如果给他们多一点时间，几乎所有人都会在长大后不再需要双光镜。

进阶知识

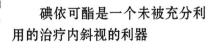

碘依可酯是一个未被充分利用的治疗内斜视的利器

我发现碘依可酯在三个临床情境中都很有用[7]。首先，如果儿童有小角度变化的内斜视和相对较低的远视，碘依可酯的诊断性试验可以判断斜视是否是调节性的。我会让患儿睡前滴一滴碘依可酯，几周后再对其进行评估。如果斜视度减小，我可以轻松地为患者开具眼镜，因为我知道我面对的是调节性内斜视。其次，有一些控制相对较好的

内斜视儿童，只是偶尔出现控制不佳，但有症状——有时是复视。如果屈光不正度数很小，人们可能不希望让这样的患儿戴眼镜。我会让患儿睡前滴用碘依可酯 1 个月。如果消除了内斜视，我会逐渐减量。隔晚滴用一次，持续 1 个月左右，然后每隔 2 晚滴用一次，最后停药。我见过这样的治疗方案充分改善了患者的融合，使他们通过碘依可酯的一个或几个疗程治疗获得了长期的治愈。最后，我发现碘依可酯在治疗术后内斜视中非常有用。它似乎可以同样有效地治疗外斜视术后的长时间过矫和内斜视术后的欠矫。此外，对于最初没有调节因素内斜视的患者，它也通常是有效的。即使在 AC/A 假设正常的非调节性内斜视患者，碘依可酯仍会降低调节性集合。碘依可酯的副作用包括眉毛酸痛和烦躁不安。我发现在睡前滴用可以最大限度地减少这种情况。我倾向于使用 0.06% 的碘依可酯，然而，目前可使用的浓度是 0.125%。因此，我与一家药房建立了合作关系，该药房会把商业制剂稀释到我想要的浓度。我发现，在 0.06% 浓度下，上述副作用较少，并且该浓度通常有效。如果能显示一些效果，但强度不够，我会开 0.06% 的浓度每天两次。据报道，使用碘依可酯后可出现虹膜囊肿，这可以通过同时使用去氧肾上腺素来预防。然而，我从未见过使用 0.06% 浓度的碘依可酯出现虹膜囊肿的情况。最后，需要提醒滴用碘依可酯的患者注意，滴药会干扰琥珀胆碱的分解，在有相应疾患的患者中应避免滴用。图 5.4 是我给开碘依可酯处方的患者的说明。

基础知识

在为内斜视患者戴上放松调节的眼镜 4 周后重新评估

在决定下一步治疗之前，这段时间通常足以确定眼镜的效果。

U.W.小儿眼科诊所

图 5.4　给患者的碘依可酯使用说明

碘依可酯用药说明

您的孩子使用碘依可酯，这是一种常有助于矫正内斜视的滴眼液。睡前在孩子的每只眼里滴一滴。

关于碘依可酯的使用，有以下几点请注意：

1. 该滴眼液的起效方式与散瞳滴眼液相反，其会使瞳孔变小。通常，它会使瞳孔不均匀地变小。在您的孩子使用碘依可酯期间，如果一侧瞳孔比另一侧小，请不必紧张。
2. 碘依可酯滴眼液会干扰琥珀胆碱的代谢，琥珀胆碱是一种特殊药物，有时在全身麻醉期间使用。如果出于任何原因，您的孩子在使用碘依可酯时需要接受手术，请务必告诉麻醉师您的孩子正在滴用碘依可酯。麻醉师知道后，可能会使用琥珀胆碱以外的麻醉剂，在使用碘依可酯的情况下应该不会有任何问题。
3. 极少数情况下，儿童在使用碘依可酯时可能会出现胃部不适或腹泻。如果出现这种情况，请停止使用，并联系您的眼科医生。

Burton·J·Kushner 博士

Pediatric Eye & Adult Strabismus Clinic
University Station
2880 University Ave.
Madison, WI 53705
(608) 263-6414

内斜视的手术治疗

关于斜视眼：如果他开始出现眼睛斜视，那就把蜡烛放在干酪位置相反的一侧，使影子反射到相反的一边，也就是说，在他睁眼想吃时直接到相应的位置拿到他想要的……

——Thomas Phaer，《孩子的书》（*The Boke of Chyldren*）（1544）

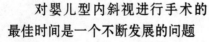

基础知识

对婴儿型内斜视进行手术的最佳时间是一个不断发展的问题

一项大型 meta 分析发现，如果在出生 24 个月内而不是在 24 个月之后获得良好的眼位，感觉功能会更好，而分别在出生 6 个月、12 个月或 24 个月之内获得正位，结果没有差异。然而，这些患者最多只能达到低于正常的融合。尽管如此，许多儿童眼科医生还是更喜欢在 6 个月或刚过 6 个月时做手术，因为他们相信感觉功能会更好。另一项研究发现，年龄为 13 ～ 19 周的手术患者[9]可以获得高级立体视觉。然而，另一项涉及

多位外科医生的研究并未发现这种早期手术的益处[10]。

问题

那么为什么这个问题远未解决？

解答

支持早期手术（6 个月内）的论据是基于这样的假设，即如果早期手术获得令人满意的眼位，将会有更好的感觉功能。到目前为止，还没有一个足够大的研究来解决早期手术取得良好眼位的成功率，而且有理由相信，早期手术可能更难预测。1984 年，Swan 的一项研究比较了新生儿、大龄儿童和成年人眼外肌的解剖标志[11]。他发现，眼球生长最显著的变化发生在出生后的前 6 个月，而且大部分生长发生在眼球后段。出生时，内直肌的附着点距离角膜缘几乎和 2 岁的幼儿一样远。然而，在新生儿中，肌止点可能在赤道部。2 岁时，内直肌附着点与赤道之间的距离显著增加。Swan 最

后总结："因此，如果手术矫正可以推迟到大约 6 个月大，那么眼外肌手术的可预测性和安全性将会更高。然而，还需要更多的解剖学和临床研究，特别是对 3 ～ 5 个月大的婴儿的眼睛。"在撰写本文时，还没有人知道，3 ～ 5 个月大的婴儿内直肌后退对运动功能的长期影响。此外，对婴儿型内斜视的手术时机，应参照英国视能矫正师评估婴儿斜视发生情况的研究。在 Horwood[12] 的一项研究中，214 名婴儿的母亲是视能矫正师，她们观察了 214 名婴儿在 15 岁以下的新生儿斜视情况。研究得出结论，新生儿在出生后 2 个月内眼位不正的现象频繁发生，通常反映的是正常的正在发育的集合系统。出生 2 个月内频繁出现的新生儿眼位异常与婴儿型内斜视是无法区分的。

此外，最近也有人担心麻醉会导致幼儿学习和行为困难[13-14]。关于麻醉的时间长度和深度如何影响这些表现，还需要更多了解。这可能只是在婴儿期经历多次麻醉的风险，但还有待明确定义。我相信，对婴儿型内斜视进行手术的最佳年龄需要权衡上述问题。考虑到这些因素，我个人倾向于在出生 6 个月以后不久进行手术。

 问题

术前交替遮盖在治疗婴儿型内斜视中起什么作用？

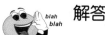 **解答**

历史上，一些人主张在手术前进行全天候交替遮眼可以"保持感觉功能不受损害"，并防止出现抑制。一项着眼于这种治疗方法的前瞻性研究发现，术前交替遮盖对术后 6 周和 12 个月的眼位并没有任何益处[15]。然而，我个人根据不同的方案和不同的原因为交替遮盖的作用找到了一个理由。如果患儿有大角度的内斜视和交替注视，他们通常会出现外转功能受限。我推测

这是由于继发于内直肌挛缩的外转受限，而且直觉上，不同程度的肌肉挛缩会增加手术的可变性。所以如果患儿表现出外转受限，我建议每天交替遮盖大约 2 ～ 3 h。通常，在 1 周左右的时间内，外转会有所改善，我认为这意味着内直肌挛缩正在松解。没有关于这种方法的数据，但对我来说是有意义的。

问题

我有很多患者，他们的父母都相信，在婴儿型内斜视接受手术后，患儿会快速突破发育中的重要节点，我也同意这种看法。但我也见过在手术后，患儿会有轻度的欠矫或过矫。这是可能的吗？为什么会发生这种情况？

解答

如上所述，许多婴儿型内斜视的儿童出现交替注视并发展为内直肌挛缩。或者，他们可能有眼球震颤，且外转时眼球震颤增加。在这两种情况下，患儿都是脸朝向注视眼的方向，鼻子挡住了鼻侧视野。我相信这种几乎一半视觉环境的阻挡限制了婴儿探索环境。事实上，我有一名患者在婴儿型内斜视手术后第一次站起来，并在第二天迈出了第一步。这些发育"节点"通常相隔几个月。为了更好地理解这一点，请做下面的试验。

试试这个试验

闭上一只眼，睁着的一眼注视远处的物体。为了模拟婴儿型内斜视的交替抑制，闭上另一只眼，把头朝向睁开的一眼转动大约 30° ～ 40°。注意你的鼻子是如何阻挡你的鼻侧视野的。现在想象一下，你是一个婴儿，开始用这种折中的视角探索世界。不难想象，即使没有获得双眼中心凹融合，婴儿型内斜视手术后消除转头，也能扩大婴儿的视觉世界和好奇心。

基础知识

对于部分调节性内斜视，对非调节部分的视远或视近斜视度进行手术，以较大的斜视角为目标

这意味着应该使患者配戴完全睫状肌麻痹时的矫正眼镜，对表现出的斜视进行手术。如果视近斜视度超过视远斜视度，则手术按照戴视远矫正眼镜测量的视近斜视度进行矫正（如果患者戴双光镜，则应通过眼镜顶部进行视近斜视度的测量）[16]。

问题

如果患者是远视，为什么不增加戴镜斜视度的矫正量？如果出现过矫，为什么不计划在手术后减少正球镜度数？

解答

尽管这种方法乍一看很有吸引力，但由于几个原因，它对我来说并不合理。不受控制的调节是内斜视获得成功的大敌。除非有轻微远视，否则术后患者需要戴眼镜以保持角度稳定。有些人主张针对调节和非调节成分的各种组合进行手术，例如，视近戴镜和不戴镜的平均斜视度[17]，或者类似的组合，并且报告了良好的结果。然而，他们总是只报告短期结果。此外，他们认为，如果患者能在术后通过削减正球镜（常常是高度远视）控制过矫，就算成功。虽然我不会在手术后故意过矫内斜视和削减正球镜，但确实会通过减少正球镜来处理无意中的过矫。我发现这很少能带来长期的成功[18]。除了远视屈光度低于 2.5D 的患者外，否则这仅是一种权宜之计。

问题

如果手术按照戴视远矫正眼镜测量的视近斜视度进行矫正，不怕视远过矫吗？

解答

令人惊讶的是，并没有。1974 年，当我第一年开始临床工作时，我听从了 Marshall Parks 关于高 AC/A 型内斜视的治疗建议。他认识到这种内斜视的亚型很容易欠矫，他建议将内直肌按照视远斜视度后退合适的量，然后因为较高的 AC/A，每条内直肌增加 1 mm 的后退。1980 年，我回顾了我的结果，惊讶地发现，我不仅有很高的欠矫率，而且我观察到，视远时对手术的反应（每毫米内直肌后退矫正的棱镜度）与集合过强的程度成反比[16, 19]。换言之，假设一位患者视远 15^Δ，视近 25^Δ，而另一位患者视远 15^Δ，视近 45^Δ，则两人的双侧内直肌都后退达 4.5 mm（视远 15^Δ 后退 3.5 mm，因为高 AC/A，再增加 1 mm）。我发现第一位患者的手术可能会成功，但第二位患者通常会视远欠矫。这使我得出了一个公式，该公式将视近考虑在内[16]。在前瞻性随机临床试验中，以这种方式治疗的患者 15 年的结果显示，只有 5% 的患者仍然必须使用双光镜，86% 的内斜视小于 10^Δ，没有一例患者过矫。

进阶知识

非调节性集合过强可以用同样的方法处理

并不是所有视近斜视度超过视远的内斜视患者都有很高的 AC/A。不常见的是，有些患者看起来完全像高 AC/A 型内斜视，只是视近斜视度不会随着配戴下加正镜片的增加而减少。他们被认为有非调节性集合过强，其病理生理学基础尚不清楚。根据我的经验，这种差异是没有意义的，因为可以视为高 AC/A 型内斜视进行同样的治疗，例如，手术按照戴视远矫正眼镜测量的视近斜视度进行矫正。

基础知识

部分调节性内斜视的最佳手术时机

与婴儿型内斜视一样，研究表明，内斜视持续的时间越短，最终的感觉功能就越好[20]。对我来说，这意味着一旦儿童进行了至少 1 个月的远视全矫，弱视已经被治愈，测量结果准确且稳定，就应该进行仅限非调节部分的手术矫正。这确实需要通过这样一个事实来平衡，即有一小部分患者在戴眼镜 1 个月后可能仍然存在斜视，如果给他们更多的时间，可能会自行恢复正位[20]。在我参加临床工作的第 1 年，我为一名 4 岁的 20△ 内斜视男孩安排了手术，他在戴了 1 个月的眼镜后即表现出内斜视。1 个月后，当我在手术前一天给他做检查时，他眼位正位而且有融合能力。当然，我取消了他的手术。我们需要根据这样一个事实来考量以上关于时机的建议，即需要确保斜视度没有继续改善。这就是我总是在手术前一天重新检查患者的原因之一，并鼓励你这样做。

问题

为什么您觉得弱视应该在手术前完全治愈？我认为这是没有必要的。

解答

传统上，人们认为弱视应该在手术前治愈。1993 年，约翰斯·霍普金斯威尔玛眼科研究所（Johns Hopkins Wilmer Eye Institute）的一个小组发表了一项研究，表明这不是必要的[21]。这在一定程度上是基于观察到一些弱视患者在成功矫正眼位后视力后可能会继续改善。根据父母和外科医生的喜好，在手术时机上有更多的灵活性，这也有实际的好处。理论上，早期手术可改善双眼视功能。尽管如此，我觉得有两个最重要的问题让我更倾向于在手术前完成弱视

治疗。首先，我发现弱视治疗的依从性在眼位恢复正位后下降。对于父母来说，如果眼位正位，可能看起来问题已经解决了。不幸的是，一些患者一旦眼位看起来很好，就放弃了随访。其次，在识字前儿童中，如果眼位正位，可能更难评估弱视是否仍然存在。虽然诱导斜视测试在这种情况下是有用的，但在面对实质性斜视时，仍然需要更多的合作，而不是观察注视偏好。此外，因为手术都是在非弱视患者中施行的，我觉得不能从研究中推断出早期手术会有更好的感觉结果。我们不能从现有的数据中判断，尚未治愈的弱视在多大程度上否定了早期手术对感觉结果的有益影响。我认为在特定情况下，在治愈弱视之前进行手术可能是可以接受的。如果有重要的个人因素（例如医疗保险即将到期）、家庭状况（例如兄弟姐妹即将出生），或父母即将自己接受手术等，在弱视仍然存在的情况下进行斜视手术是可以接受的。对我来说，决定及早手术的最重要因素是患者和父母充分认识到术后继续弱视治疗的重要性。

问题

您如何看待三棱镜耐受试验（prism adaptation test，PAT）在有或没有高 AC/A 的部分调节性内斜视中的角色？ PAT 研究没有证明它是有帮助的吗？

解答

我基本上从不使用 PAT，原因如下。最初的 PAT 研究试图解决两个问题[22]。①如果用三棱镜使患者耐受，他是一个"反应者"（例如，在耐受的角度上有感觉融合），通过三棱镜耐受了新的角度，是以原来的角度还是以耐受的新角度进行手术？②如果患者接受三棱镜耐受过程，是否有更好的预后？在我看来，这项研究没有回答这两个问题，尽管摘要中有不同的含义。关于第一个问题，虽然三棱镜耐受的"反

应者"在他们所耐受的角度接受手术的结果更好，但结果显然没有统计学意义（$P = 0.23$）。然而，在这项研究数据的陈述中，没有出现"没有统计学意义"的字眼。相反，它说结果"在 0.23 的水平上是显著的"。听到这句话的大多数人都认为它的意思是"有意义的"。关于第二个问题，研究报告显示，使用 PAT 结果更好（P 值为 0.04）。然而，这是一个复杂的双向随机试验，在确定合适的对照组时需要一些"创造性"，我个人认为统计方法是有缺陷的。对于治疗组，他们只使用了三棱镜耐受的反应者，并针对其耐受的角度进行了手术。如果他们已经"证明"手术应该以耐受的角度为基础，这可能是合适的。但在 P 值为 0.23 的情况下，这一点并未得到证实。如果包括所有接受 PAT 的患者，成功率会更低，结果也不显著。关于在高 AC/A 型内斜视中视近使用 PAT，经常被引用的研究将接受 PAT 按照视近斜视度设计手术的患者与按照视远斜视度设计手术的对照组进行了比较，后者 PAT 后并未加量[23]。由于前述征象表明，高 AC/A 型内斜视需要增加手术量来治疗高 AC/A，因此接受 PAT 后按照视近斜视度设计手术的患者表现较好并不令人惊讶，我认为他们用错了对照组。在我自己的一系列集合过强型内斜视患者中，没有一例患者接受 PAT[16, 19]。

在中世纪，鼠疫传播的速度之快导致了一种理论，即鼠疫是通过眼神接触传播的。这导致了科学家戴眼罩的做法。在发现鼠疫实际上是由一种微生物引起后，通过眼神接触传播的理论就被搁置了。然而，人们普遍认为，学者戴眼罩的做法经受住了时间的考验。

——作者未知

问题

我接诊了一位患者，他有 20^{Δ} 的内斜视，我做了 PAT，患者在 35^{Δ} 获得融合。目前患者在我的手术计划之列，但是他因为模糊的原因不愿意再戴上 Fresnel 三棱镜，斜视度又回到 20^{Δ}。我应该按照哪个度数进行手术？

解答

据我所知，没有具体数据能解决这个问题，因此我认为人们需要做些有意义的事。这取决于当患者中和了通过 PAT 获得的斜视度，会发生什么。一些人认为三棱镜耐受暴露了更大的隐性斜视，这在标准的遮盖试验中并不明显。如果确实如此，那就应该针对较大的斜视度进行手术。我个人的观点是，在大多数情况下，三棱镜耐受会"创造"更大的斜视，而不是"暴露"更大的隐性斜视。我觉得这是最常见的情况，在恒定性斜视的患者，他们已经发展出一种感觉适应。他们习惯于让图像与中心凹保持一定的距离，当使用三棱镜将图像移动到中心凹时，他们的反应是增加斜视，使图像再次靠近他们习惯的位置。这与实际存在但表现为隐性的大角度斜视不同。在某种程度上，我的理由是基于这样的观察，即长时间的遮盖测试很少会复制 PAT 所看到的更大的斜视。在这种情况下，我认为针对患者在手术时表现出的斜视度进行手术是很重要的。因此，我认为理想情况是直到手术时，患者都应该戴 Fresnel 棱镜中和，或者至少在手术前几天重新应用 Fresnel 棱镜，这样他就会在手术前有较大的斜视。在这种情况下，针对较大的斜视度做手术。我认为，如果这样的患者没有持续戴三棱镜，手术时表现出较小的斜视，如果以先前较大的角度为目标进行手术，则有可能过矫。

问题

您如何看待后固定手术治疗集合过强？

解答

我看到过在这种情况下使用后固定术取得很好的效果的报道[24]。具体地说，人们通常主张以视远斜视度为矫正目标，后退内直肌，并增加双侧后固定缝线，以解决集合过强的问题。对我来说，这是不合逻辑的。人们认为，后固定的作用原理是随着眼球逐渐进入其肌肉作用区域，通过减少肌肉的杠杆臂起作用[25]。这种效应直到眼睛进入肌肉的作用区域大约 30° 时，才会发生。视近时，由于集合，每只眼都比视远时内收约 9°。这个小角度的内转，后固定缝线应该不会有任何效果。然而，在这种情况下，后固定似乎确实给标准的后退增加了效果，尽管它是可变的和不可预测的[16]。另一种机制肯定在起作用。我推测这种效果是由后固定缝线后部肌小节不同程度缩短所致，图 10.8 做了最好的解释。然而，这种效果取决于眼球旋转到外展的距离，以便放置后固定缝线，因此效果是可变的和不可预测的。此外，每当我面临可逆或不可逆的手术方式的选择时，我都会选择可逆的方式。不可逆的后固定缝合手术是不可预测的，不能总是有效地完成。通常在再次手术时，肌止点和后固定缝合之间的整个肌肉出现了萎缩和纤维化。在其他情况下，它看起来则像正常的肌肉。在前一种情况下，没有可预测的方法来逆转这一过程。

问题

我要为一位内斜视患儿做手术。我没有看到内转时过度上转（下斜肌亢进），也没有 V 型斜视。然而，患儿存在明显的眼底外旋。我应该减弱下斜肌吗？

解答

目前，还没有很好的数据证明在这种情况下预防性减弱下斜肌是否合适。然而，有一些理论表明，这可能是合适的。一项前瞻性研究发现，眼底外旋发生在内转时过度上转和 V 型斜视之前（有时提前数年），并且在婴儿型内斜视中具有很高的预测性[26]。从逻辑上讲，减弱下斜肌可以防止这些现象的发生，也许还可以避免再次手术的需要。如果真的选择在这种情况下减弱下斜肌，应该确保做肌肉后退，而不是做肌肉截除术。这样一来，如果需要，这个术式是可逆的，或者如果出现 DVD，肌肉可以前转位。

问题

我接诊了一名 2 岁的男孩，他在儿童时期表现为继发于良性因素的急性左眼第六脑神经麻痹。左侧外直肌功能完全恢复，但现在有集合过强型内斜视。发生这种情况的原因是什么？应该如何处理？

解答

这是一个不寻常的情况，我已经见过几次。起初这让我很困惑，直到我看到一名已知患有高 AC/A 调节性内斜视的儿童，后来出现了典型的病毒感染后第六脑神经麻痹，随后康复。我假设你的患者之前存在亚临床的集合过强型内斜视，后来发生第六脑神经麻痹。现在把他当作常规的集合过强型内斜视处理应该会获得成功。

问题

我接诊了一位 60 岁的女性患者，她长期存在视远内斜视。我后退了一只眼的内直肌。术后她开始表现出外隐斜，后来又回到了术前的检查状态。我又后退了另一只眼的内直肌，同样的事情发生了。她现在和手术前一样。接下来我该怎么做？为什么会这样？

解答

我认为有三种可能的解释，

需要好的眼眶影像来甄别。第一种是上直肌和外直肌之间的 Pulley 连接带退化，这将导致外直肌向下移位。这种与年龄相关的变化和高度轴性近视患者发生的重眼综合征（heavy eye syndrome）不同[27]。它可以通过高分辨率的冠状眼眶成像来诊断，可以通过将外直肌肌腹抬高到正常位置并将其固定在巩膜上以防止其向下滑动来矫正。在赤道附近，将上方 1/8 ～ 1/4 的外直肌用不可吸收缝线将肌腹固定在巩膜上，并将外直肌抬高至正常位置。第二种可能是严重的慢性鼻窦疾病导致内直肌的炎症和挛缩。基于此病因，牵拉试验应该是异常的，但只是轻微异常。我们应该带着高度的怀疑去发现其肌肉的紧张。首先要治疗鼻窦疾病，否则手术后斜视会复发。然而，根据我的经验，仅仅处理鼻窦疾病并不能纠正斜视。最后，对于 Chiari 畸形患者来说，这是一个非典型的临床过程，特别是当患者比您以往患者年轻的时候。根据 Hoyt（Creig·Hoyt，医学博士，私人交流，2016 年 11 月 29 日）的说法，年龄是决定进行哪种成像方式的一个重要因素。在他回顾的一系列 Chiari Ⅰ 型斜视患者中，没有一个年龄超过 40 岁，而且大多数是儿童或年轻人。

他对视远而非视近有内斜视的患者进行成像的指导方针如下：

1. 如果患者是老年人，眼眶 MRI 可能会有帮助，但几乎不需要脑部 MRI 检查。

2. 如果患者是儿童或年轻人，眼眶 MRI 几乎没有帮助，但可能需要做脑部 MRI 检查。

进阶知识

第 10 章详细讨论了重眼综合征、松眼综合征（sagging eye syndrome）和分开不足型内斜视。

参考文献

1. Wright WW, Gotzler KC, Guyton DL. Esotropia associated with early presbyopia caused by inappropriate muscle length adaptation. J AAPOS. 2005;9:563–6.
2. Kushner BJ, Morton GV. Postoperative binocularity in adults with longstanding strabismus. Ophthalmology. 1992;99:316–9.
3. Kushner BJ. Binocular field expansion in adults after surgery for esotropia. Arch Ophthalmol. 1994;112:639–43.
4. von Noorden GK, Campos EC. Esodeviations. Binocular vision and ocular motility. St. Louis: Mosby; 2002. p. 309–55.
5. Costenbader FD. The physiology and management of convergent strabismus. In: Allen JH, editor. Strabismus ophthalmic symposium I. St. Louis: Mosby Year Book; 1950. p. 339–54.
6. Kushner BJ. Surgical treatment of teenagers with high AC/A ratios. Am Orthopt J. 2014;64:37–42.
7. Kushner B, Morton G, Wood S. The use of miotics for post-operative esotropia. Am Orthopt J. 1985;35:18–23.
8. Ing MR. Early surgical correction for congenital esotropia. J Pediatr Ophthalmol Strabismus. 1983;20:11–8.
9. Wright KW, Edelman PM, McVey JH, Terry AP, Lin M. High-grade stereo acuity after early surgery for congenital esotropia. Arch Ophthalmol. 1994;112:913–9.
10. Ing MR. Outcome study of surgical alignment before six months of age for congenital esotropia. Ophthalmology. 1995;102:2041–5.
11. Swan K, Wilkins J. Extraocular muscle surgery in early infancy—anatomical factors. J Pediatr Ophthalmol Strabismus. 1984;21:44–9.
12. Horwood A. Neonatal ocular misalignments reflect vergence development but rarely become esotropic. Br J Ophthalmol. 2003;87:1146–50.
13. Ing C, DiMaggio C, Whitehouse A, Hegarty MK, Brady J, von Ungern-Sternberg B, et al. Long-term differences in language and cognitive function after childhood exposure to anesthesia. Pediatrics. 2012;130.e476–85.
14. Good WV. Is anesthesia safe for young children? J AAPOS. 2014;18:519–20.
15. Ing MR, Norcia A, Stager D Sr, Black B, Hoffman R, Mazow M, et al. A prospective study of alternating occlusion prior to surgical alignment for infantile esotropia: one-year postoperative motor results. Trans Am Ophthalmol Soc. 2005;103:31–5. discussion 5–6
16. Kushner BJ, Preslan MW, Morton GV. Treatment of partly accommodative esotropia with a high accommodative convergence-accommodation ratio. Arch Ophthalmol. 1987;105:815–8.
17. Wright KW, Bruce-Lyle L. Augmented surgery for esotropia associated with high hypermetropia. J Pediatr Ophthalmol Strabismus. 1993;30:167–70.
18. Kushner BJ. Partly accommodative esotropia. Should you overcorrect and cut the plus? Arch Ophthalmol. 1995;113:1530–4.

19. Kushner BJ. Fifteen-year outcome of surgery for the near angle in patients with accommodative esotropia and a high accommodative convergence to accommodation ratio. Arch Ophthalmol. 2001;119:1150–3.
20. Park KA, Oh SY. Early alignment versus delayed alignment in patients with hyperopia and esotropia. J AAPOS. 2016;20:3–6.
21. Lam GC, Repka MX, Guyton DL. Timing of amblyopia therapy relative to strabismus surgery. Ophthalmology. 1993;100:1751–6.
22. Prism Adaptation Study Research Group. Efficacy of prism adaptation in the surgical management of acquired esotropia. [See the PUBMED "Comments"]. Arch Ophthalmol. 1990;108:1248–56.
23. Kutschke PJ, Scott WE, Stewart SA. Prism adaptation for esotropia with a distance-near disparity. J Pediatr Ophthalmol Strabismus. 1992;29:12–5.
24. Millicent M, Peterseim W, Buckley EG. Medial rectus faden operation for esotropia only at near fixation. J AAPOS. 1997;1:129–33.
25. Scott AB. The faden operation: mechanical effects. Am Orthopt J. 1977;27:44–7.
26. Eustis H, Nussdorf J. Inferior oblique overaction in infantile esotropia. Fundus extorsion as a predictive sign. J Pediatr Ophthalmol Strabismus. 1996;33:85–8.
27. Rutar T, Demer JL. "Heavy eye" syndrome in the absence of high myopia. A connective tissue degeneration in elderly strabismic patients. J AAPOS. 2009;13:36–44.

第 6 章 外斜视

这个男孩的一只眼被人们称为"能漫游的眼"（*a traveling eye*）。当他直视某人时，他的左眼常常会跟随旁边某个无关的目标移动，然后再回到面前的人身上……这是上帝做的一件残忍的事……弗吉尼亚州的一部分人认为，眼睛能"漫游"是不诚实或粗心的人的标志。

——*Edward P. Jones*，《已知的世界》（*The Known World*）

发散性斜视（外斜视）会给人造成痛苦和心不在焉的印象。

——*Friedrich Dieffenbach*

文化与社会影响

然而，在某些情况下，外斜视的存在被认为是有积极作用的。从中世纪到现在，用外斜视描绘基督的艺术表现一直很常见（图 6.1）。这象征着一个广阔的或全景的视角。他们甚至选择了一位有外斜视的演员在电影《耶稣基督万世巨星》（*Jesus Christ Superstar*）中扮演基督。虽然我不能从电影的宣传材料中复制图片（出于版权保护），但通过在网上搜索泰德·尼利（Ted Neely）在《耶稣基督万世巨星》中的照片，你会很容易发现这一点。

von Noorden 描述了一位外斜视患者，他是一名邮递员。他在驾车沿街行驶时，用一只眼看路，同时用另一只眼阅读邮件上的地址[1]。虽然他对斜视手术后外观的改善感到高兴，但他怀念这种很有用的全景视觉体验。

我不知道为什么他们说我的眼睛懒（*lazy*），它一直在动啊（*traveling all the time*）。

——一名患有间歇性外斜视的 8 岁男孩

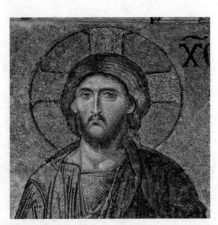

图 6.1　13 世纪晚期土耳其伊斯坦布尔圣索菲亚大教堂的基督镶嵌画（Deesis Mosaic）。左眼可见明显的外斜视（Robert Preston，Alamy Stock Photo，with permission）

概述

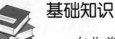

基础知识

在北美和欧洲，外斜视发生的频率比内斜视少 1/3 左右，好发于女性[2]，并且在阳光照射较多的地区发生得更频繁[3-4]。外斜视有遗传因素，但其发生很可能是多因素的结果[5]。如果多胎出生的一个兄弟姐妹有外斜视，那么另一个兄弟姐妹有类似问题的概率会增加17倍；如果兄弟姐妹是单胎出生的，则不会有这种增加的风险[6]。像所有类型的斜视一样，外斜视可以是显性的或隐性的，如果是前者，则可以是间歇性的或恒定的。间歇性外斜视是迄今为止最常见的显性外斜视类型。

间歇性外斜视

临床特点

基础知识

临床表现

间歇性外斜视可能开始于隐性外斜视（外隐斜），随着时间的推移，进展为间歇性外斜视。外斜视可在出生第1年出现，但大多数病例出现在 2 ~ 4 岁[7]。除非有明显的屈光参差，弱视在外斜视患者中并不常见，但通常患者有很强的注视偏好。在绝大多数患者中，只有一只眼自发地出现间歇性外斜视，这不应被视为斜视性弱视的证据。

通常，外斜视患儿在明亮的阳光下会间歇性地闭上非主导眼。这种被称为"畏光"（photalgia）的光敏感被认为是当眼位开始偏斜时，通过自主遮挡来避免复视。闭眼的原因可能更复杂。已有研究表明，强光降低外斜视患者的融合范围[3, 8]。此外，许多患者尽管进行了成功的手术干预，这种现象仍然存在。

> 缺少交替注视并不意味着存在弱视

重点

在对外斜视患者进行手术之前，要主动告诉患儿父母，即使手术成功，单眼闭眼也可能在手术后持续存在。这样做将有助于避免父母术后失望。

经验

有时父母可能不记得患儿哪只眼习惯性出现斜视，或者对此意见不一致。如果患儿在检查期间控制得很好，我们可能看不到眼位自发地偏斜。可以通过遮盖–去遮盖的方法来确定哪只眼是非主导眼。假设患者左眼是主导眼，右眼有间歇性外斜视。首先遮盖任一只眼——假设遮盖非主导眼（右眼），则遮盖之后右眼会变成外斜视。当遮眼板被移除时，它会做出缓慢的集合运动来对抗外斜。当遮盖主导眼（左眼）时，当然，它会在遮盖下外斜。随后取下遮眼板，左眼将进行扫视运动以重新注视。非主导眼（右眼）将首先向右扫视，处于外斜位，然后进行缓慢的集合运动以达到融合（图6.2）。

基础知识

自然发展过程

因为外斜视的发展往往很缓慢，亦没有长期的纵向研究，所以其自然发展过程并不清楚。一些患者从外隐斜进展为间歇性外斜视，然后进展为恒定性外斜视。这一变化会很缓慢。也有一些患者随着时间的推移会改善。von Noorden 发现，51 名间歇性外斜视患者保守治疗 3.5 年之后，16% 缓解，9% 没有变化，75% 加重[1]。

基础知识

感觉适应

当外斜视发生在视觉系统发育还不成熟的幼儿中，双眼颞侧视网膜发生抑制以避免复视和混淆。这种抑制是选择性的，外斜视明显时抑制存在，正位时抑制消失。大多数外斜视患者通过抑制来避免复视，因此不会发展为异常视网膜对应。当眼

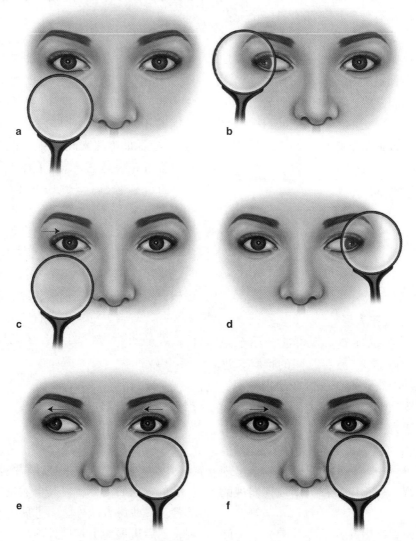

RXT : Left eye dominant

图 6.2 （a）左眼为主导眼，控制良好，右眼间歇性外斜视；（b）如果遮住非主导眼（右眼），右眼外斜；（c）如果去掉遮眼板，右眼做出内转的动作；（d）如果遮住主导眼（左眼），左眼外斜；（e）如果去掉遮眼板，则双眼向右扫视，左眼回到注视位，右眼变为外斜；（f）最后，右眼进行集合运动，达到融合

处于正位时，许多人有正常的立体视觉。虽然在外斜视出现早期，患儿可能主诉复视，但因为抑制发展迅速，复视通常是短暂的。

进阶知识

抑制暗点不是绝对的

神经或视网膜损伤引起的暗点大小与绘制暗点图的刺激物成反比。刺激越亮，暗点越小。外斜视的选择性双颞侧暗点是针对视网膜非对应点以避免复视的一种

适应，其表现与此相反。注视眼的刺激越亮，要抑制的刺激就越多，因此暗点越密集。相反，随着对注视眼的刺激强度的降低，要抑制的刺激变少，暗点的密度也变低。这就是一些外斜视患者可能会描述夜间驾驶复视的原因，夜间驾驶时对注视眼的刺激强度较小。

试试这个试验

暗点的出现不是绝对的

让外斜视患者在外斜时注视

检查通道尽头的点光源。通常情况下，他们不会主觉复视。然后在注视眼前面放中性滤光片，逐渐增加密度，将达到患者主诉复视的密度。如果如本章后面所述，使用脱抑制治疗此患者，患者将随着密度越来越低的中性滤光片逐渐感受到复视。这个实验最好用 Bagolini 滤光串镜进行，它由密度增加的红色滤光片组成（图 6.3）；然而，标准的中性密度滤光串镜就足够了。

> 上帝和撒旦在散步。上帝看到一个闪闪发光的物体，就把它捡起来。"这是真理，"上帝说。撒旦说："把它交给我，我会组织起来的。"
>
> ——拉姆·达斯（*Ram Dass*）讲故事

基础知识

外斜视的分类

60 多年前，Burian 提出了一种分类，它的使用已经成为理解外斜视[9-13]的标准。他将外斜视分为分开过强型（视远斜视度大于视近斜视度至少 10^Δ）、基本型（视近和视远的斜视度差别在 10^Δ 之内）和集合不足型（视近斜视度大于视远至少 10^Δ）。此外，如果患者表现为分开过强，但事实上包扎单眼 45 ~ 60 min 后，视近表现为更大的斜视度，则称之为假性分开过强型。随后 Brown 观察到，通过 +2.50D 或 +3.00D 镜片测量也可能会产生更大的视近斜视度，他认为这个测试也将识别出假性分

开过强型外斜视患者[14-15]。基于这一分类系统，Burian 提出的治疗建议是从某些未经证实的甚至可能是错误的假设演变而来的。对于分开过强型，他建议双侧外直肌后退，这是基于该术式在远距离比近距离提供更多校正的假设；对于基本型，他建议单侧外直肌后退 / 内直肌截除（一退一截）（R&R）手术，这是基于其在远距离和近距离给予相同校正的假设；对于集合不足型，他主张双侧内直肌截除术，这是基于其在近距离比远距离提供更多矫正的假设。他认为假性分开过强型患者实际上掩盖了基本型外斜视的诊断，因此他采用单眼 R&R。

有许多临床观察与 Burian 的分类系统和手术建议并不一致。

误区

所谓的分开过强型外斜视是由过度分开引起的。

事实

分开过强型外斜视很有可能不是由过度分开引起的。典型的外斜视患者在深度麻醉下比处于在清醒状态下注视远距离目标时外斜视度大约增加 30^Δ。我认为，如果当所有对眼外肌的神经肌肉控制都被麻醉药理学阻断时，斜视度增加，那么就不能将清醒时视远的斜视归因于过度分开。此外，没有证据表明大脑中存在分开中心，所谓"分开"实际上是集合的抑制。

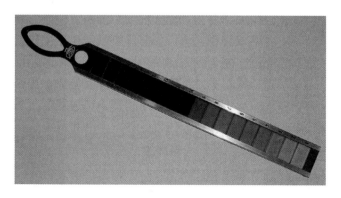

图 6.3 标准的 Bagolini 滤光串镜包括密度逐渐增加的滤光片（见彩图）

基础知识

此外，大约 1/3 的患者出现视远斜视度大于视近，在视近延长单眼遮盖时间和加正镜片后情况不变[12]。但是单眼遮盖会破坏融像性集合，加正镜片会降低调节性集合，所以测试不应该是可互换的。此外，对于分开过强型间歇性外斜视，双侧外直肌后退通常对视远斜视度产生主要影响，对视近斜视度的影响可忽略不计，但在基本型间歇性外斜视中，对视远和视近的影响几乎相等[16-17]。如果 Burian 的基本前提，即双侧外直肌后退对视远斜视度的影响大于视近斜视度是正确的，那么情况就不应该如此。

误区

绝大多数视远 / 视近的差别反映了调节性集合 / 调节（AC/A）的问题。Jamposlsky 将外斜视绝大多数的视远 / 视近斜视度的差别归因于 AC/A[18]。乍一看，常见的间歇性外斜视视远斜视度大，视近斜视度很小，可以认为具有高 AC/A。如果使用计算 AC/A 的隐斜法，则肯定会出现这种情况。然而，在这样的患者中，双侧外直肌后退通常会使视远斜视度最小化，而不会影响视近斜视度。这意味着双侧外直肌后退降低了 AC/A，而这是与直觉相悖的。

事实

显然，需要其他说明来解释外斜视的视远 / 视近斜视度的差异。

甘地在印度领导一场抗议游行，在游行几天后改变了主意，并取消了游行。

他的助手表示反对，称许多人计划游行。甘地回答说："我只知道相对的真理，而相对的真理是不断变化的。我致力于追求真理，而不是始终如一。"

——拉姆·达斯

新分类

在第 18 届年度 Scobee 纪念讲座和随后的出版物中，我概述了外斜视一个新的分类，该分类将大多数视远 / 视近斜视度的差异归因于在近距离是否存在强大的融合机制，这往往掩盖了更大的眼位偏斜[16-17, 19]。

基础知识

1952 年，Scobee 描述了一种常见的情况，即外斜视患者在视远时可能有很大的斜视度，在 33 cm 处的斜视度要小得多（或没有），但在长时间的单眼遮盖后，视近斜视度将增加到视远斜视度的大小[20]。最初，Scobee 描述了用 24 h 的单眼遮盖来暴露斜视，但后来他和其他人意识到 45～60 min 就已经足够[9, 12]。在我的 Scobee 讲座[19] 中，我将这种现象描述为"顽固的接近性融合"（tenacious proximal fusion，TPF），因为似乎这些患者在近距离具有强大的融合机制，而不能通过简单的遮盖试验来打破。我随后意识到术语 TPF 并不能充分描述，原因如下：一位患者在视远时表现为大角度的右眼外斜视，视近时表现为正位，但在单眼遮盖 1 h 后暴露出更大的视近斜视度（有 TPF）。如果观察到这名患者视远时外显斜，然后遮住外斜眼，并让患者将注视目标移动到 33 cm 处，同时保持外斜眼被遮盖，你会发现他们在近处总能保持正位。换句话说，在没有被融合控制的情况下，视近斜视也被掩盖。因此，我觉得将这种现象归因于融合缓慢消失是不正确的。随后的研究表明，视近较大的斜视度被掩盖是由于双鼻侧或未交叉视网膜视差占主导所致，这种优势通常发生在近距离注视时[21]。为简单起见，我现在倾向于将术语 TPF 替换为"Scobee 现象"（ScPh）。关于这一复杂现象如何解释视近斜视，不在本书的范围。建议感兴趣的读者参考来源文献[21]。

根据这个新的分类，视远斜视度大于

视近斜视度至少 10^Δ，并且在遮盖后视近斜视度不增加的患者，大多数情况下都有很强的接近性融合。我怀疑，在大多数这些患者中，较大的视近斜视度通过较长时间的遮盖试验或某种形式的三棱镜耐受可以暴露，然而，这只是推测。此外，很少有患者真正存在高 AC/A，这将在本章后面详细讨论。外斜视视远斜视度超过视近斜视度的患者，且在遮盖试验后视近斜视度接近视远（例如，表现为 ScPh），患者不具有高 AC/A，但通常具有假性高 AC/A（也将在本章后文讨论）。在这个新的分类中，那些远近斜视度差别在 10^Δ 以内的患者也被称为基本型外斜视（因

为缺乏更好的术语）。最后，那些初始视近斜视度超过视远的患者要么 AC/A 低，要么融像性集合不足，要么假性集合不足。

基础知识

AC/A 和外斜视的新分类

ScPh——视近强大的集合驱动力掩盖了较大的斜视，这"影响"视近 AC/A 的计算。因此，计算视近 AC/A 必须是在进行长时间的遮盖试验而 ScPh 暂时消除后进行。通常可以使用视远的负球镜进行梯度 AC/A 计算。在遮盖试验之后必须使用正球镜进行视近梯度 AC/A 的测量，且隐斜法计算

表 6.1　间歇性外斜视的 Burian 分类与 Kushner 分类

Burian 分类	Kushner 分类	评论	根据 Kushner 分类的手术建议
分开过强型	近感性集合或高 AC/A	如果视远进行梯度法测量时 AC/A 高，注视非常近的距离存在内隐斜，视近外斜视加+3D 镜片而非使用遮盖试验斜视度增加，则存在高 AC/A	如果存在近感性集合，则双眼外直肌后退。如果存在真性高 AC/A，佩戴负镜片或者双光镜[a]，或者双眼外直肌后退联合双眼内直肌后固定
基于遮盖试验（鉴别）的假性分开过强	ScPh 或假性高 AC/A	如果视近外斜视加+3D 镜片而非使用遮盖试验斜视度增加，视远进行梯度法测量 AC/A 正常，注视非常近的距离时存在外隐斜，则存在假性高 AC/A	依赖术者的喜好选择双眼外直肌后退[a]或者一退一截手术
基于视近+3D 镜片（鉴别）的假性分开过强	ScPh 或假性高 AC/A 或真性高 AC/A	如果外斜视遮盖后视近斜视度不增加，视远进行梯度法测量时 AC/A 高，注视非常近距离时存在内隐斜，则存在真性高 AC/A	如果存在假性高 AC/A，依赖术者的喜好选择双眼外直肌后退[a]或者一退一截手术。如果存在真性高 AC/A，佩戴负镜片或者双光镜片[a]，或者双眼外直肌后退联合双眼内直肌后固定
基本型	基本型	—	手术量适当增加的一退一截手术或者双眼外直肌后退手术[a]
集合不足型	低 AC/A，或者融像性集合不足，或者假性集合不足	低 AC/A 表现为视远梯度法测量低，而遮盖后斜视度没有变化。融像性集合不足视远梯度法测量 AC/A 正常，而遮盖试验斜视度无变化。假性集合不足梯度法测量 AC/A 正常，遮盖后视远的斜视度增加到与视近斜视度近似	以视远的斜视度设计双眼外直肌后退[a]，或者双眼内直肌缩短，或一退一截手术。可以考虑外直肌向下移位，或者内直肌向上移位，以产生 V 型斜视的效果[a]。如果存在假性集合不足，采用双眼外直肌后退[a]或者一退一截手术

AC/A，调节性集合 / 调节；ScPh，Scobee 现象。
[a] 当有多种选择时作者喜欢的选择

必须用在遮盖试验后的视近结果。

误区

　　+3D 镜片能诱发视近更大的斜视度说明存在高 AC/A。

事实

　　大多数这样的患者都有"假性高 AC/A（根据我的经验，在间歇性外斜视中占 43%）[22]。假设一名典型的患者，最初测量视远外斜视 $30^\triangle$，视近正位。视近加+3D 镜片后测量视近外斜视 $30^\triangle$。如果用隐斜法进行计算，AC/A 大约为（15～16）/1，使用梯度方法为 10/1，两种方法的 AC/A 都高。但由于 ScPh，这些患者中的大多数都掩盖了较大的视近外斜视。如果进行遮盖试验，则发现视近测量值为 $30^\triangle$。如果视近加+3D 镜片，则外斜视的测量值为 $38^\triangle$，只有轻度增加。应用隐斜法，遮盖试验后测量视近有 $30^\triangle$ 外斜视，AC/A 约为 5～6（正常）。使用梯度法，遮盖后测量视近，AC/A 约为 3（也不再高）。这名假设的患者有假性高 AC/A。

问题

　　是否确实存在高 AC/A 型间歇性外斜视？如果是，是否需要以不同的方式进行处理？

解答

　　是的，但这类患者相当罕见（在我的经验中，占间歇性外斜视的 7%）[22]。在这一群体中的关键发现是，最初视远斜视度超过视近斜视度，而视近斜视度不会随着遮盖试验增加。然而，在使用+3D 镜片后进行测量，视近斜视度将显著增加。此外，使用负镜片计算远距离的梯度 AC/A，显示高 AC/A。最后，如果在非常近的距离进行测试，例如 3～4 英寸（约 7.6～10.2 cm），可能会显示内隐斜。而对于大多数间歇性外斜视患者来说，比集合近点更近的距离会显示

出外隐斜（exophoria）。识别这类相对罕见的患者很重要，因为不像大多数视远斜视度超过视近斜视度的患者，他们通常会在外直肌后退之后仍保持高 AC/A，并显示术后视近内斜视，需要戴双光镜。根据我的经验，上述诊断标准敏感性、特异性、阳性预测值和阴性预测值均为 100%，确诊的那些间歇性外斜视患者，如果按照视远设计手术，术后就会表现为视近内斜视[22]。好消息是，因为他们存在高 AC/A，我们会得到很多"物有所值"的机会使用过矫眼镜。由于高 AC/A，1D 或 2D 的负球镜将控制视近较大的外斜视。他们无一例外地需要双光镜来控制视近的斜视度。然而，根据我的经验，100% 的患者在 18 岁时 AC/A 恢复正常，并且可以按照通常的方式进行手术，而不会在术后出现视近内斜视。

问题

　　我听说+3D 镜片和遮盖试验在识别分开过强型外斜视方面具有同样满意的作用，哪种更好？

解答

　　重要的是要认识到，这两种测试在对视近斜视度测量时是不同机制在起作用。遮盖试验打破了融像性集合，+3D 球镜降低了调节性集合。因此遮盖试验更合适。人们错误地认为它们是可互换的，这是因为观察到大约 1/3 的患者在这两种测试中的结果相同[12, 14]。那么，如果这两个测试以不同的机制发挥作用，怎么可能得出相同的结果呢？假设患者视远时表现出 $30^\triangle$ 的外斜视，视近正位——因为 ScPh 掩盖了视近 $30^\triangle$ 的外斜视。即使 AC/A 正常，加上+3D 的球镜，视近的斜视度也会增加一些，也许是 $8^\triangle$～$9^\triangle$。ScPh 只会掩盖视近 $30^\triangle$ 的外斜视，而非 38～$39^\triangle$。当驱动集合的全部因素被打破，视近的全部斜视度（ScPh 加+3D 球镜诱发的）被暴露。+3D 球镜所带来的

额外的 8 ～ 9^Δ 的外斜视是"压倒骆驼的最后一根稻草"——在此处，"骆驼"即控制视近的融合机制。

根据经典分类，Burian 根据不同手术方式对视远 / 视近关系影响的错误假设提出了手术建议。

误区

对称的外直肌后退手术，视远的矫正效果大于视近；一退一截手术，视远视近矫正效果相近；内直肌缩短手术，视近的矫正效果大于视远。

事实

除非外直肌后退的量足够大以至于造成外转不足，否则对称的外直肌后退可能会对视近和视远斜视度产生相同的影响。对于大多数视远斜视度超过视近斜视度的患者来说，外直肌后退影响视远大于视近，你会在视远和视近两个距离都能得到需要的结果。如果你考虑到这些患者视近掩盖了更大的斜视度，这是可以理解的。一退一截手术对于视近和视远的矫正效果是相等的，但是会在外直肌后退的方位上获得更多的矫正效果，在内直肌缩短的方位获得相对较少的矫正效果，这是因为缩短所做的不是"加强"肌肉，而是"拉紧"肌肉，导致相反的注视野运动受限，少量的缩短会造成一定程度的加强效果，但通常缩短会造成拉紧和限制效果（第 10 章，图 10.1 和 10.2 进一步讨论）。因此，对称的内直肌缩短会导致侧方最大的矫正效果，并且由于限制的作用，视远的矫正效果大于视近。

基础知识

根据新分类和视远 / 视近斜视度差异的手术建议

1. 在视近使用遮盖试验和＋3D 镜片后，视远的斜视度大于最初视近的斜视度

首先，最重要的是，由于上述原因，这些患者并没有"分开过强"。大多数患者视近确实会出现更大的斜视度，但被非常强的融合功能所掩盖，即使是遮盖试验也不会改变。我怀疑其中许多患者会在视近表现出更大的眼位偏斜，要么是用长于 1 h 的遮盖试验，要么是用三棱镜耐受。不过，这只是我的猜测。根据新的分类和 Burian 的分类[16]，这些患者可以采取对称的双眼外直肌后退来处理。

2. 视远的斜视度大于最初视近的斜视度，但经过遮盖试验后视近斜视度增加。使用＋3D 镜片视近斜视度可能会增加，也可能不会

这类患者表现出 ScPh，是 Burian 所谓的分开过强型。虽然 Burian 认为他们应该被视为手术治疗的基本型，接受一退一截手术，但新的分类表明，根据手术医生的偏好，可采取对称的外直肌后退或一退一截手术获得相同的手术治疗效果[16]。如果确实在加＋3D 镜片后视近斜视度增加，则根据定义，患者具有假性高 AC/A。

3. 视远的斜视度大于最初视近的斜视度，但是遮盖试验后视近斜视度并不增加，使用＋3D 球镜后视近斜视度增加

这类患者存在真性高 AC/A。进一步的检查包括以负球镜测量视远的梯度 AC/A。在 3 ～ 4 英寸（约 7.6 ～ 10.2 cm）处进行测量来发现视近内隐斜，从而证实诊断。如果患者证实高 AC/A，如果按照视远的斜视度设计手术，会出现视近内斜视。治疗可以考虑过矫球镜，或者双光镜，直到患者随着发育，高 AC/A 消失，双眼外直肌后退联合内直肌后固定据报道也会有好的效果[23]，然而，我本人对这种手术方式没有什么经验。

4. 视远和视近的斜视度相等

这是 Burian 所说的基本型外斜视，由于没有更好的术语，在新的分类中也称为基本型。这属于不表现 ScPh 的外斜视。可以认为 ScPh 是一个有用的发现，表明有更强的融合机制，从而改善预后。相反，缺乏这种强大融合机制的患者预后较差，可能需要更"稳定"的手术。事实上，研究表明，没有表现出 ScPh 的患者手术预后较差[16, 19]。虽然如果有可能，我个人的偏好还是做对称手术，但通过前瞻性随机对照临床试验，我发现基本型外斜视一退一截的术后效果要好于对称的外直肌后退手术[16]。这与我期望的发现是相反的，基于这个事实，我改变了我的手术方式。然而，基于错误的假设，Burian 认为这些患者行一退一截手术，视近和视远很可能会产生相同的效果，但我认为一退一截手术是稳定的手术方式，会获得更好的效果。一退一截手术会产生非共同性，在后退的方向会产生更多的内斜视，限制眼球向外漂移。然而，对于外直肌后退，如果原在位有向欠矫漂移的趋势，患者在所有的注视眼位上都会欠矫。斜视眼的图像会落在颞侧视网膜上，从而会被抑制。在我个人的随机临床试验中，每条外直肌后退手术量增加 1.5 ～ 2.5 mm，会取得和一退一截手术一样好的效果[24]。在我看来，这种方法很有前景。

> ScPh 的缺失表明融合机制较弱

误区

与一退一截手术相比，外直肌后退对视远斜视度的影响比对视近斜视度影响更大，一退一截手术对视远和视近斜视度的影响相同。

事实

在基本型外斜视中，外直肌后退对于视远和视近斜视度的影响是相同的。

集合不足

我认为有点遗憾的是，术语"集合不足"被用来描述两种不同的临床情况——融像性集合不足和调节性集合不足。二者实际上有不同的临床表现，需要不同的治疗方案。

融像性集合不足的特点是视远有很小的（或没有）外隐斜，视近外隐斜稍大，在一些患者中可能是间歇性外斜视。视远时为间歇性或恒定性外斜视的情况很少见。虽然也有例外，但视近斜视度大于视远斜视度通常不超过 10^{Δ} ～ 15^{Δ}。这些患者的融合范围变小，近距离工作有头痛、视疲劳和（或）复视的症状。融像性集合不足对融合训练的反应良好。

> 融像性集合不足和调节性集合不足是不同的生理现象

调节性集合不足的特征是视远出现明显的外斜视，要么是间歇性，要么是恒定性，并且视近有较大的外斜视。视近斜视度通常大于视远斜视度 15 ～ 18^{Δ}，意味着从远距离注视转移到近距离注视时基本上没有集合发生。回想一下，在 33 cm 处保持与远距离注视相同的斜视度所需的集合量等于瞳孔间距（以毫米为单位）×3（约 15^{Δ} ～ 21^{Δ}）。如果用梯度三棱镜法或者隐斜法测量患者视远或视近的 AC/A，会发现他们基本上都没有调节性集合。AC/A 通常为 0 ～ 1[17, 19]。这些患者手术效果差。在大多数情况下，如果对视近外斜视进行手术矫正，他们最终会在视远时发生过矫。如果我们意识到患者的调节性集合很差或没有，这一结果就不足为奇了。建议的手术方式包括进行大量的内直肌截除和较少量的外直肌后退——前提是内直肌截除对视近斜视度的影响更大[25]，或者外直肌斜行后退或内直肌斜向缩短[26]。我不相信这些已发表的报告，并怀疑一退一截手术倾向于内直肌更大量的截除，或斜行后退手术，是基于不合理的理论基础[27]，与标准的一退一截手术不同。同样，根据 Burian 的建议，对称的内直肌截除可以对视近给予更多的矫正，我对此也并不认同。多年来，如果条件允许，我一直试图用三棱镜来治疗这些患者，因为很多患者的手术效果不佳。如果真的做了手术，我的目标是矫正视远的斜视度，这将使视近斜视度有所改善但仍会欠矫。如果患者有症状，我用三棱镜改善视近的外斜视。2004 年，Buckley 描述了一种有意思的手术方法[28]。他建议将直肌 "V" 形移位，因为大多数近距离工作（阅读）都需要向下注视。我用这种方法治疗了十几名患者。我发现通过将外直肌向下或内直肌向上移位一个肌腹宽度，可以预测产生 $7^\triangle \sim 8^\triangle$ "V" 形位移，这对于阅读位的症状改善是有帮助的。

假性集合不足

相对少见的是，患者看似集合不足，但由于某些未知的原因，在远距离掩盖了更大的斜视。45 ～ 60 min 的遮盖试验将暴露这一特点。对疑似集合不足的外斜视进行遮盖试验是值得的，因为如果真的存在假性集合不足，预后会更好。他们可以被当作基本型外斜视来对待。这些患者的确很少见。

基础知识

表 6.1 列出了新分类的不同类型外斜视的推荐手术方式。

检查

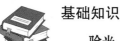

基础知识

验光

视物模糊，特别是如果一只眼比另一只眼更严重，对于外斜视患者来说是极不稳定的因素[29-30]。接下来，矫正严重的屈光不正至关重要，但双眼对称的减正球镜或过矫负球镜同样重要。这将使两只眼的图像获得相等的聚焦。然而，因为调节能控制外斜视，不应该在内斜视患者中像这样减去正球镜，对于远视的儿童，我一般减去 1 ～ 1.5D 正球镜，并不刻意使用负球镜治疗。我减去这些度数的理由是，正常的没有斜视的儿童一般有 1 ～ 1.5D 远视，我想让这些外斜视患儿获得接近正常的调节量。应该谨慎地削减超过 3D 的正球镜（或者过矫负球镜），因为调节量超过 3D 或者调节完全放松会导致患儿眼位不稳定。间歇性外斜视 3D 调节量的改变会导致出现约 $15^\triangle \sim 18^\triangle$ 的水平眼位变化。

进阶知识

有一些高度远视（+3D 以上）合并间歇性外斜视的患者，给予全部或者大部分远视矫正后，眼位会改善。显而易见，这种改善与调节或调节性集合的作用没有关系。相反，这证明视网膜成像更加清晰会使控制得到改善。这些患儿在戴眼镜之前根本不能适应 3 ～ 8D 的远视，因为克服如此多的远视需要付出过多的努力，而且视物是模糊的。我首先会在睫状肌麻痹下验光，减去 1D 正球镜。这样做的基本原理是让他们接受对他们年龄来说正常的调节量。其他人喜欢给予全部球镜的矫正。

重点

对于高度远视合并间歇性外斜视的患者，应该给患者开具绝大部分或者全部球镜以及全部柱镜处方。

问题

我接诊的一位老视合并间歇性外斜视的患者喜欢单眼注视，这样可以吗？

解答

不可以，根据定义，单眼注视时总有一只眼会形成雾视。由于不平衡的视觉输入的有害影响，单眼注视可能导致控制更恶化，妨碍融合[32]。我接诊了一位 45 岁的女性患者，她来寻求其他医生的意见。她有长期存在但控制很好的外斜视。当出现老视时，她采用了一只眼平光镜片，另一只眼 -3D 镜片，以形成单眼注视。单眼注视 1 年之后，患者发现有频繁出现的明显复视，对外斜视的控制也越来越差。她的眼科医生为她做了双眼外直肌后退手术，开始过矫了一点，但是过了很短的时间，外斜视就复发了。随后医生做了双眼内直肌截除，手术结束之后也保留了小角度的内斜视。然而，几个月内，她苦恼于她的外斜视再度复发，医生建议进行第三次手术。她来到我的门诊寻求建议。我建议她终止单眼注视，使用双光镜矫正近视。1年之后，患者不再表现出明显的斜视，只有 10$^\Delta$ 没有任何症状的外斜视。接下来的 11 年，患者都没有其他症状，也没有再做手术。我接诊过很多类似的患者。

重点

停止单眼注视后，偏斜可能需要几个月才能得到控制。

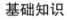

基础知识

外斜视特有的眼球运动特点

除了对斜视患者进行常规测量外，间歇性外斜视还需要一些额外的检查。简单来说，斜视的频率决定了是否需要进行治疗，而斜视度的大小决定了应该进行什么样的治疗。因此，我们需要开发一套系统来评估控制。这个系统是什么并不重要，只要保证每次检查都能一致使用。然而，有人试图开发一个分类系统来评估间歇性外斜视的控制[33]。我觉得他们做的还不够，因为他们把评估患者是否容易变成外斜视和眼位偏斜后重新获得控制的能力混为一谈。有些患者很少向外偏斜，一旦分离，可能很难恢复；还有一些患者非常频繁地自发偏斜，但有很强的恢复能力。我自己的评估系统将向外偏斜的控制程度和恢复能力分开分类（表 6.2）。这两个不同的类别应该分别注明远距离和近距离注视。

许多间歇性外斜视患者在观察室外远距离目标时，会表现出更大的偏斜[12-13]。我发现这种现象可见于 17% 的间歇性外斜视患者，可以发生在不同类别间歇性外斜视中[19]。研究表明，正是室外光线的增加和距离的增加造成了较大的偏斜[8, 17]。因此，在很长的室

表 6.2　间歇性外斜视控制分类

分级	控制	恢复
特别好	没有斜视	遮盖后和眨眼前几秒内就恢复
好	仅仅在遮盖后出现，不是自发出现	在遮盖或者自发外斜视后 5 s 内快速恢复
一般	偶尔自发斜视	眨眼时或随注视距离而改变
差	斜视频繁或者总是会自发出现	可能在眨眼和（或）注视距离改变时仍保持外斜位

内走廊或在模拟室外照明的灯光下的标准检查通道进行测量是不够的。我的报告表明，那些从窗户向外注视时出现偏斜增加，但按照 6 m 处测量的斜视度进行手术的患者，其欠矫率为 40%[8, 19]。而那些以较大的窗外注视测量值为目标进行手术的患者，欠矫率仅为 18%[8]。

重点

所有接受手术的间歇性外斜视患者，无论视远/视近斜视度差别属于哪种类型，均应该测量注视远距离室外目标时的斜视度。这可以通过患者站在靠近窗户处并向外看的方式获得。

基础知识

在 118 例间歇性外斜视患者中，19% 的患者在 45～60 min 遮盖试验后在 6 m 处测量的斜视度增加（平均增加 10.3$^\Delta$±5$^\Delta$，区间为 5$^\Delta$～30$^\Delta$）[8]。这种现象发生在所有类型的视远/视近斜视度存在差异的患者中，而不一定出现在注视室外目标时斜视度增加的相同患者中。

重点

所有接受手术的外斜视患者都应该在遮盖 45～60 min 后，测量 6 m 处的斜视度。

基础知识

在一项前瞻性随机临床试验（118 例患者）[8]中，40 名间歇性外斜视患者 1 h 遮盖试验后在 6 m 处测量，或向窗外注视时，其斜视度增加，但是按照在 6 m 处进行初次测量的结果进行手术，62% 的患者获得了满意结果。相比之下，43 名按照最大斜视度接受手术的患者（如室外目标或 1 h 遮盖试验后），有 86% 获得满意结果，与之形成鲜明对比（$P < 0.001$）。

> 遮盖试验和室外测量是两种不可互换的检查，对于所有准备接受手术的间歇性外斜视患者，这两种检查均须进行

重点

对于外斜视患者施行手术，手术按照最大斜视度为目标进行。

问题

患儿在 6 m 处测量的斜视度不超过 5$^\Delta$，但在向窗外注视时测量到外斜视 35$^\Delta$ 且控制不佳。在户外，患儿的家长经常发现患儿斜视，并自觉情况正在恶化。如果按照 35$^\Delta$ 设计手术，患儿术后过矫的可能性有多大？

解答

这样的患者相对少见，但肯定存在。我已经为大约 12 名类似的患者做过手术，我的手术设计是针对最大的斜视度，无一例过矫。我怀疑大多数这样的患者只是在 6 m 处掩盖了更大的斜视度，这可能需要长时间的遮盖试验或三棱镜耐受才会暴露。

进阶知识

侧方非共同性

1969 年，Moore 报告，如存在侧方非共同性，即间歇性外斜视左侧和右侧注视时斜视度比正前方小 5$^\Delta$，手术很容易发生过矫[34]。其他人则认为，差值必须大于 10$^\Delta$ 才能确定是侧方非共同性的诊断[1, 35]。我发现这种侧方非共同性并不常见，大约 5% 的间歇性外斜视患者会出现。虽然其他人报告的发病率要高得多[34, 36]，但其中一些更高的发病率可能是由于测量的人为因素所致[37]。对侧方非共同性的公认解释是，内直肌紧张，因此侧方注视时斜视度减少。然而，在这些患者中，术中的牵拉试验并未让我感觉到内直肌过度紧张。对这一现象的另一种解释是，内直肌"亢进"（例如，当受到刺激时，产生比正常情况下更大的收缩力，这种机制可能解释了为什么这些患者容易过矫）。虽然我们通常认为眼外肌是松弛的或紧张的，但也有一些理论可以解释它们是如何变得"亢进"（例如过强）[38]。当然，功能不足的外直肌可能会导致左右侧注视时斜视度减小。然而，假设在没有手术史的情况下，外斜视患者外直肌功能不足，是违反常识的，但如果之前的外直肌曾行后退术，落后的外直肌可能会导致侧方非共同性。

问题

我的一位外斜视患者之前做过双眼外直肌后退 7 mm，术后斜视复发。现在患者正前方外斜视 30$^\Delta$，左侧和右侧注视时斜视度 18$^\Delta$。因为外斜视具有侧方非共同性，我需要担心过矫吗？

解答

我认为不会。据我所知，先前关于侧方非共同性的报告中，没有一篇专门研究因既往手术而导致侧方非共同性患者术后出现过矫的。在缺乏确凿数据的情况下，我会提出我认为合理的观点。新的侧方非共同性可能是由于内直肌紧张或"亢进"，其力量可能超过由于手术而减弱的外直肌，导致过矫。没有理由怀疑侧方非共同性是由外直肌后退造成的。在我自己的经验中，继

发侧方非共同性的患者原在位过矫并不比没有侧方非共同性的患者概率高。然而，还有另一个令人担忧的问题：如果通过二次手术完全矫正了新的斜视，那么向左侧注视和向右侧注视很可能会过矫，特别是如果外直肌进一步后退。小量的内直肌截除可以避免侧方过矫。但是，请记住，中到大量的内直肌截除会导致限制，并且会导致侧方过矫。根据原在位斜视度的大小和侧方非共同性的程度，如果侧方注视时没有产生一定程度的内斜视，可能无法完全矫正原在位外斜视。这是一个可以接受的结果，取决于在侧方多大范围出现复视。

经验

由于外直肌后退而出现侧方非共同性的患者，并不会更容易发生手术后原在位过矫。然而，他们可能更容易在左右侧注视时出现过矫。

问题

如果外斜视患者做了大量的双侧外直肌后退，数年后患者斜视复发，什么因素会影响您的决定？做内直肌截除还是以往后退过的外直肌再后退？

解答

我的手术方案取决于初始外直肌后退量的大小和侧方非共同性的程度。我的方案包括以下几点：

1. 如果之前的外直肌后退量是 8 mm 或更多，我通常会截除内直肌。

2. 如果侧方外斜视不超过 10^Δ，我通常会截除内直肌，而不管之前外直肌后退量的大小。

3. 我认为集合不足型代表外直肌已经减弱到了一定程度，不需要再进一步后退外直肌。

4. 如果之前外直肌后退小于 8 mm，侧方注视斜视度大于 10^Δ，且不存在集合不足，则要再进行外直肌后退。

进阶知识

三棱镜耐受

三棱镜耐受的作用还没有得到充分的研究。似乎三棱镜耐受可能会诱发出更大的隐性斜视，而不是通过遮盖试验或注视室外远处目标观察到的那样。之所以这么说，是因为在我自己的调查中，我发现一种非常快速的三棱镜耐受方式，往往会发现 ScPh 患者所掩盖的更大角度的视近外斜视[17]。这是一个非常值得研究的领域。

基础知识

感觉检查

在大多数外斜视患者中，感觉检查的结果取决于检查时的眼位和控制情况。大多数患者在正位时感觉检查正常，视网膜对应正常，立体视觉正常。但是当出现斜视时，斜视眼会被抑制，无立体视觉。因此，尽管双眼视觉逐渐恶化的趋势在做出治疗决定时可能很重要，但我们应该始终记住，感觉检查是进行检查时对应的眼位的功能，且可能是动态的。有数据表明，视远立体视觉的恶化可能与眼位偏斜的控制恶化有关[39]。我发现这种方法的实用价值有限，因为在临床上，现有的视远立体视觉检查使用起来既麻烦又笨拙。另一项研究表明，视远双眼视力的下降可能反映了过度调节来控制外斜视，与之伴发的是运动控制的恶化[40]。尽管这有一定道理，但我通常依靠对运动控制的临床评估来影响我的治疗决定。

治疗

基础知识

干预的时机

开始治疗外斜视的时机主要取决于外斜视发生的频率。一种广泛认同的惯例即，如果在 50% 的时间内表现为显斜，则表明要进行治疗。实事求是地讲，这对父母来说可能很难评估。

如果眼位在一天中多次偏斜，但很容易恢复，父母可能会认为这比眼位小角度向外偏斜并保持在斜视位置更糟糕。所以我们需要关注趋势。频率在变高吗？根据诊室的评估，控制力是否在恶化？试着评估眼位是否在一天中有很大一部分时间是偏斜的。

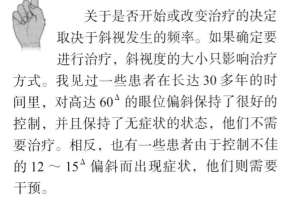

重点

关于是否开始或改变治疗的决定取决于斜视发生的频率。如果确定要进行治疗，斜视度的大小只影响治疗方式。我见过一些患者在长达 30 多年的时间里，对高达 60^Δ 的眼位偏斜保持了很好的控制，并且保持了无症状的状态，他们不需要治疗。相反，也有一些患者由于控制不佳的 $12 \sim 15^\Delta$ 偏斜而出现症状，他们则需要干预。

基础知识

非手术治疗——遮盖

当首次看到刚刚确诊的外斜视患儿时，如果控制良好，我可能先观察。我会告诉患儿父母，有时这种向外偏斜的现象并不频繁，很多年都没有症状。一旦决定干预，我通常会从非手术治疗开始。

我发现，采用某种形式的交替遮盖来对抗抑制的发生，总会达到改善的目的。对于相对少见的本身就交替注视的患者，我会给患者双眼隔日交替遮盖，每天 3 h。更常见的是有很强的注视偏好（但没有弱视）的患者。在这种情况下，我会给优势眼连续 2～3 天每天戴上 3 h 的眼罩，随后 1 天给非优势眼戴眼罩，重复此过程。如果存在弱视——这在间歇性外斜视没有屈光参差的情况下并不常见——我只会给优势眼戴上眼罩。大约 1 个月后复查，几乎无一例外，患儿的控制力会得到改善，有意思的是，斜视度也会变小。根据反应，我将继续遮盖，但开始逐渐减少时间，最终停止遮盖。如果后

来斜视控制力恶化，我会重新进行遮盖，并考虑增加过矫负镜片治疗。不可否认，在一些患者中，遮盖可以治愈斜视。我有一些患者是这样治疗的，他们再也不需要进一步的干预，并且多年来一直保持着良好的控制。

问题

间歇性外斜视非弱视眼遮盖的理论依据是什么？

解答

外斜视中的抑制是一种"积极的现象"，其深度与对注视眼的刺激成反比。消除对注视眼的刺激可将刺激移到抑制眼，随着时间的推移，抑制的深度也会降低。从理论上讲，消除抑制会提高复视的知觉，因此可以更好地控制斜视，这可以理解。然而，我通常也会看到遮盖后斜视度减少，这不能用前面提到的机制来解释。也许有一种聚散适应是由于偏斜频率减低而发生的，但这只是推测。在许多情况下，遮盖治疗只是一种临时性措施，但这并不一定是坏事。它可以允许重复和更准确的测量，并可能推迟手术，直到患儿长大。如果外斜视手术后暂时过矫，这对于更容易失去双眼中心凹融合的幼儿来说可能很重要。

问题

在控制良好的间歇性外斜视中，预防性使用遮盖的方法防止其进一步恶化的作用是什么？

解答

我个人不会在这种状况使用遮盖治疗。许多控制良好的间歇性外斜视并不会恶化，如果恶化，也会缓慢发生。我更倾向于避免对那些情况良好的患者进行干预。儿童眼病调查小组（Pediatric Eye Disease Investigator Group，PEDIG）的一项研究以这种方式评估了遮盖的作用，发现无

论是接受治疗的患者还是未接受治疗的患者,恶化率都很低[41]。

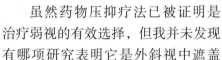

重点

虽然药物压抑疗法已被证明是治疗弱视的有效选择,但我并未发现有哪项研究表明它是外斜视中遮盖脱抑制的替代选择。从直觉上看,这似乎没有什么用处。双眼的视觉输入不相等(单眼模糊)会导致眼位极不稳定,而且与遮盖不同的是,它增加了抑制[30]。通过药物压抑,一只眼总是在视近时出现雾视,而根据屈光不正也可能在视远时出现雾视。

基础知识

非手术治疗——负镜片

让患者使用过矫负镜片会导致他们视远时诱发调节,而视近时比正常度数使用更多的调节。这反过来将诱发调节性集合并改善外斜视。Jampolsky 提倡用过矫 3D 负球镜疗法[5, 42],但我倾向于使用更低度数的过矫镜片。为了最大限度地减少视疲劳和增加对负镜片治疗的接受度,我通常会开出 2D 过矫负镜片联合在每个镜片中加配 2½$^\Delta$ 或 3$^\Delta$ 底向内的三棱镜的处方。这个棱镜度大约相当于 1D 负球镜提供的矫正量。当然,提供双眼对称的过矫负球镜很重要,在睫状肌麻痹验光状态下增加等量的负镜片度数。

我发现这种疗法对 7 ~ 8 岁以下的儿童最有效。老年患者可能会被它需要增加的调节需求所困扰,我很少在老年患者中使用。通常,尽管更加近视(加负镜片),但那些通过 2D 过矫负球镜联合三棱镜而控制良好的患者在日后复诊时,仍然控制得很好。如果是这样,降低度数,用他们的实际屈光度数来矫正,是让他们摆脱过矫负球镜治疗的方法。虽然有些同事担心过矫负球镜治疗可能会导致近视进展,但我发现情况并非如此[43]。近视和近视进展在患有外斜视的儿童中很常

见,这可能是人们认为他们的治疗会导致近视的原因。

像遮盖疗法一样,过矫负球镜可能是暂时的。但我有一小部分患者多年前就采用了这种治疗方式,而且并未需要进一步的干预。

基础知识

非手术治疗——训练

集合训练,无论是以视功能矫正的形式还是基于计算机的集合训练的形式,在治疗融像性集合不足方面都是有效的。然而,大多数外斜视患者在斜视时并不自觉复视,复视被抑制。出于这个原因,大多数人不会从需要意识复视才能有效的功能训练中受益。

基础知识

手术治疗——时机

手术指征是眼位控制不良或恶化且(或)一天中的大部分时间呈显斜(50% 的清醒时间是最常见的建议阈值),以及非手术治疗方法失败。尽管如此,如果非手术治疗能维持可接受的控制,对于 2 岁半至 3 岁以下的儿童,推迟手术仍然是可信服的。研究表明,与年龄较大的患者手术相比,年幼的间歇性外斜视患者手术更可能导致低于正常的融合。常见的解释是,虽然手术后最初需要过矫,但即使内斜视存在时间很短,年幼的儿童也可能很快就会失去双眼中心凹融合的能力。这一论点是在年幼的患者中暂缓手术的主要原因之一。但也可能有另一种解释,即也许那些一开始低于正常融合的儿童(例如单眼固视型外斜视)则更可能在年幼时出现控制不良的情况。感觉结果较差不是由于早期手术,而是因为对患者的选择偏倚。

问题

我接诊过一个刚满 3 岁患外斜视的女孩。视远有 35$^\Delta$ 的外斜视,

控制力"中等"。视近时控制很好，仅有小角度斜视，而在 20 min 的遮盖试验后，斜视度达到了 20$^\triangle$。睫状肌麻痹下屈光度为双眼 +1.00DS。患儿的母亲很想选择手术治疗，但我担心患儿视近会过矫，需要双光眼镜，否则会有弱视的可能。应该什么时候给患儿做手术？需要考虑什么？

解答

你提出了两个不同的问题。一个是关于手术时机的问题，另一个是由于视远 / 视近斜视度的不同而在视近时出现内斜视的问题。关于第一个问题，如果视远控制"中等"，视近控制"好"，就不用急于干预。外斜视情况恶化缓慢。前面提到的担忧是，外斜视的早期手术可能会导致更多的患者最终使用单眼注视，但到了 3 岁，这一点就不像在更小的患儿中那么令人担忧了。如果你愿意等待，可以向患儿母亲解释，即使再等 6 个月或 1 年，丧失双眼中心凹融合的风险也会更小。可以尝试交替遮盖脱抑制，几乎总是能改善控制，至少能暂时改善，让接下来 6 ～ 12 个月的等待变得更容易。现在当然也可以考虑做手术，如果唯一顾虑的是患儿的年龄，这种情况我是会做手术的。关于第二个问题，外斜视术后高 AC/A 型内斜视并不常见，但可以通过术前恰当的 AC/A 测量来预测。事实上，患儿在 20 min 的遮盖试验后不久外斜视增加，这表明她出现了 ScPh，在这种情况下，不会在手术后出现高 AC/A 型内斜视。但是，20 min 并不足以完全揭示较大的隐性斜视，我怀疑较长时间的遮盖试验后视近的外斜视会更大。遮盖试验后加 +3D 镜片测量视近斜视度将有助于确定患儿是否有高 AC/A。但是，不管怎么说，手术后出现高 AC/A 的可能性并不会因为相对较年幼而增加。

基础知识

手术治疗——目标眼位

如前所述，所有患者都应该进行 45 ～ 60 min 的遮盖试验，并在注视室外远距离目标时进行测量。针对发现的最大斜视度进行手术。

基础知识

手术治疗——术式的选择

细节已经在表 6.1 讨论过。

基础知识

手术治疗——术后

根据我的经验，因为在手术后的几周内会有向外漂移，儿童在术后第 2 天的理想眼位是内斜视 5$^\triangle$ ～ 15$^\triangle$。如果出现术后早期过矫，大多数患者将会有复视。最好提前提醒患者这种情况可能发生。

在我的经验中，成年人则不同，没有明显的向外漂移。如果过矫，他们通常会保持这种状态，而且相当不悦。在成人中，我的目标是使其原在位完全正位，通常在左右侧注视时会伴有轻微的内斜视（如果做了外直肌后退），并有侧方复视。

进阶知识

手术治疗——术后持续过矫

如果初期的过矫发生在允许的范围内，但持续超过几周的时间，特别是受到复视症状的干扰，我将会采用一些手段干预。部分时间交替遮盖会消除复视的症状。在儿童，特别是存在未矫正的远视性屈光不正者，每天使用 0.06% 或者 0.125% 碘依可酯可以治愈此症状。最后，Fresnel 三棱镜对消除眼位偏斜是有用的。如果是对一个年龄非常小的患者做手术（2 岁以内），我将会在术后 1 周对过矫进行治疗，因为如果内斜视持续一段时间，患者会很快失去双眼注视能力。如果我做的是一退一截手术，过矫是由外转受限引起的，如果患者年龄足够大，我会让其做被动眼球运动练习。这个很简单，就是让患者追随手指或者视标，向手术眼的外转位运动（另一只眼遮盖），每天5～10次，使得缩短的眼外肌松解。如果这样不起作用，肉毒毒素（Botox）注射缩短的眼外肌是非常有效的。

外斜视术后非常好的长期结果是患者术后长时间（甚至1年左右）有小度数的过矫。带来的结果是，如果患者能保持舒适的状态，尽可能推迟再次手术的时间。对于戴眼镜的患者来说，这显然更容易做到，而且可能更容易接受长期戴棱镜。例外情况是怀疑出现肌肉滑脱，这种情况下不太可能恢复正位。

进阶知识

手术治疗——术后过矫与盲点综合征（blind spot syndrome）

有一些间歇性外斜视患者最初对 5^Δ ～ 15^Δ 的过矫有复视反应，通过过度集合将第二个图像放在盲点上，从而消除复视。当术后眼位为 25 ～ 35^Δ 的内斜视时，你应该考虑这种可能性，但如果最初的术后过矫较小，然后发展到大约 25 ～ 35^Δ，则要特别警惕。认识到这种罕见但真实的综合征很重要，因为它需要特殊的治疗，包括全天候交替遮盖，以打破过度集合的驱动。然后须在大约1周后再次测量，在测量之前不要让患者恢复双眼注视。如果暴露的内斜视较小，则代表患者存在隐性斜视。然后可以用 Fresnel 压贴三棱镜来抵消这种斜视，以消除复视，或者也可以开始尝试碘依可酯，可能会有效。

> 如果外斜视术后表现出 25 ～ 35^Δ 内斜视，应该考虑盲点综合征

问题

我为一名5岁的大角度间歇性外斜视患儿做了手术，双眼外直肌后退 8.5 mm。术后1年，患儿原在位仍然有 10^Δ 的内斜视，左侧和右侧注视增加到 15^Δ。双眼外直肌落后（-1）。我怀疑有肌肉滑脱。

我打算探查双侧外直肌，如果一侧或两侧肌肉滑脱，再前徙外直肌。但是如果没有滑脱，可以前徙一侧外直肌吗？正前方的斜视度很小。

解答

我怀疑这不是一个肌肉滑脱的病例，在同一手术中双侧肌肉滑脱的程度不太可能是一样的。过矫很可能反映了后退的程度。虽然一眼外直肌前徙（如果没有滑脱）会矫正原在位 10^Δ 内斜视和前徙的外直肌方向 15^Δ 的内斜视，但我考虑还是不会改变另一侧的眼球运动受限和内斜视。我会把双侧外直肌做小量前徙。

问题

我给一名6岁的基本型外斜视女孩做了左眼一退一截手术，术后持续过矫，左眼轻度外转受限，因此，我将左眼内直肌后退 5 mm。起初患者看上去很好，但很快就发展成非共同性外斜视。

右侧 25^Δ 外斜视←正前方 18^Δ 外斜视→左侧正位

左眼内转受限（-2），我怀疑左眼内直肌滑脱。她有面向右转的代偿头位。面对患儿左侧眼位是正位的现状，接下来我该怎么处理？

解答

显而易见，你需要探查左眼内直肌，确定是肌肉滑脱还是存在拉长的瘢痕。

根据探查发现，内转受限必须通过前徙左眼内直肌，消除筋膜囊内的空腔（肌肉滑脱）或松解瘢痕来实现。然而，患者左侧正位的事实表明，只要手术矫正正前方和右侧注视时的外斜视，就会导致术后左侧注视时出现内斜视。这是一个应该如何计划手术来纠正原在位注视的斜视度，并预测这会对侧方注视产生什么影响，并主动解决这个问题的病例。在这种情况下，根据具体发现，可

以前徙后退的左眼外直肌，后退右眼内直肌，或对左侧内直肌采用后固定缝线来治疗。

进阶知识

手术治疗——术后欠矫

虽然手术欠矫的间歇性外斜视比初期过矫者更有可能需要进一步手术，但并不是所有的结果都很差。术后即刻的干预措施较少，但也有些是可以尝试的。如上所述的交替遮盖在一些患者中是有用的，Fresnel 棱镜的使用也是如此。

基础知识

手术治疗——对于欠矫或复发患者的再次手术

如果第一次做的是一眼的一退一截手术，通常"加强"的最佳选择是对另一眼进行一退一截手术。如果最初的手术是双侧外直肌后退，那么决定是再次后退外直肌还是截除内直肌取决于最初的外直肌后退有多大量，以及侧方斜视度的测量。如果存在侧方非共同性，左右侧注视斜视度减小 10^Δ 或以上，则进一步后退外直肌会增加这种侧方非共同性，可能导致左右侧注视出现内斜视，从而导致复视。在这种情况下，内直肌截除可能更可取。如果不存在侧方非共同性，并且最初的后退是 6 mm 或更少，我通常会进一步后退外直肌，因为我认为一般来说，即使后退是对以前手术的肌肉再进行手术，后退也比截除更可取。

其他类型的外斜视

基础知识

原发性先天性外斜视

在生后 6 个月大时出现的恒定性外斜视，不伴有眼眶发育异常或视力障碍，就称为原发性先天性外斜视。就像婴儿型内斜视一样，通常需要手术来矫正，很少会有比形成低于正常融合更好的结果。与婴儿型内斜视不同，先天性外斜视是发育迟缓或其他神经问题的软体征。如果诊断患者为先天性外斜视，我不会常规进行神经科检查，但我会提醒儿科医生仔细监测发育迟缓或神经问题的征象，并进行相应的观察。在大多数情况下，发育或神经问题显而易见。

进阶知识

单眼固视型外斜视

特发性单眼固视综合征在内斜视比外斜视中发病要频繁得多[44]。在这两种情况中，其特点都是显性斜视度数较小（ 8^Δ 或以下），隐性斜视度数较大，以及低于正常的融合。在内斜视中，隐性斜视更有可能一直保持隐性，但在外斜视中，经常失代偿成为间歇性显性外斜视。这种情况发生时，可能很难与仅依靠眼球运动检查的外斜视区分开来。通常，恒定的显性斜视度数很小（ $2\sim4^\Delta$ ），除非在遮盖–去遮盖试验中仔细观察，否则会被忽略。重要的是要在手术前认识到这个问题，因为它的存在将改变手术后预期的感觉结果，最多也就是形成低于正常的融合。

对于非常年幼的间歇性外斜视患者的手术是否容易导致双眼中心凹融合消失并最终成为单眼固视，仍存在争议。我的方法是把手术时间推迟到患儿 2 岁半至 3 岁，除非我不能用非手术手段令他们满意地控制眼位。

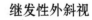

基础知识

继发性外斜视

内斜视术后患者出现外斜视称为继发性外斜视。除极个别情况外，其非手术治疗方案与原发性外斜视相似。遮盖脱抑制效果较差，因为这些患者不具有与外斜视相同的潜在感觉适应。因为许多内斜视都是远视患者，所以可以选择在眼镜上减去正球镜度数以刺激调节性集合，减少外斜视。虽然我经常对远视性继发性外斜视这样做，但我发现在大多数情况下，这只是一种暂时性的措施[45]。减去 3D 正球镜只能纠正 $15 \sim 18^\Delta$ 的外斜视，因为患者从调节到放松调节之间存在变化，因此减去更多远视会导致眼位不稳定。如果我在继发性外斜视患者中这样做，他们或者眼位不正，或者减去正球镜会导致弱视，那么我就会尽量接近他们的最大正球镜，削减约 1D，并测量戴眼镜的斜视度数以进行手术。

手术方式的选择主要取决于以前做过的手术，以及是否有内转限制。如果内转正常，并且以前做过一退一截手术，我建议另一眼做一退一截手术。如果之前进行了内直肌后退，我建议外直肌后退。在这两种情况下，手术量都不需要因为先前的手术而进行调整。然而，如果存在内转不足的情况，就必须解决这一问题。如果之前的手术是一退一截，则需要牵拉试验来判断外直肌是否紧张。必须对内直肌进行检查，以确定肌肉是否滑脱或有瘢痕。在任何一种情况下，都应该解决根本问题。参见第 11 章以作进一步讨论。

经验

我发现，如果一名继发性外斜视患者视近斜视度比视远斜视度大几个棱镜度，那么随后的外直肌后退的结果会非常令人失望，即使临床评估内转是正常的，仍有很高的欠矫率[30]。我现在认为这种轻度集合功能不足的类型是内直肌功能不足的软体征。对这些患者进行内直肌前徙会更好。

> 即使是轻度集合功能不足，合并继发性外斜视是内直肌功能不足的软体征

参考文献

1. von Noorden GK. Exodeviations. In: von Noorden GK, editor. Binocular vision and ocular motility. St. Louis: Mosby-Year Book; 1996. p. 341–59.
2. Friedman Z, Neumann E, Hyams SW, Peleg B. Ophthalmic screening of 38,000 children, age 1 to 2 1/2 years, in child welfare clinics. J Pediatr Ophthalmol Strabismus. 1980;17:261–7.
3. Eustace P, Wesson M, Drury D. The effect of illumination on intermittent divergent squint of the divergence excess type. Trans Ophthalmol Soc U K. 1973;93:559–70.
4. Jenkins R. Demographics: geographic variations in the prevalence and management of exotropia. Am Orthopt J. 1992;42:82–7.
5. Jampolsky A. Treatment of exodeviations. Trans New Orleans Acad Ophthalmol. 1986:201–34.
6. Podgor MJ, Remaley NA, Chew E. Associations between siblings for esotropia and exotropia. Arch Ophthalmol. 1996;114:739–44.
7. Santiago AP, Ing MR, Kushner BJ, Rosenbaum AL. Intermittent exotropia. In: Rosenbaum AL, Santiago AP, editors. Clinical strabismus management. Philadelphia: WB Saunders; 1999. p. 163–75.
8. Kushner BJ. The distance angle to target in surgery for intermittent exotropia. Arch Ophthalmol. 1998;116:189–94.
9. Burian HM. Selected problems in the diagnosis and treatment of the neuromuscular anomalies of the eyes, Curso Internacional de Oftalmologia, vol. 2. Barcelona: Publicaciones del Instituto Barraquer; 1958. p. 456–67.
10. Burian HM, Spivey BE. The surgical management of exodeviations. Trans Am Ophthalmol Soc. 1964;62:276–305.
11. Burian HM. Exodeviations: their classification, diagnosis, and treatment. Am J Ophthalmol. 1966;62:1161–6.
12. Burian HM, Franceschetti AT. Evaluation of diagnostic methods for the classification of exodeviations. Trans Am Ophthalmol Soc. 1970;68:56–71.
13. Burian HM, Smith DR. Comparative measurements of exodeviations at twenty and one hundred feet. Trans Am Ophthalmol Soc. 1971;69:188–99.
14. Brown HW. Exodeviations: their classification, diagnosis, and treatment. In: Haik GM, editor. Strabismus Symposium of the New Orleans Academy of Ophthalmology. St. Louis: CV Mosby; 1962. p. 238.
15. Brown H. Accommodative convergence in exodeviations. Int Ophthalmol Clin. 1971;11:39–45.
16. Kushner BJ. Selective surgery for intermittent exotropia based on distance/near differences. Arch Ophthalmol. 1998;116:324–8.
17. Kushner BJ, Morton GV. Distance/near differences in intermittent exotropia. Arch Ophthalmol. 1998;116:478–86.
18. Jampolsky A. Ocular divergence mechanisms. Trans Am Ophthalmol Soc. 1970;68:703–822.
19. Kushner BJ. Exotropic deviations: a functional classification and approach to treatment. Am Orthopt J. 1988;38:81–93.
20. Scobee RG. The oculorotary muscles. St. Louis: CV Mosby; 1952. Exophoria; p 171.
21. Kushner BJ. Tenacious proximal fusion—the Scobee phenomenon. Am Orthopt J. 2015;65:73–80.
22. Kushner BJ. Diagnosis and treatment of exotropia with a high accommodation convergence-accommodation ratio. Arch Ophthalmol. 1999;117:221–4.
23. Brodsky MC, Fray KJ. Surgical management of inter-

mittent exotropia with high AC/a ratio. J AAPOS. 1998;2:330–2.

24. Lee SY, Hyun Kim J, Thacker NM. Augmented bilateral lateral rectus recessions in basic intermittent exotropia. J AAPOS. 2007;11:266–8.

25. Kraft SP, Levin AV, Enzenauer RW. Unilateral surgery for exotropia with convergence weakness. J Pediatr Ophthalmol Strabismus. 1995;32:183–7.

26. Kushner BJ. On insertion slanting strabismus surgery-reply. Arch Ophthalmol. 2012;130:1089–90.

27. Kushner BJ. Insertion slanting strabismus surgical procedures. Arch Ophthalmol. 2011;129:1620–5.

28. Buckley EG. Exotropic deviations. In: Plager DA, editor. Strabismus surgery basic and advanced techniques. New York: Oxford University Press; 2004. p. 17–68.

29. Jampolsky AJ. Unequal vision inputs and strabismus management: a comparison of human and animal strabismus. In: Symposium on strabismus: Transactions of the New Orleans Academy of Ophthalmology. St. Louis: CV Mosby; 1978. p. 358–492.

30. Kushner BJ. Surgical pearls for the management of exotropia. Am Orthopt J. 1992;42:65–71.

31. Iacobucci IL, Archer SM, Giles CL. Children with exotropia responsive to spectacle correction of hyperopia. Am J Ophthalmol. 1993;116:79–83.

32. Kushner BJ, West C. Monovision may be detrimental to patients with strabismus. In: Balkan RJ, Ellis GS, Eustis HS, editors. At the crossings. Pediatric ophthalmology and strabismus. Proceedings of the 52nd annual symposium of the New Orleans Academy of Ophthalmology. The Hague: Kugler; 2004. p. 77–86.

33. Mohney BG, Holmes JM. An office-based scale for assessing control in intermittent exotropia. Strabismus. 2006;14:147–50.

34. Moore S. The prognostic value of lateral gaze measurements in intermittent exotropia. Am Orthopt J. 1969;19:69–71.

35. Parks MM. Concomitant exodeviations. In: Tasman W, Jaeger EA, editors. Duane's clinical ophthalmology, vol. 1. Philadelphia: JB Lippincott; 1989. Chapter 13.

36. Moore S, Stockbridge L, Knapp P. A panoramic view of exotropia. Am Orthopt J. 1977;27:70–9.

37. Repka MX, Arnoldi KA. Lateral incommitance in exotropia: fact of artifact. J Pediatr Ophthalmol Strabismus. 1991;28:125–30.

38. Kushner BJ. Multiple mechanisms of extraocular muscle "overaction". Arch Ophthalmol. 2006;124:680–8.

39. Stathacopoulos RA, Rosenbaum AL, Zanoni D, et al. Distance stereoacuity. Assessing control in intermittent exotropia. Ophthalmology. 1993;100:495–500.

40. Walsh LA, Laroche GR, Tremblay F. The use of binocular visual acuity in the assessment of intermittent exotropia. J AAPOS. 2000;4:154–7.

41. Pediatric Eye Disease Investigator Group, Cotter SA, Mohney BG, Chandler DL, Holmes JM, Repka MX, Melia M, et al. A randomized trial comparing part-time patching with observation for children 3 to 10 years of age with intermittent exotropia. Ophthalmology. 2014;121:2299–310.

42. Caltreider N, Jampolsky A. Overcorrecting minus lens therapy for treatment of intermittent exotropia. Ophthalmology. 1983;90:1160–5.

43. Kushner BJ. Does overcorrecting minus lens therapy for intermittent exotropia cause myopia? Arch Ophthalmol. 1999;117:638–42.

44. Parks MM. The monofixation syndrome. Trans Am Ophthalmol Soc. 1969;67:609–57.

45. Kushner BJ. Partly accommodative esotropia. Should you overcorrect and cut the plus? Arch Ophthalmol. 1995;113:1530–4.

第7章 A型、V型和其他字母型斜视

基础知识

概述和定义

A型和V型斜视是指水平斜视在垂直方向出现非共同性，水平位的斜视度和上方注视、下方注视时存在差别。V型斜视患者下方注视与上方注视相比，内斜视更大或者外斜视更小，A型斜视的特点与之相反。传统意义上，上方注视和下方注视斜视度差别大于等于 15^{Δ} 可以诊断V型斜视，大于等于 10^{Δ} 可以诊断A型斜视。比较少见的是，有一些斜视下方注视与正前方注视相比差别很小，但是上方注视时明显分开，称为Y型斜视。与Y型斜视相反，正前方和下方注视出现明显的向外移位形成 λ 型斜视。上方和下方注视都出现明显的分开，称为X型斜视。

基础知识

发生

因为种族或者全身系统性因素会影响字母型斜视的发生，估测斜视患者中大约有12%～50%合并字母型斜视[1-4]。与非麻痹性后天性斜视相比，字母型斜视在先天性或麻痹性斜视患者中发生更加频繁。眼球后退综合征的患者经常会发现有V型或Y型斜视，很少发生A型或 λ 型斜视。字母型斜视在颅面发育异常的患儿中具有很高的发生率。

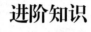

进阶知识

A型斜视伴内转时过度下转常常见于脊柱裂和（或）脑积水患者。脑积水额部隆起的儿童会导致滑车位置前移，从机械上增加了上斜肌肌腱的垂直矢状张力，因此加强了上斜肌下转的作用，从而导致A型斜视的形成。然而，在脑积水的患者中发生A型斜视的确切机制还不甚清楚。

基础知识

病因

因为字母型斜视在不同的患者中发生机制并不相同，因此对于病因有多种学说。

斜肌功能异常

绝大部分A型或V型斜视患者是由斜肌功能亢进或不足引起的，这可能是A型或V型斜视最流行的理论。如果下斜肌功能亢进，其拮抗肌上斜肌功能不足，可以想象在下方注视时集合，上方注视时分开，会导致V型斜视。相反，如果上斜肌功能亢进或下斜肌功能不足，会导致A型斜视。通常在大多数字母型斜视患者中，都可以发现斜肌功能异常。

旋转是导致 A 型和 V 型斜视的原因

V 型斜视患者通常有外旋，很可能是继发于伴随的下斜肌亢进。外旋会导致直肌位置发生旋转（图 7.1）[5]。上直肌会变成部分外转肌，下直肌会变成部分内转肌，因此形成 V 型斜视。内直肌也会有上转的作用，外直肌会有下转的作用，因此会导致下斜肌功能过强，外转时合并上转（图 7.2）。因此，斜肌功能障碍伴随的旋转理论上应该导致或促成 A 型和 V 型斜视，但不一定是主要原因。

 问题

如果存在旋转，它是发生 A 型或 V 型斜视的主要原因吗？如果是，矫正旋转能否矫正 A-V 型斜视？

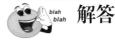 解答

我认为旋转只是导致字母型斜视的次要原因，而不是主要原因[5]。第一，当眼球内转时，斜肌亢进所致的眼球向上或向下运动，运动轨迹是呈指数曲线上

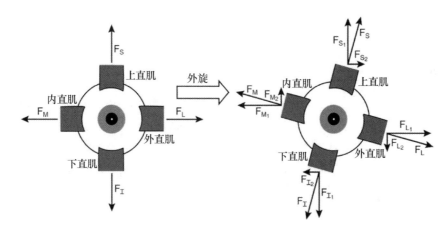

图 7.1 旋转发生后每条肌肉的功能变化。左眼的外旋会导致眼外肌附着点顺时针转位。这会造成肌肉出现垂直矢量，上直肌出现外转作用，外直肌出现下转作用，下直肌出现内转作用（from Kushner[5], with permission. © 2010 American Medical Association. All rights reserved）

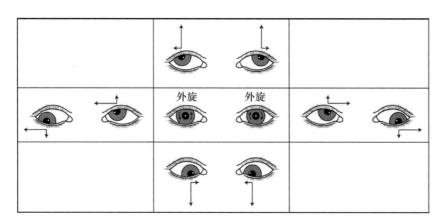

图 7.2 旋转对眼球运动模式的影响。如果如图 7.1 所示，双眼都存在旋转改变，新的矢量会使得上方注视时眼位分开，下方注视时集合。而且，会出现内转时合并上转以及外转时合并下转。因此，这些由于外旋而发生的旋转改变会导致 V 型斜视和内转时上转（from Kushner[5], with permission. © 2010 American Medical Association. All rights reserved）

升，而非线性。如果正前方的眼球向上或向下运动是由图 7.1 直肌矢量的变化引起的，可以认为是线性轨迹（图 7.3）。第二，研究表明，在婴儿型内斜视患者中，客观旋转可能会比内转时合并上转和 V 型斜视提前几年发生[7]。如果旋转导致内转时上转和字母型斜视，它们应该同时发生。第三，水平直肌的垂直移位会成功消除 A-V 型斜视，但会加重旋转（见下文进阶知识"垂直直肌水平移位"）[8]。第四，像 Harada-Ito 手术这样的术式，主要是矫正旋转，即使消除了外旋，对第四脑神经麻痹的患者出现内转时上转的影响也几乎可以忽略不计。因此，如果手术方案不涉及眼外肌的垂直和水平部分，仅矫正旋转并不能纠正字母型斜视。

进阶知识

眼眶结构异常

眼眶结构异常通常与 A 型和 V 型斜视有关。字母型斜视除在颅面综合征中发生率较高外，在上斜形睑裂患者中还常出现 A 型内斜视伴下斜肌落后，V 型外斜视伴下斜肌亢进。下斜形睑裂的患者中，情况正好相反。在颅面综合征患者中，A 型和 V 型斜视的发生率也非常高。Clark 等[9]和 Demer[10]将某些 A 型和 V 型斜视病例归因于眼眶滑车异位或松弛。这是一个不断发展的概念，目前没有滑车问题可能导致字母型斜视发生率增加的有力数据。

基础知识

医源性原因

既往手术可能导致 A 型或 V 型斜视。常见的情况是在下斜肌前转位后出现抗上转综合征而表现出明显的 Y 型斜视[11]。内转企图上转时存在过度上转现象，类似于下斜肌亢进。事实上，这是由外转眼上转受限而出现的对侧眼接受的神经冲动过强所致。

字母型斜视的第二个常见医源性原因是双侧下直肌大量后退后出现 A 型斜视，这通常发生在甲状腺眼病患者中。这是由于手术减弱下直肌后，下方注视时的内转作用被削弱，同时配偶肌上斜肌的作用增强。医源性字母型斜视也可能是先前治疗 A 型或 V 型斜视过矫的结果。

进阶知识

水平直肌学说

Urist 认为水平直肌的亢进或不足是 A 型和 V 型斜视出现的原因[1, 12]，内直肌在下方注视时作用更强，外直肌在上方注视视时作用更强。他的手术建议包括减弱受累肌。尽管这一理论没有其他理论那么有说服

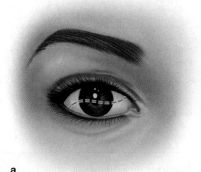

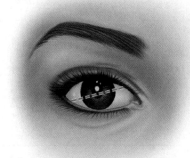

a　　　　　　　　　　　b

图 7.3（**a**）"下斜肌亢进"眼在内转时的典型曲线性上转，如虚线所示。（**b**）如果过度上转是由图 7.1 中虚线所表示的力矢量变化引起的，那么预期的"下斜肌亢进"就应该是线性上转（adapted from Kushner[5], with permission. © 2010 American Medical Association. All rights reserved）

力，但可以解释一些没有其他明显原因的 A 型或 V 型斜视病例的发生。这也可以解释双侧内直肌后退后 V 型斜视小幅改善的原因。Demer 等最近的研究描述了对水平直肌上下节段不同和独立的神经支配[13-15]。从理论上讲，如果上下节段分别在上方注视或下方注视时起作用，可能会产生 A 型或 V 型斜视。在这一点上，肌肉不同节段神经支配在 A 型或 V 型斜视上的作用还不清楚，仍在研究中。

进阶知识

其他并不普及的理论

Gobin 认为导致原发 V 型斜视的原因是下斜肌矢状功能异常，这会减少其旋转矢量，从而导致内旋。接下来，为了矫正异常的内旋，外旋肌的神经冲动增加，导致下斜肌功能亢进[16]。在我看来，这个理论和临床对旋转的发现是矛盾的。依据矢状分量的理论，V 型斜视患者不应出现眼底旋转，下斜肌功能亢进为的是消除眼底异常内旋。事实上，这些患者都有典型的客观外旋。

Brown 认为 A 型和 V 型斜视是由下斜肌和上斜肌功能减弱造成的，受累眼接受的神经冲动降低导致明显的配偶肌亢进[17]。这个理论还没有得到广泛认同。

基础知识

临床表现

A 型或 V 型斜视患者的表现方式取决于斜视的特点和斜视角的大小。如果原在位斜视度很大，尽管存在 A 型或 V 型斜视，但不存在可以获得融合的头位，则字母型斜视可能不会影响外观和头位。如果斜视度很小，可以在上方注视或下方注视时获得融合，患者可能会采取下颌内收或下颌上抬的头位。一些患有 A 型或 V 型斜视的成年人直到出现老视可能才会有症状，他们需要向下注视以通过双光镜来阅读。在出现

老视之前，患者可能会不自觉地将阅读材料放在离原在位更近的地方。类似，一些患有斜视的老视患者，如果从单光镜转向渐进多焦点眼镜，则可能会出现症状，因为渐进多焦点眼镜有一个宽的过渡区，需要眼睛进一步向下注视，以便通过下加度数改善视力。

检查

运动检查

A 型或 V 型斜视的诊断必须通过三棱镜交替遮盖试验测量中线上方和下方注视 25°～30°的棱镜度。测试应在 6 m 处进行，以消除近反射。应该在完全屈光矫正的情况下进行测量，同时注视可调节视标。如果不这样做，则可能观察到假的 A 型或 V 型斜视。

应特别注意评估内转时任何相对的过度上转或过度下转，通过间接眼底镜检查来评估眼底是否存在旋转。

重点

在眼球运动检查中使用角膜映光来评估斜视角的大小可能会误导我们，因为这不包括隐斜的成分。特别是在间歇性外斜视患者中，原在位眼位偏斜可以控制；然而，当眼睛转到极端的视野时，融合可能会被打破，从而出现 Y 型、λ 型或 X 型斜视的假象。

感觉发现

感觉上的发现取决于患者是否在任一注视野保持正位。在原在位眼位控制很好的患者可能会有惊人的良好融合。如果患者在所有的注视野都存在斜视，可能会发现抑制和异常视网膜对应。在许多有异常视网膜对应的患者和字母型斜视患者中，异常角随斜视角的变化而变化，从而导致异常视网膜对应在所有注视方向都是和谐的。这说明了异常视网膜对应的流动性。

字母型斜视的手术治疗

如果要消除字母型斜视，则需手术治疗。然而，首先要确定是否需要针对字母型斜视本身进行处理。如果患者为了获得融合而有明显的下颌上抬或下颌内收头位，那么针对字母型斜视手术是合适的。随着注视方向的改变，斜视角的大小不断变化，这对双眼获得融合是不稳定的。因此，如果 A 型或 V 型斜视在临床上症状显著，那么任何接受水平斜视手术的儿童都应同时予以矫正，他们通过治疗有可能获得某种程度的双眼视觉。这可能对所有儿童都适用，除非有重度弱视。还应该注意字母型斜视的位置。原在位和下方注视是两个最重要的位置。对于无症状的 Y 型斜视患者，因为只是在抬头时表现出斜视，完全可以忽略，不予处理。要牢记，处理字母型斜视可能会以牺牲原在位和下方注视的良好眼位为代价。如果因为 A 型或 V 型斜视在外观上不可接受，也可以进行手术治疗。对于大多数因其他原因接受斜视手术的成年人，如果存在某种字母型斜视，则应予以治疗。例外情况包括，对这种字母型斜视的治疗可能会对原在位或下方注视结果产生不利影响，以及存在重度弱视的患者。在这些情况下，可能会决定忽略对字母型斜视的处理。

> 首先我们需要决定字母型斜视是否需要治疗

重点

不要为了矫正上方注视时的眼位偏斜而牺牲原在位或下方的良好眼位。

基础知识

如果决定对斜肌功能亢进患者进行治疗，则应该减弱亢进的斜肌，因为这样做可以：

1. 减少在眼位开散注视方向上的过度外转的力量（向上注视为 V 型斜视的眼位开散方向，向下注视为 A 型斜视的眼位开散方向）。

2. 减少字母型斜视的旋转，其可能成为获得融合的障碍。

3. 矫正内转时外观上难以接受的上射和下射。

斜肌手术应与任何必要的水平肌肉手术相结合，后者主要基于原在位的斜视度设计手术。因为斜肌手术对原在位的水平斜视影响并不大，可以忽略其外转功能。减弱两条下斜肌会导致出现上方注视时 $15^\Delta \sim 25^\Delta$ 的向内移位，这取决于下斜肌亢进的程度，亢进程度越大，起到的作用越大。对原在位的水平斜视影响很小或没有影响。最初，减弱下斜肌也不会对下方注视产生水平方向的影响。但因为在拮抗肌下斜肌被减弱后，先前作用不足的上斜肌的功能可能会恢复，随后可能会在下方注视时出现分开作用。这种影响可能在 $10^\Delta \sim 15^\Delta$ 的范围内。

减弱上斜肌效果取决于手术技术。鼻侧减弱上斜肌，无论采用哪种技术，都有很强的效果，可以矫正下方注视时 40^Δ 的外斜视。颞侧减弱上斜肌是一种力量稍弱的手术，但也不太可能导致并发症。后部 7/8 肌腱切除术将导致下方注视时的外斜视减少约 $15^\Delta \sim 20^\Delta$ [18-19]。一种比后部肌腱切除术更有效的手术是完全上斜肌断腱，完全切除肌腱可获得更好的效果。从肌肉附着点处切除肌腱或分级后徙能取得更大的效果。无论是短期还是长期，减弱双侧上斜肌对上方注视时的水平斜视无论是长期还是短期都不产生影响。在原在位，只能矫正 $0 \sim 3^\Delta$ 的外斜视 [20]。如果做双侧上斜肌减弱，则在水平斜视中不需要调整手术量，或调整幅度不超过 3^Δ。

> 如果做双侧下斜肌或者上斜肌减弱，同时做水平斜视手术，不需要改变手术量

当通过减弱斜肌治疗字母型斜视时，对称手术非常重要，除非试图矫正原在位的垂直斜视，否则，将会产生不必要的垂直斜视。

完全的上斜肌减弱手术，上斜肌鼻侧肌腱切除或肌腱延长等对矫正旋转有很强的作用。这些手术可能会导致术前有融合的患者术后双眼融合被打破，导致患者术后出现旋转复视。当减弱这类患者的上斜肌时，一定要警惕。后部断腱术足以解决字母型斜视，而且比完全的上斜肌肌腱切除术或肌腱延长术更安全。或者，谨慎的做法可能是通过水平直肌的垂直移位来解决，如果字母型斜视度数很大，这种术式只能减少而不能完全消除字母型斜视。

> 强力的上斜肌减弱手术会导致具有双眼融合能力的患者术后出现旋转复视

如果并无斜肌功能亢进，当存在 A 型或 V 型斜视时不能减弱斜肌。最后，上斜肌折叠手术能解决 V 型斜视。

重点

下斜肌手术适应证要比上斜肌更宽。因此，因 V 型斜视减弱下斜肌的手术指征要比因 A 型斜视减弱上斜肌的指征要宽。如果 V 型斜视需要治疗，即使下斜肌亢进程度＋1 或＋2，我也会考虑减弱下斜肌。然而，在治疗 A 型斜视时，我

倾向于出现更加显著的上斜肌亢进才会做减弱手术。

基础知识

水平直肌垂直移位

如果没有显著的斜肌功能异常，许多 A 型或 V 型斜视患者可以根据原在位的斜视度，通过水平直肌后退或截除结合垂直移位来进行有效的治疗。不需要因为垂直移位而对标准的手术量表进行任何调整。

水平直肌移位的原理是，当直肌移位时，眼转到肌肉移位的注视方向时，原本的作用会减少，而当眼向相反方向转动时，其作用会增加（图 7.4）[21]。例如，如果内直肌向下方移位，当眼球向下方注视时，内转作用就会减弱，如果向上方注视，内转作用就会加强。如 7.4 图所示，移位的肌肉的附着点和眼球的旋转中心产生了新的关系。因此，如果治疗 V 型内斜视，需要将内直肌后退并向下方移位，因为下方视野内转作用会减少。然而，当直肌移位时，重要的是要考虑到它们的功能会产生两个附加变化（图 7.5）。一个变化是，肌肉移位后创造出垂直作用。因此，如果内直肌向下方移位，则建

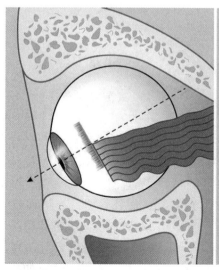
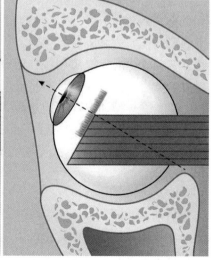

图 7.4　直肌垂直移位后对原在位作用的影响。如果肌肉向下方移位，当下方注视时（左侧），与上方注视（右侧）相比，肌肉会变得松弛。肌肉的减弱作用下方比上方更强（from Kushner[21]，with permission. © 2010 American Medical Association. All rights reserved）

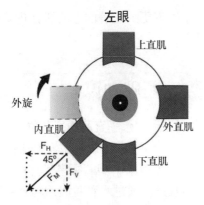

图 7.5 直肌移位术后的多重作用。如果内直肌向下方移位，会产生新的下转的垂直矢量。而且，与原在位相比，也会产生旋转矢量。内直肌向下方移位，会产生外旋的矢量（from Kushner[5], with permission. © 2010 American Medical Association. All rights reserved）

立了附加的下转垂直矢量。因为这个原因，在治疗中采用对称手术非常重要，否则，原在位会产生并不令人期望的垂直斜视。有一个例外的情况，即需要处理原在位本来就存在的垂直斜视，此时可以做单侧移位手术或双侧不对称的移位手术。

直肌移位的另一个影响跟旋转相关。当肌肉移位后，肌肉移位方向创造出旋转分量。比如，将内直肌向下方移位，如图 7.5 所示，会产生外旋的力量。重要的是，这种旋转方向的改变与治疗绝大部分的 A 型或 V 型斜视所需要的旋转矫正正好相反。V 型内斜视通常与下斜肌功能亢进和外旋有关。将内直肌移位到下方会成功治疗 V 型斜视，但会使外旋变得更严重[8]。这很少导致不良症状，可能是因为大多数 A 型和 V 型斜视患者没有中心凹融合，也因为旋转变化的量很小。

重点

当做直肌移位时，通常会产生三种效果：①当眼睛转到直肌移位的方向时，肌肉的原始功能减弱；②力的矢量是在肌肉运动的方向上产生的；③在肌肉原始附着点的方向上产生旋转矢量。

重点

当通过移位来治疗旋转，伴随的字母型斜视通常会加重；当通过移位来处理字母型斜视时，伴随的旋转会加重。

问题

我的一位患者有 A 型斜视伴中度上斜肌亢进。原在位有轻度外斜视，但视近下方有 12$^\triangle$ 外斜视。患者没有任何症状，直到出现老视，需要双光镜才能阅读，因为需要向下方注视，于是出现了复视。我很犹豫是否要减弱这位具有双眼中心凹融合能力的患者的上斜肌，所以我将双眼下直肌鼻侧移位来治疗下方外斜视。这消除了外斜视，但现在她有内旋的症状。发生了什么，我该怎么处理？

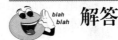

解答

这不是一个意料之外的结果。下直肌的鼻侧移位将减少向下注视时的外斜视，但可预见的是，将产生一个内旋的矢量。我建议这位同行不要做移位手术，做上斜肌后部断腱术。这就纠正了问题所在。

基础知识

怎样进行移位？

图 7.6 给出了一种简单的记忆法，用于记忆治疗字母型斜视时水平直肌移位的方向。内直肌总是被移位到字母的顶点方向（V 型斜视向下方移位，A 型斜视向上方移位），而外直肌总是被移位到字母的开口方向（V 型斜视向上方移位，A 型斜视向下方移位）。无论肌肉后退还是截除，患者是内斜视还是外斜视，都是如此。如果没有明显的斜肌功能异常，水平直肌垂直移位通常是治疗字母型斜视的有效方法，但是如果

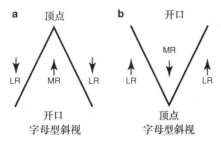

图 7.6　水平直肌移位助记法。此图描述了治疗 A 型（左）和 V 型斜视（右）时水平直肌的移位方向。外直肌（LR）总是朝向字母的开口方向移位，内直肌（MR）总是朝向字母的顶端方向移位

斜肌明显亢进，水平直肌垂直移位的效果就不太好。

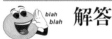 问题

　　我倾向于尽可能避免斜肌手术，特别是对上斜肌。如果存在斜肌功能障碍，为什么直肌移位的效果较差？

解答

　　如有斜肌功能障碍，典型的表现为客观旋转（眼底旋转）——V 型斜视伴下斜肌功能亢进为外旋，A 型斜视伴上斜肌功能亢进为内旋。由于旋转的感觉代偿，通常不存在主观旋转。通过水平直肌移位来治疗这种字母型斜视将使已经存在的旋转更加恶化。如前所述，旋转本身会形成字母型斜视。

基础知识

　　我发现，在大多数没有斜肌功能障碍的 A 型或 V 型斜视病例中，将适当的水平直肌对称垂直移位 1/2 肌腱宽度（5 mm）可以有效减少 $15^{\Delta} \sim 20^{\Delta}$ 字母型斜视。在超过 20^{Δ} 的字母型斜视的大多数病例中，通常存在明显的斜肌功能障碍，我通常采用斜肌手术来处理字母型斜视。如

果在一个大度数的字母型斜视中不适合处理斜肌（也许已经处理，但字母型斜视仍然存在），对于大于 20^{Δ} 的字母型斜视，适当的水平直肌 3/4 或全腱宽度的移位是有效的。同时，水平直肌的移位可以与斜肌手术相结合。一个患有下斜肌亢进合并上斜肌落后的患者可能受益于双侧内直肌后退伴向下方移位和双侧下斜肌减弱。

进阶知识

　　当以水平直肌后退 / 截除手术进行单眼手术时，我们也可以应用移位原则。一条肌肉可以上移，另一条肌肉可以下移。但是，请记住，这样做并不能达到力量的平衡。如果我们上移一条减弱的（后退的）肌肉和下移一条加强的（截除的）肌肉且位移量相同，我们就在截除的肌肉的移位方向上创造了加强的力矢量。我曾见过这种手术方法造成不必要的垂直斜视。虽然单眼移位手术通常会成功，但我更喜欢对称手术。

上移水平直肌并等量下移其拮抗肌并不能平衡垂直力

进阶知识

垂直直肌水平移位

　　垂直直肌水平移位可以治疗 A 型和 V 型斜视 [22-23]。该方法的理论有效性不同于水平直肌垂直移位的原理。它是基于图 7.5 中所描述的其中一种效果——具体地说，就是在肌肉移位的方向上产生一个力的矢量。同样的原则也是移位治疗麻痹性斜视的基础。因此，V 型内斜视可以通过下直肌的颞侧移位和内直肌的适当后退来治疗，通常垂直直肌的移位量为 7 mm。表 7.1 总结了治疗 A 型和 V 型斜视时垂直直肌移位的方向。

　　值得注意的是，垂直直肌的水平移位可能产生旋转矢量，加重先前存在的旋转，其原因如图 7.5 所示。这在治疗伴有双侧下直

表 7.1　　垂直直肌移位方向

斜视	移位
V 型内斜视	双眼下直肌颞侧移位
V 型外斜视	双眼上直肌鼻侧移位
A 型内斜视	双眼上直肌颞侧移位
A 型外斜视	双眼下直肌鼻侧移位

基础知识

滑车异常

如果滑车异位或松弛是导致 A 型斜视的原因，可以通过手术来固定或重新定位眼眶滑车。滑车异常的诊断需要精确的眼眶成像[9-10]。

进阶知识

肌肉止点倾斜移位

肌大量后退的甲状腺眼病患者时尤为重要，这种后退通常导致术后出现 A 型斜视。我见过这样的患者，下直肌后退时向鼻侧移位，以期防止 A 型斜视的发生，结果产生了出人意料的大度数且有症状的内旋[8]。在这种情况下，我更喜欢将下直肌大量后退与上斜肌后部肌腱切除相结合，以防止发生 A 型斜视。

垂直直肌水平移位治疗常规的 A 型或 V 型斜视并不流行。我觉得在很大程度上是因为它涉及每只眼多做一条直肌手术，这增加了眼前节缺血的风险。当可以进行斜肌手术或水平直肌垂直移位时，垂直直肌水平移位是没有必要的。

眼外肌力学的数学模型表明，理论上可以将眼外肌视为着力于其肌肉附着点的中点（图 7.7a）[21]。如果肌肉的边缘存在不相等的张力，人们仍然可以认为肌肉着力于一个点上，该点朝着具有更大张力的边缘移动（图 7.7b）。从理论上讲，这一原理可以通过选择性地倾斜后退肌肉的上缘或下缘模拟移位来治疗字母型斜视。例如，对于 V 型内斜视，内直肌的上缘后退量大于下缘后退量，这可模拟向下移位的效果（Simonsz 法）[24]。该方法已成功应用于字母型斜视的治疗。矛盾的是，许多作者报道了以相反的

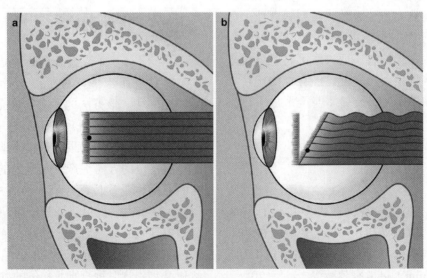

图 7.7　从数学上讲，可以认为直肌着力于其肌肉附着点的中点（黑点）。（b）如果肌肉边缘有不相等的张力，就像在倾斜移位过程中发生的那样，肌肉仍然可以认为是着力于一点（黑点）上。然而，在更大的张力下，这个点会向边缘移动。如果水平直肌的上缘向后倾斜，那么此点就会向下缘移动，这类似于肌肉下移（from Kushner[21]，with permission. © 2010 American Medical Association. All rights reserved）

方式斜行移位肌肉的结果[21, 25]。对于 V 型内斜视，这些作者会将内直肌的下缘比上缘后退更多（Bietti 法）。这种方法的基本原理是基于一个错误的理论，即水平直肌的下缘在下方注视时张力更大，上缘在上方注视时张力更大。这些作者对有关眼外肌力学的已知事实误读，才得出了这一结论[21]。事实上，情况恰恰相反。这就引出了一个难题：两种相反的倾斜移位方法为何都会产生良好

的效果（图 7.8）。对于同样的 V 型内斜视，一些研究人员会以图 7.8a 所示的方式斜形移位，而另一些人会使用图 7.8b 中所示的方式。我认为，尽管倾斜移位很受欢迎，但无论哪种方式的倾斜移位手术，对字母型斜视的影响都是微乎其微的。肌小节重塑迅速发生并使边缘张力均匀化（图 7.9）。这些手术报告的良好结果可能是后退或截除的结果。

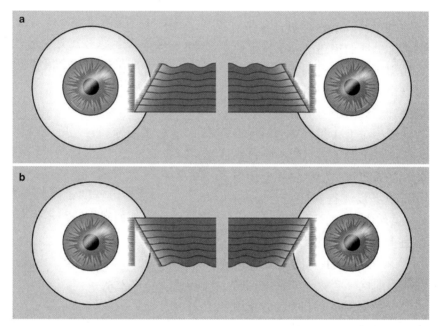

图 7.8　（**a**）根据图 7.7 所示的原理处理 V 型内斜视。内直肌附着点的上缘向后倾斜移位，这模拟了向下方移位。（**b**）V 型内斜视的治疗是基于下方注视时下方肌纤维更紧张的错误观念（from Kushner[21], with permission. © 2010 American Medical Association. All rights reserved）

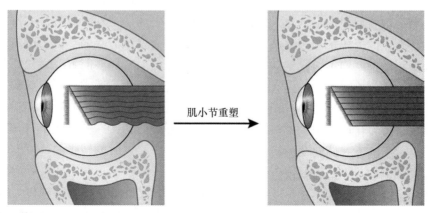

肌小节重塑

图 7.9　最初向后倾斜移位直肌下缘后，下方肌纤维（左图）明显松弛。经过几周的时间，肌小节重塑应该会消除边缘张力的差异，在很大程度上抵消倾斜移位手术的效果（右图）（from Kushner[21], with permission. © 2010 American Medical Association. All rights reserved）

问题

内直肌和外直肌神经支配的分区是否为倾斜移位手术有效治疗 A 型和 V 型斜视，以及对治疗高 AC/A 型内斜视或消除集合功能不足型外斜视视近、视远的差异提供了依据[13-15]？

解答

并不是。据我所知，内直肌和外直肌神经支配分区的描述已经引发了此类猜测，这为倾斜移位手术提供了理由。然而，为了结束这个猜测，我们不仅需要知道有分区，还需要知道肌肉上、下半侧对于上方注视和下方注视（对于 A 型、V 型斜视很重要）、视近和视远（对于高 AC/A 型和集合不足型内斜视的矫正很重要）斜视度的变化所起的作用。这并没有得到证实。Demer 和 Clark 发现，虽然内直肌的下半部分在向下注视时会起更多的作用，但对于外直肌却并非如此[26-27]。倾斜移位手术的倡导者声称，外直肌和内直肌同样有效。如果内直肌和外直肌下半部分在垂直移位上所起的作用是不同的，就不能用神经支配分区来解释。同样，对水平注视没有发现这种选择性作用，这将否定这一概念，不能以此解释倾斜移位手术对视近/视远差异处理的效果。此外，Scott 称，他曾几次将肌电图（EMG）电极放入内直肌和外直肌的上半部和下半部，发现在与额平面垂直的这些肌肉运动区域，肌电图显示的神经支配没有差异（Alan B.Scott 博士，私人交流，2016 年 7 月 18 日）。由此考虑：

1. 任何关于倾斜移位的理论解释都须考虑到，以完全相反的方式倾斜移位也能获得同样好的结果，例如，V 型内斜视内直肌下缘向后倾斜移位（Bietti 法）或上缘向后倾斜移位（Simonsz 法）。

2. 如上所述，人们对于视远视近存在差异（高 AC/A 型内斜视）和集合不足型外斜视，以及上/下差异（A 型和 V 型斜视）都使用倾斜移位手术。如要将分区作为倾斜移位手术的基本原理，人们须在垂直注视以及从视远到视近情况下看到内直肌和下直肌下缘的相似变化，反之亦然。事实上，Demer 和 Clark 没有发现这一点，他们反对将分区作为倾斜移位手术的理由。

3. 肌小节重塑应迅速抵消任何倾斜移位的影响。

我的感觉是，倾斜移位无非是一种后退或截除，手术量等于上下缘后退或截除的平均量。这最终会通过针对视远/视近斜视度差异的两个测量值中较小值和较大值之间的某个值来增加手术量。

 问题

我看到大角度外斜视的患者常常会出现四条斜肌都亢进的 X 型斜视。这是如何发生的？是否有必要减弱所有四条斜肌？

解答

对这一现象有两种普遍的解释，但这两种说法都不能解释许多情况。最常见的是，这归因于紧张的外直肌引起的缰绳效应，模拟了斜肌功能亢进。另一种解释为，当眼球处于外斜位时，上斜肌和下斜肌都会因为变短而收缩。虽然这两种解释都看似合理，但它们不能解释，为什么这种明显的斜肌功能障碍通常出现在双眼——即使斜视并不是交替的。然而，这一观察结果可以用 Capo 等提出的一种机制来解释[28]。他们将侧方注视时内转眼的过度上转和过度下转归因于眼眶的形状。如果有大角度的外斜视，当外转眼处于侧方注视位，内转眼的位置更接近眼眶的水平中心，椭圆形的眼眶允许眼球在向上方注视和向下方注视时分别比外转眼移动更高和更低，如图 7.10 所示。如

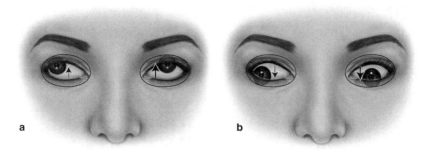

图 7.10　大角度外斜视患者向右注视。（**a**）在企图上转（上图）时，由于眼眶中央的高度大于侧面的高度，左眼可以比右眼移动得更高，类似左眼下斜肌亢进。（**b**）在试图下转时（下图），左眼可以比右眼移动得更低，类似左眼上斜肌亢进

果这个机制在起作用，斜肌就不需要减弱。术中牵拉试验检查双眼外直肌和斜肌的紧张度应作为是否需要手术干预的指导。

手术设计总结

在所有病例中，除了对于上斜肌减弱的患者允许原在位最多 3$^\Delta$ 的向内漂移（esotropia shift），我都会根据原在位测量结果进行标准的水平斜视矫正手术。由于我的手术量表以 5$^\Delta$ 的增量增加，如果我同时做斜肌手术，对于 5$^\Delta$ 左右的斜视度，要么在水平斜视手术中不予考虑，要么简单地向上或向下取整。例如，如果我做 23$^\Delta$ 的内直肌后退，同时也减弱上斜肌，我会将 25$^\Delta$ 作为内直肌后退的目标。表 7.2 总结了我对 A 型和 V 型斜视手术治疗的建议。

重点

不应该在水平斜视手术中因为同时做下斜肌手术而对水平斜视手术量设计有所保守，也不应该因为同时做上斜肌手术而超过所允许的最小手术量。

屈光处理

一些 A 型、V 型斜视患者可能在原在位眼位良好，但下方注视时有内斜视或外斜视。如前所述，这些患者可能在出现老视时最先出现症状。一些这种类型的患者可以通

表 7.2　手术建议总结

如有斜肌功能障碍 [a]	
V 型内斜视伴下斜肌亢进	双眼内直肌后退或外直肌截除同时下斜肌减弱
V 型外斜视伴下斜肌亢进	双眼外直肌后退或内直肌截除同时下斜肌减弱
A 型内斜视伴上斜肌亢进	双眼内直肌后退或外直肌截除同时上斜肌减弱 [b]
A 型外斜视伴上斜肌亢进	双眼外直肌后退或内直肌截除同时上斜肌减弱 [b]
不伴斜肌亢进 [a]	
V 型内斜视	双眼内直肌后退向下移位或外直肌截除向上移位
V 型外斜视	双眼外直肌后退向上移位或内直肌截除向下移位
A 型内斜视	双眼内直肌后退向上移位或外直肌截除向下移位
A 型外斜视	双眼外直肌后退向下移位或内直肌截除向上移位

[a] 根据原在位的斜视度，对水平直肌进行常规的后退或截除。
[b] 避免对具有双眼中心凹融合的患者进行强力的上斜肌减弱手术

过使用单光老视镜，或使用子片比通常的要高的双光镜来延长阅读时间。

进阶知识

假性下斜肌亢进与 Y 型或 V 型斜视

有一种综合征的特征是 Y 型或并不常见的 V 型斜视，看上去有明显的下斜肌亢进[29]。

事实上，这是假性下斜肌亢进，可能由上转时对外直肌的异常神经支配引起，或可能是滑车异位所致。这种综合征的特点是，尽管在向上方注视时有明显的眼位分离（+4），但不伴上斜肌落后及水平侧方注视时上斜视，也无眼底旋转（图 7.11）。认识到这一现象很重要，因为减弱下斜肌绝对不会对 Y/V 型斜视或下斜肌亢进的外观产生任何影响。如果原在位时没有斜视，可以保守治疗。我对一些这种类型的患者进行了长达 35 年的随访，他们都保持了稳定。如果有需要治疗的原在位斜视，可以通过将外直肌肌腱宽度的 3/4 向上方移位，结合需要矫正的水平斜视手术来消除这种体征。

经验

减弱下斜肌对假性下斜肌亢进患者的运动模式绝对没有影响。

问题

我有一位患者有假性下斜肌亢进。之前的一位眼科医生很显然没有认识到这种综合征，将两侧下斜肌都做了转位。这让情况变得更糟。我认为这是由于运动的限制增加了外直肌的异常神经支配，使 Y 型斜视更严重。我想把下斜肌前转位改为简单的后退，你同意吗？

解答

我认为，如果按照你的建议去做，患者就会回到她开始的状态。简单的下斜肌后退对这种综合征没有作用。我同意你的建议，应该逆转下斜肌前转位。但我也会把每条外直肌向上移位肌腱宽度的 3/4。这就是治疗这种情况的方法。

问题

你怎么知道 Y 型斜视是由滑车异位引起，而不是外直肌的异常神经支配所致？Y 型斜视患者是否都需要做眼眶成像？

解答

最初将 Y 型斜视描述为神经支配异常的一种形式是在 1991 年，是在人

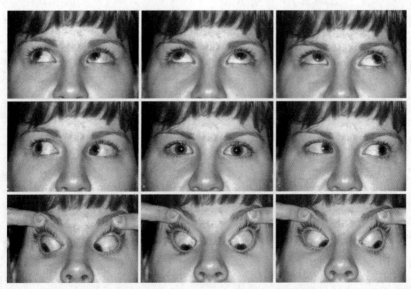

图 7.11　假性下斜肌亢进合并 Y 型斜视。向上方注视时明显眼位分开，但不伴上斜肌落后及侧方注视时上斜视，无眼底旋转（from Kushner[29]，with permission）

们了解滑车异位的可能作用之前[29]。这两种病因导致 Y 型斜视的相对频率尚不清楚。我的同事 Struck 做了一项有趣的观察，可能有助于确定这两种机制中的哪一种导致了患者的 Y 型斜视（Michael C.Struck，医学博士，私人交流，2016 年 11 月 30 日）。Struck 观察到，如果让 Y 型斜视患者从下方注视位快速地回到原在位，有些人会表现出一只或两只眼短暂的发散，然后迅速会聚以消除外斜视。并不是所有的 Y 型斜视患者都能表现出这一点。我随后在明显有异常神经支配的患者中观察到了这一点，并发现在滑车异位患者中没有表现这种情况。这就说得通了，如果从上直肌到外直肌存在异常神经支配，可能会有从下方注视位到原在位突然爆发的外展与扫视运动。这可能是理清 Y 型斜视病因的一个有用的征象。

经验

　　Y 型斜视患者由于异常神经支配，当从下方注视位到原在位做扫视运动时，可能会表现出单眼或双眼短暂的外斜视。

问题

　　我打算为一名中度 V 型内斜视的 4 岁男孩做手术。患者有明显的双侧眼底外旋，然而，我没发现下斜肌亢进，例如内转时的过度上转征象。我应该减弱并不亢进的下斜肌，还是用 Harada-Ito 手术纠正旋转，还是将内直肌向下方移位（原本我也计划后退）？

解答

　　我理解这个相对少见的患者的困境。我猜你会对 Harada-Ito 手术感到疑惑，因为你考虑旋转是由于图 7.2 中的机制造成的 V 型斜视。然而，如果这一机制发挥作用，肌肉附着点的旋转导致了 V 型斜视，那么它也应该引起内转时上转和外转时下转，这与我们所说的下斜肌亢进无法区分。鉴于你没有发现内转时过度上转，我很难将这种情况归因于直肌旋转所致的 V 型斜视。根据我的经验，仅靠旋转进行手术操作，不会对 V 型斜视有很大帮助。在大多数情况下，如果存在 V 型斜视且不伴下斜肌亢进，则选择内直肌向下方移位。然而，正如你所描述的一样，这会加重旋转。在这种情况下，我会选择减弱亢进很轻微的下斜肌。这仍然会对 V 型斜视和旋转有帮助。如果患者在术后内转时确实出现了一点上转不足，那可能不会是有临床意义的问题。我怀疑这也不会发生。

问题

　　我有一位 V 型外斜视患者，右眼下斜肌亢进 +3，左眼下斜肌亢进 +4。原在位有 10^Δ 左高右的垂直斜视。我计划做外直肌后退和双侧不对称下斜肌后退。这个计划怎么样？

解答

　　我认同你需要做不对称的手术来解决原在位的问题。我发现较小的上斜视可以在不对称的下斜肌后退中消失。但是如果右眼下斜肌亢进 +3，则需要进行至少 8 mm 的后退，即使左眼下斜肌做 12 mm 的后退，因两者之间的差异只有 4 mm，可能原在位能矫正的上斜视也不会超过 6^Δ。另一种选择是做标准的（大量的）下斜肌后退，并在垂直直肌上做后退，以矫正上斜视。

参考文献

1. Urist MJ. The etiology of the so-called A and V syndromes. Am J Ophthalmol. 1958;46:835–44.
2. Costenbader F. Symposium: the A and V patterns in strabismus. Trans Am Acad Ophthalmol Otolaryngol. 1964;58:354–86.

3. Harley R. DR. M. Bilateral superior oblique tenectomy in A-pattern exotropia. Tr Am Ophthalmol Soc. 1969;67:324–38.

4. Knapp PA. A and V patterns: Symposium on strabismus. Transactions of the New Orleans Academy of Ophthalmology. St Louis: CV Mosby; 1971. p. 242–254.

5. Kushner BJ. Effect of ocular torsion on A and V patterns and apparent oblique muscle overaction. Arch Ophthalmol. 2010;128:712–8.

6. Kushner B. The role of ocular torsion on the etiology of A and V patterns. J Pediatr Ophthalmol Strabismus. 1985;22:171–9.

7. Eustis H, Nussdorf J. Inferior oblique overaction in infantile esotropia: fundus extorsion as a predictive sign. J Pediatr Ophthalmol Strabismus. 1996;33:85–8.

8. Kushner BJ. Torsion and pattern strabismus: potential conflicts in treatment. JAMA Ophthalmol. 2013;131:190–3.

9. Clark RA, Miller JM, Rosenbaum AL, Demer JL. Heterotopic muscle pulleys or oblique muscle dysfunction? J AAPOS. 1998;2:17–25.

10. Demer JL. The orbital pulley system: a revolution in concepts of orbital anatomy. Ann N Y Acad Sci. 2002;956:17–32.

11. Kushner BJ. Restriction of elevation in abduction after inferior oblique anteriorization. J AAPOS. 1997;1:55–62.

12. Urist MJ. Horizontal squint with secondary vertical deviations. AMA Arch Ophthalmol. 1951;46:245–67.

13. Peng M, Poukens V, da Silva Costa RM, Yoo L, Tychsen L, Demer JL. Compartmentalized innervation of primate lateral rectus muscle. Invest Ophthalmol Vis Sci. 2010;51:4612–7.

14. da Silva Costa RM, Kung J, Poukens V, Yoo L, Tychsen L, Demer JL. Intramuscular innervation of primate extraocular muscles: unique compartmentalization in horizontal recti. Invest Ophthalmol Vis Sci. 2011;52:2830–6.

15. Demer JL. Compartmentalization of extraocular muscle function. Eye (Lond). 2015;29:157–62.

16. Gobin M. Sagittalization of the oblique muscles as a possible cause for the "A" and "V" phenomena. Br J Ophthalmol. 1968;52:13–8.

17. Brown H. Vertical deviations. Trans Am Acad Ophthalmol Otolaryngol. 1953;57:157–62.

18. Prieto-Diaz J. Posterior partial tenectomy of the SO. J Pediatr Ophthalmol Strabismus. 1979;16:321–3.

19. Shin GS, Elliott RL, Rosenbaum AL. Posterior superior oblique tenectomy at the scleral insertion for collapse of A-pattern strabismus. J Pediatr Ophthalmol Strabismus. 1996;33:211–8.

20. Fierson WM, Boger WP 3rd, Diorio PC, Petersen RA, Robb RM. The effect of bilateral superior oblique tenotomy on horizontal deviation in A-pattern strabismus. J Pediatr Ophthalmol Strabismus. 1980;17:364–71.

21. Kushner BJ. Insertion slanting strabismus surgical procedures. Arch Ophthalmol. 2011;129:1620–5.

22. Fink WH. "A" and "V" syndromes. Am Orthopt J. 1959;9:105–10.

23. Miller JE. Vertical recti transplantation in the "A" and "V" syndromes. Arch Ophthalmol. 1960;61:689–700.

24. van der Meulen-Schot HM, van der Meulen SB, Simonsz HJ. Caudal or cranial partial tenotomy of the horizontal rectus muscles in A and V pattern strabismus. Br J Ophthalmol. 2008;92:245–51.

25. Bietti GB. [On a technical procedure (recession and fan-shaped oblique reinsertion of the horizontal rectus muscles) for correction of V or A exotropias of slight degree in concomitant strabismus]. Boll Ocul. 1970;49:581–8. [Article in Italian].

26. Demer JL, Clark RA. Magnetic resonance imaging of differential compartmental function of horizontal rectus extraocular muscles during conjugate and converged ocular adduction. J Neurophysiol. 2014;112:845–55.

27. Clark RA, Demer JL. Functional morphometry demonstrates extraocular muscle compartmental contraction during vertical gaze changes. J Neurophysiol. 2016;115:370–8.

28. Capo H, Mallette RA, Guyton DL, Diamond GR. Overacting oblique muscles in exotropia: a mechanical explanation. J Pediatr Ophthalmol Strabismus. 1988;25:281–5. discussion 5

29. Kushner BJ. Pseudo inferior oblique overaction associated with Y and V patterns. Ophthalmology. 1991;98:1500–5.

第8章 垂直斜视

有起必有落。

——出处不明，大约在 19 世纪早期

诊断

基础知识

和水平斜视一样，垂直斜视可以是麻痹性的，也可以是非麻痹性的。非麻痹性斜视的正确诊断取决于病史（婴幼儿发病、手术史、外伤史等）和相关的全身性疾病（甲状腺眼病等）。麻痹性斜视的诊断取决于眼位偏斜类型、双眼运动和单眼运动的模式。一般来说，最大的斜视角发生在麻痹肌的作用区域，除非其他肌肉发生了继发性变化，例如，肌肉挛缩导致共同性的扩散。Parks 三步法就是基于这一原理[1]，根据 Bielschowsky 试验（歪头试验）考量眼外肌在被迫头倾时的作用[1-2]，三步法已成为诊断垂直斜视的主要手段。然而，它只是旨在辨别 8 条垂直旋转肌中的哪一条可能麻痹，并不能判断是否只有一条垂直肌肉麻痹。当患者出现在我们面前时，我们的工作就是确定患者是否有这种问题。垂直斜视的原因有很多，对于垂直斜视，三步法可能会错误地认定一条肌肉麻痹。

基础知识

三步法中的错误[3]

1. 限制：大多数挛缩或限制的肌肉不会出现歪头试验阳性，但也有一些呈阳性。我见过下直肌限制或挛缩的患者表现为下转功能亢进。下斜视随着头向对侧倾斜，斜视度增大[3]。如果患者的对侧眼视力下降，并以眼球运动受限的眼作为注视眼，他们的运动模式会错误地归因于非受限的对侧眼上斜肌麻痹。例如，如果患者的右眼下直肌限制或亢进，并且由于左眼弱视而用右眼注视，则会出现左眼上斜视，右侧注视和向左歪头时斜视度会增加。这符合三步法中左眼上斜肌麻痹的诊断标准。

2. 多条肌肉受累：三步法假设有一条垂直旋转肌肉的麻痹。但其不能判断是否有多条肌肉受累。请看以下测量数据（RHT，右眼上斜视；RET，右眼内斜视；Δ，三棱镜度）。

	2△ RHT	
2△ RHT	7△ RHT	15△ RHT
	2△ RET	
	4△ RHT	
	10△ RET	

向右歪头：12△ RHT   向左歪头：2△ RHT

这些测量数据符合三步法检查中右眼上斜肌麻痹的所有诊断标准。但缺少了重要的临床信息。如果我们加上斜肌作用区域斜视度测量和主观旋转发现，图中双眼上斜肌麻痸就很明显了（LHT，左眼上斜视；RHT，右眼上斜视；RET，右眼内斜视；Δ，三棱镜度）。

2Δ LHT	2Δ RHT	15Δ RHT
2Δ RHT	7Δ RHT 2Δ RET	15Δ RHT
2Δ RHT	4Δ RHT 10Δ RET	8Δ RHT

向右歪头: 12Δ RHT
右眼12°外旋

向左歪头: 2Δ RHT
左眼5°外旋

可以看到，向右上方注视时，右眼上斜视变成左眼上斜视。如果右眼上斜视在任何注视野（包括头部倾斜）出现反转，即出现左眼上斜视，就不能将左眼上斜视归因于右眼上斜肌麻痹。一定还有其他原因。此外，三步法没有考虑旋转。本例患者总计共有17°外旋。一般来说，单侧上斜肌麻痹不会有超过8°～10°的主观外旋。

经验

如果在任何注视野或头倾的方向（例如，右眼上斜视转换成左眼上斜视）出现垂直斜视的反转，我们面对的就不只是一条垂直旋转肌的麻痹。

斜肌作用区域斜视度和旋转的测量是诊断垂直斜视的重要指标

经验

单侧上斜肌麻痹不会有超过8°～10°的主观外旋。如果超过10°，则怀疑是双侧上斜肌麻痹。

3. 先前行垂直肌肉手术：如果先前的垂直肌肉手术涉及肌肉的后退，那么现在除了原来可能麻痹的肌肉外，还有医源性的肌肉功能不足。因此，正如多条肌肉受累可能使三步法不准确，先前行垂直肌肉手术者三步法检查也可能不准确。

4. 分离性垂直斜视（dissociated vertical divergence，DVD）：如果合并下斜肌亢进，内转时DVD将增大。在一些患者中，因为鼻子可能起到遮挡作用，所以在双眼运动检查中，可能只是看起来内转时斜视度增加。经典的说法是，DVD在向对侧头倾时斜视度增加，例如，左眼DVD在向右侧头倾时斜视度增加（图8.1）[4]。在这方面，DVD对歪头试验的经典反应与上斜肌麻痹相反，上斜肌麻痹在向同侧

一些DVD患者会用头倾来控制DVD

头倾时斜视度会增加，例如，左高右会在向左侧头倾时斜视度增加。如果遵循这一经典模式，通过三步法，左眼DVD将被诊断为右上直肌麻痹。然而，在一项前瞻性研究中，我发现只有57%的DVD患者向对侧头倾时斜视度增加，19%的患者向同侧头倾时斜视度增加[5]。其余的要么两个方向都没有增加，要么结果模棱两可。在有强烈注视偏好的DVD患者中，35%的患者有自发歪头，以达到控制DVD的目的，无注视偏好且双侧有明显DVD的患者无一例出现自发歪头。在连续100例自发性歪头的患者中，DVD占9%。

5. Skew偏斜：Skew偏斜是由脱髓鞘疾病或者脑干或颅后窝损伤引起的垂直斜视。在脱髓鞘疾病中，偏斜常伴随双侧核间性眼肌麻痹，在这种情况下，发病部位是脑干。由于Skew偏斜可能有歪头试验阳性，三步法将给出一个错误的诊断。测试Skew偏斜的一个有用的方法是观察垂直斜视从直立位到仰卧位的变化[6]。斜视度减小50%或更多强烈预示Skew偏斜。

6. 肌无力：由于肌无力可以类似任何眼外肌麻痹，三步法可能会给出错误的结果。虽然在这种情况下，三步法可以正确地识别出哪条肌肉麻痹，但这是一种误导，因为它不能识别出导致垂直斜视的真正原因，即肌无力。正确识别肌无力的病因是正确治疗的关键。

7. 小度数垂直斜视伴水平斜视：大角度

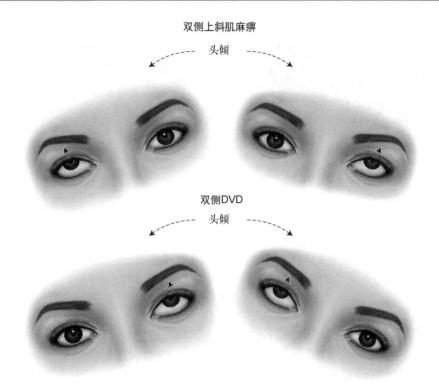

双侧上斜肌麻痹

头倾

双侧DVD

头倾

图 8.1 （上图）上斜肌麻痹相关的上斜视在向同侧头倾时斜视度增加。图示双侧上斜肌麻痹，向右侧头倾时右眼上斜视，向左侧头倾时左眼上斜视。（下图）在歪头试验中，DVD 的典型表现与上斜肌麻痹相反。图中显示了双眼 DVD 对歪头试验的经典反应，向右侧头倾时左眼上斜视，向左侧头倾时右眼上斜视。三步法将其诊断为上直肌麻痹

水平斜视的患者通常可能有小度数的垂直斜视，歪头试验呈阳性。在正位患者中，向右侧头倾时右眼上直肌和右眼上斜肌作为内旋肌起作用。右眼上直肌的上转作用被右眼上斜肌的下转作用抵消，不会发生垂直位移。Moore 和 Cohen 观察到，外斜视通常表现为向高位眼头倾时垂直斜视增加，而内斜视向高位眼头倾时垂直斜视减小[7]。他们假设外斜眼更多地位于上直肌的作用区域，而不是上斜肌的作用区域中，所以即使上直肌功能正常，眼位也会抬高。内斜视的情况正好相反，眼位下降是因为它更多地处于上斜肌的作用区域中，即使上斜肌的功能是正常的（图 8.2）。虽然这种机制不会导致水平非共同性（三步法的第二步），但大多数垂直斜视患者都有不同程度的水平非共同性，尽管程度很轻。因此，这类患者会被三步法误诊。

8. 垂直直肌麻痹：众所周知，三步法

在诊断垂直直肌麻痹时是不准确的[3, 8]。Jampolsky 已经证明，下斜肌本身不能将眼位抬高至中线以上，而上斜肌本身也不能将眼位降低至中线以下[9]。三步法检查依赖于向未受累眼头倾时下斜肌作用使得下直肌麻痹眼出现上转。相反，向麻痹眼倾斜时，上斜肌作用促使上直肌麻痹眼进一步下转。

9. 垂直肌肉亢进：因为三步法是假设受试者患有眼肌麻痹，所以在肌肉亢进的情况下检查是不准确的。许多我们错误地称为肌肉"亢进"的情况实际上是肌肉挛缩[10]。肌肉僵硬（弹力增加），但收缩力没有增加。然而，在某些情况下，肌肉的收缩力可能会增加，如果在这些情况下应用三步法，将会产生误导。例如，由布比卡因中毒引起的上直肌亢进，或由于肌炎导致的肌肉肥大患者[11-12]。

10. 单侧上斜肌麻痹的手术过矫：众所周知，上斜肌麻痹通常是双侧的，如果是

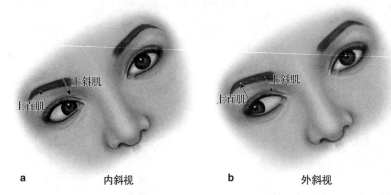

a 内斜视　　　　**b** 外斜视

图 8.2 （**A**）对于内斜视患者，内斜眼更多地位于右上斜肌（而不是右上直肌）的垂直作用区域。两条肌肉神经支配正常的情况下，右上斜肌在下转方向有力矢量优势，从而使右眼上斜视减小或右眼下斜视增大。（**B**）对于外斜视患者，外斜眼更多地处于右上直肌（而不是右上斜肌）的垂直作用区域。因此，在两条肌肉正常神经支配的情况下，右上直肌在上转方向有力矢量优势，从而使右眼上斜视增大或右眼下斜视减小

不对称的，受累较重一眼的斜视可能会掩盖受累较轻一侧的麻痹[13]。对单侧上斜肌麻痹的手术过矫可能符合未手术眼[14]上斜肌麻痹的所有三步法标准，这一点鲜为人知。Ellis 等[15]对这个机制进行了完善。一个须注意的重要诊断发现是眼底旋转。在单侧手术后，真正的双侧隐匿性上斜肌麻痹被暴露时，术后高位眼的眼底应有外旋。简单的过矫不应该有这样的情况。

　　表 8.1 列举了三步法检查会产生误导的情况。

 基础知识

　　内转时过度上转或上转不足

　　历史上，我们倾向于将内转

表 8.1 三步法检查不准确的情况

限制
多条肌肉受累
先前行垂直肌肉手术
分离性垂直斜视
Skew 偏斜
肌无力
小度数垂直斜视伴水平斜视
垂直直肌麻痹
肌肉亢进
单侧上斜肌麻痹的手术过矫

时过度上转称为下斜肌"亢进"（图 8.3）。相反，内转时上转不足被称为下斜肌"功能不足"。事实上，内转时过度上转或过度下转的原因有很多，如表 8.2 所示[16-26]，其中许多与斜肌功能障碍无关。

内转时过度上转

　　1. **假性下斜肌亢进**：第 7 章详细讨论了这种综合征。

　　2. **抗上转综合征**：抗上转综合征（anti-elevation syndrome，AES）是下斜肌前转位术后的并发症[17, 19]。这一手术将下斜肌从上转肌变成了抗上转肌，外转时上转受限。如果产生的作用很强，外转眼侧方注视伴上转时，由于下斜肌现在作为下转肌，神经冲动受到抑制，导致另一眼内转时由于接受过多的神经冲动而过度上转，看起来像下斜肌"亢进"（图 8.4）。通常有典型的眼底旋转。治疗包括前转位的下斜肌转为标准的后退。

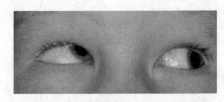

图 8.3 右眼内转时过度上转。有许多病因可能导致这种情况，其中许多与右下斜肌的功能无关

表 8.2　内转时过度上转 / 上转不足或过度下转 / 下转不足的原因

状况	有帮助的诊断提示
内转时过度上转	
假性下斜肌亢进[16]	侧方注视时没有上转，没有上斜肌落后和眼底旋转
抗上转综合征[17]	有下斜肌转位手术史，向上注视时下眼睑隆起且眼睑边缘变平[18]
分离性垂直斜视	交替遮盖试验可见外转时无下斜视。有婴幼儿斜视病史
Duane 后退综合征	外转受限，内转时睑裂变小。通常内转达中线以上时会出现上射，内转达中线以下会出现下射
滑车异位或松弛	眼眶影像学检查可以发现滑车位置异常[19-20]
颅面发育异常综合征	颅面畸形。眼眶影像学检查可以协助诊断
上斜肌肌腱嵌顿综合征[27]	有上直肌或斜肌手术史，上斜视伴内旋，牵拉试验异常
上斜肌麻痹	诊断依赖 Parks 三步法。上斜视合并外旋。获得性患者有闭合型颅脑外伤病史。先天性患者有面部发育不对称病史[22-23]
下斜肌亢进 / 挛缩	加强牵拉试验可协助诊断[24]
对侧眼下方限制	有手术史或外伤史。牵拉试验异常
内转时上转不足	
下斜肌麻痹	三步法可以诊断。内转时上转落后伴 A 型斜视。内旋
Brown 综合征	内转时上转落后伴 V 型斜视。牵拉试验阳性。可忽略歪头试验
下斜肌粘连综合征[25]	有外直肌或下斜肌手术史。下斜视，外旋
内转时过度下转	
Duane 后退综合征	外转受限，内转时睑裂变小。内转达中线以上时会出现上射，内转达中线以下会出现下射
Brown 综合征	内转时上转落后伴 V 型斜视。牵拉试验阳性。可忽略歪头试验
下斜肌麻痹	三步法可以诊断。内转时上转落后伴 A 型斜视。内旋
上斜肌"亢进"	A 型斜视，眼底内旋。水平斜视。与脊柱裂高度相关
内转时下转不足	
颅面发育异常综合征	颅面畸形。眼眶影像学检查可以协助诊断
上斜肌麻痹	诊断依赖 Parks 三步法。上斜视合并外旋。获得性患者有闭合型颅脑外伤病史。先天性患者有面部发育不对称病史[22-23]
下斜肌亢进 / 挛缩	加强牵拉试验可协助诊断[26]

特别是如果是单侧，要认识到问题不在于内转时过度上转的眼，而在于外转时上转受限的眼，这一点很重要。

3. DVD：DVD 内转时常合并上转。这种情况会发生在同时存在下斜肌"亢进"时，或者有时只是因为鼻子作为遮挡物，使侧方注视时出现眼位分离。在前一种情况下，外转眼侧方注视通过交替遮盖试验，会发现眼位呈下斜视，伴眼底外旋。在这种情况下，下斜肌前转位是一个很好的手术选择。在后一种情况下（只有 DVD，没有下斜肌亢进），交替遮盖检查期间，当外转眼被遮盖时，侧方注视没有外转眼的下斜视，通常没有眼底外旋。此外，虽然在眼球运动检查

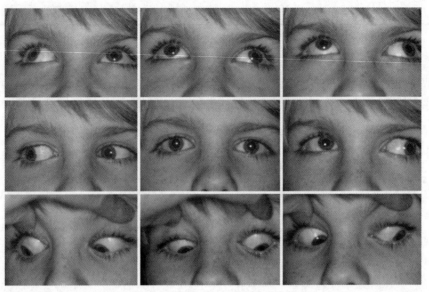

图 8.4 双侧下斜肌前转位后出现抗上转综合征。右眼内转时过度上转实际上是由于接受的神经冲动增加而引起的继发性斜视。外转眼外转时上转受限。注意企图上转时下眼睑的隆起，以及下睑缘变平

中，上斜视（DVD）度数在内转位看起来更大，但在遮盖下三棱镜测得的斜视度通常表明，在水平注视野中斜视度是相同的。似乎内转时垂直斜度增加只是因为眼位分离，从而使上斜视变得明显。在这种情况下，需要行上直肌后退。

经验

DVD 患者内转时过度上转可能提示伴随下斜肌亢进。这也可能是由于鼻子作为遮挡物而在内转时 DVD 变得明显。侧方注视中的遮盖试验将会甄别这个问题。

4. Duane 综合征：Duane 综合征的内转时上射类似下斜肌亢进，但通常不是由下斜肌引起的。这是由内转时外直肌的异常收缩所致，这种收缩使肌腹在眼球上向上滑动，形成向上的力矢量。通常情况下，如果内转时向下方注视，就会有下射，因为在这种情况下，外直肌在眼球上向下滑动。了解此机制非常重要，因为减弱下斜肌通常没有效果。相反，共同收缩的外直肌必须通过缝合到眶骨膜上而被最大限度地减弱或者使其失用。

经验

Duane 综合征患者内转时的过度上转或过度下转通常不是由斜肌功能障碍引起的，减弱可疑的斜肌也不会有任何效果。

5. 滑车异位或松弛：如果外直肌滑车向下移位（滑车异位），或者向上方注视时滑车向下滑动（滑车松弛），受累眼可能会在外转时出现下转[20-21]。如果患者用受累眼注视，将在内转时出现对侧眼过度上转。需要眼眶成像来诊断滑车异位。诊断滑车松弛需要动态眼眶成像，比较正前方、上方注视和侧方注视。参见第 21 章的病例 21.15，这是这些原则的代表性病例。

6. 颅面发育异常综合征：许多较严重的颅面发育异常综合征（Crouzon 综合征、Apert 综合征等）可能出现与下斜肌无关的内转时明显上射。最常见的是直肌异常，尤其是上直肌，在某些情况下，上直肌可能缺如或功能严重不足。该表现可能是由于内转眼内转时因外转眼上转受限而接受过多的上转神经冲动，导致内转时过度上转。为了制订一个合理的手术计划，眼眶成像很重要。

进一步讨论见第 17 章。

7. **对侧眼下方限制**：任何造成下方限制的原因都可能导致另一眼因接受过多的神经冲动而出现上转过强。根据限制的性质和位置，可在外转时上转受限更明显，导致对侧眼内转时接受过多的上转神经冲动，类似"下斜肌亢进"。

8. **上斜肌肌腱嵌顿综合征**：在对上斜肌肌腱或上直肌进行手术后，上斜肌肌腱有时会在上直肌上形成瘢痕，造成限制[27]，这称为上斜肌肌腱嵌顿综合征。其最常引起受累眼的上斜视、内旋和下转受限。虽然形式可能会有所不同，但我认为最常见的是内转（而不是外转）时的上斜视更大。既往手术史是考虑这一问题的重要提示。

9. **上斜肌麻痹**：这种情况下，内转时过度上转实际上是由下斜肌亢进引起的，为了对抗拮抗肌上斜肌的麻痹而出现的体征。通常情况下，头部向未受累的一侧倾斜，该诊断三步法为阳性。

10. **原发性下斜肌"亢进"/挛缩**：通常伴有原发性水平斜视，并伴有 V 型斜视和眼底外旋。然而，与继发于上斜肌麻痹的"下斜肌亢进"不同，歪头试验通常为阴性。加强牵拉试验表现为下斜肌挛缩。

重点

歪头试验可以区分原发性下斜肌"亢进"和继发于上斜肌麻痹的下斜肌"亢进"。通常情况下，原发性下斜肌"亢进"，头向左右肩倾斜时，垂直斜视度没有显著差异，但如果下斜肌"亢进"继发于麻痹的拮抗肌上斜肌，则存在显著差别。

重点

内转时过度上转并不意味着下斜肌亢进，甚至不存在因果关系。

内转时上转不足

1. **下斜肌麻痹**：典型的表现为上斜肌"亢进"、眼底（可能是主观的）内旋，以及三步法阳性以确认诊断。伴 A 型斜视。

2. **Brown 综合征**：在双眼运动中，内转时上转受限，就像下斜肌麻痹一样。然而，三步法通常不呈阳性。最重要的是，因为眼不能在内转时上转，所以就形成 V 型斜视。这对区分下斜肌麻痹很重要，后者伴 A 型斜视。牵拉试验可以协助诊断。

3. **上斜肌亢进**：上斜肌亢进可见 A 型斜视，双侧眼底内旋。它通常与水平斜视伴发。这种情况在脊柱裂和脑积水患者中发生率很高。

基础知识

内转时过度下转或下转不足

历史上，我们倾向于将内转时过度下转称为上斜肌"亢进"。相反，内转时下转不足被称为上斜肌"落后"。表 8.2 还列出了内转时过度下转和下转不足的部分原因。

内转时过度下转

1. **Duane 综合征**：Duane 综合征的内转时下射可类似上斜肌亢进，但通常不是由上斜肌亢进引起的。这是由外直肌和内直肌在内转时的共同收缩引起的，导致外直肌肌腹在眼球上向下滑动，形成下转的力矢量。通常情况下，如果企图内转时向上方注视，就会有上射，因为在这种情况下，外直肌会在眼球上向上滑动。理解这种机制很重要，因为减弱上斜肌通常没有效果。相反，共同收缩的外直肌必须通过缝合到眶骨膜上才能达到最大限度减弱或者使其失效的目的。

2. **Brown 综合征**：见上文内转时上转不足的描述。

3. **下斜肌麻痹**：见上文内转时上转不足

的描述。

4. **上斜肌亢进**：见上文内转时上转不足的描述。

内转时下转不足

1. **颅面发育异常综合征**：见上文内转时过度上转的描述。

2. **上斜肌麻痹**：见上文内转时过度上转的描述。

3. **下斜肌"亢进"/挛缩**：见上文内转时过度上转的描述。

进阶知识

垂直斜视测量指南

测量斜视度的金标准是三棱镜加交替遮盖试验。在某些情况下，这是不够的。测量包括对 DVD 的量化，区分是由一眼明显下斜视导致对侧眼接受的神经冲动过强所致的上斜视还是存在对侧眼 DVD，以及对旋转的测量。

1. **DVD**：经典的 DVD 定量方法是三棱镜遮盖试验（prism under cover test，PUCT）。这包括首先通过映光或只是估测遮眼板从一眼移动到另一眼时眼向下移动的幅度来估计全部的斜视度（显性加隐性）。假设我们正确地估计了 20^Δ 的左眼 DVD。把一个 20^Δ 的三棱镜以底向下放在左眼前，并把遮眼板放在三棱镜前面（因此取名为三棱镜遮盖）。将遮眼板移至右眼。因为准确地中和了斜视，所以右眼不会移动。如果低估了斜视度而使用了 15^Δ 的三棱镜，当移动遮眼板时，左眼会有残余的 5^Δ 的向下移位。如果高估了斜视度而使用了 25^Δ 的三棱镜，当移动遮眼板时，左眼会向上移动 5^Δ（图 8.5）。虽然三棱镜遮盖试验是量化 DVD 的金标准，但当遮眼板移动时，并不会总能得到没有移动的稳定中和点。在一项

> 仅有 33% 的 DVD 患者通过三棱镜遮盖试验能获得稳定的中和点

对 141 名合作的 DVD 患者进行的前瞻性研究中，只有 33% 的患者通过三棱镜遮盖试验检查有稳定的中和点（未发表的数据，是已发表研究的一部分[5]）。剩下的 67% 要么存在矫正性眼球运动（中和点附近）（这需要检查者估计矫正运动的大小），要么斜视度是可变的。如果存在矫正性眼球运动或可变性，一些操作可能会提高测量的准确性。

经验

通过让患者缓慢阅读远处视力表上的视标，可以最大限度地减少三棱镜遮盖试验的矫正性眼球运动和斜视度的可变性。如果这并不能消除矫正性运动，重复遮盖试验，同时让患者有几秒的双眼同时视时间，然后再将遮眼板从一眼切换到另一眼。

2. **小角度下斜视伴对侧大角度上斜视**：假设一位患者右眼注视，表现为 5^Δ 的左眼下斜视。但当左眼注视时，表现为 20^Δ 的右眼上斜视。既往有斜视手术史。这可能是右眼的 DVD 或者明显的左眼下斜视，后者可能是由于左眼上直肌无力或左眼下方限制因素导致左眼下斜视，大角度的右眼上斜视是第二斜视角。区分这两种可能性很重要。在前一种情况下，手术应该矫正右眼 DVD。在后者中，如果纠正左眼下斜视，就会矫正大角度的右眼上斜视，并改善向上注视的眼位。为了知道具体是哪种情况，需要用三棱镜中和左眼下斜视，观察右眼上斜视是否仍然存在。要做到这一点，须在左眼前放置 5^Δ 底向上的三棱镜，并进行交替遮盖试验。用三棱镜准确地中和左眼下斜视，或者小量过矫后，如果是因左眼运动不良而右眼接受的神经冲动过强所致的右眼上斜视，中和后就不会有右眼上斜视。但如果右眼上斜视是由 DVD 造成的，中和左眼斜视度后，右眼上斜视仍然会存在。

3. **旋转**：客观旋转用间接眼底镜检查，主观旋转用双 Maddox 杆检查。这两种检查不能互相取代。两者都是必要的，相互补

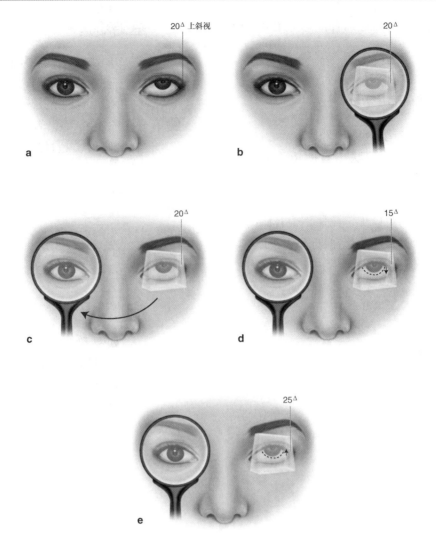

图 8.5　左眼 DVD 的三棱镜遮盖试验。（**a**）估计此病例左眼垂直斜视 20^Δ；（**b**）将底向下 20^Δ 三棱镜放置在左眼前，将遮眼板放置三棱镜前；（**c**）将遮眼板转换至右眼，右眼不动；（**d**）如果错误地估计斜视度为 15^Δ，将遮眼板移动到右眼时，左眼会向下移动 5^Δ；（**e**）如果错误地估计斜视度为 25^Δ，将遮眼板移动到右眼时，左眼会向上移动 5^Δ

充。详细讨论见第 2 章。

进阶知识

一些"软信号"可以引导你在正确的方向做出诊断：

1. 如果垂直方向的非共同性更大，例如，上斜视从向下注视到向上注视的变化比从右侧注视到左侧注视的变化更大，那么应考虑存在限制或垂直直肌问题。如果水平方向的非共同性更大，例如，从右侧注视到左侧注视的变化比从向下注视到向上注视的变化更大，那么应考虑斜肌问题。

2. 如果歪头试验时变化很大，例如，头部向左侧倾斜和向右侧倾斜斜视度变化很大，考虑斜肌问题或 DVD。如果歪头试验差异很小，考虑直肌问题或其他原因导致的垂直斜视。

经验

当患者视力不平衡时，考虑可能是用受累眼或麻痹眼注视。我曾见过甲状腺眼病、上斜肌麻痹、单眼上转不足、

Brown 综合征和 Duane 综合征患者用受累眼注视。在一些患者中，这导致了错误的前期诊断和错误的手术方案。

 基础知识

重要诊断步骤总结

1. 确定病史有助于诊断。如果有外伤，考虑上斜肌麻痹或眼眶骨折。如果发病是在婴儿期，考虑 DVD 的可能。如果有球后或球周注射史，评估是否有肌肉毒性的征象。相关疾病的存在可能有助于明确诊断，如甲状腺眼病。

2. 观察患者是否有 DVD（遮盖试验显示上斜视在垂直方向不符合 Hering 法则）。

3. 要考虑到患者可能正在用受累眼注视，特别是当患者存在视力不平衡时。

4. 评估非共同性的模式，看是否有助于诊断。

5. 如果三步法对某一特定诊断呈阳性，应考虑三步法中出现阳性的多种原因。

治疗

 基础知识

基本原则

以下是指导做出治疗决定的四个基本原则：

1. 原在位最重要，下方注视阅读眼位次之。不要为了在其他注视位中获得良好的眼位而牺牲这两个注视位的眼位。

2. 原在位斜视度的大小决定了手术的"量"，即肌肉的手术条数和手术的毫米数。斜视类型决定了哪些肌肉应该进行手术。

3. 对于有复视的患者，在制订手术方案时应考虑旋转。

4. 除非眼球运动限制为 −3 或 −4，否则应考虑减弱麻痹肌的配偶肌的手术。有关这些原则的代表性病例，请参阅第 21 章的病例 21.30。

基础知识

单侧上斜肌麻痹的手术治疗

根据上述原则，原在位的斜视度决定了手术的肌肉数量——最重要的是，我不想在原在位对患者过矫。总体来说，15^Δ 是我的阈值，超过这个阈值，我将对第二条肌肉进行手术。在某些情况下，如果患者对于可调节缝线足够配合，我可能会降低阈值，在 $10^\Delta \sim 12^\Delta$（取决于类型）这一阈值即对另一条肌肉进行手术。一旦确定了要手术的肌肉数量，我就通过斜视类型来指导我选择肌肉。

基础知识

如果确定为单条肌肉手术，则根据斜视类型进行手术选择（一般原在位斜视度 < 15^Δ）（RHT，右眼上斜视）。

1. **最大斜视度出现在下斜肌作用区域**

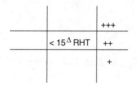

手术选择：减弱同侧下斜肌

2. **最大斜视度出现在内转位（下斜肌及上斜肌作用区域）**

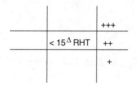

手术选择：减弱同侧下斜肌

 重点

在上述情况下，上斜肌通常会在"亢进"/挛缩的下斜肌减弱后表现出功能增强。

3. 最大斜视度出现在上斜肌作用区域

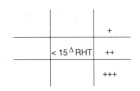

手术选择：取决于一些可变化的因素：

（a）如果加强牵拉试验仅显示出中等程度的下斜肌紧张，那么将同侧的上斜肌折叠是一个不错的选择。

（b）如果不常做这样的手术，也不擅长做上斜肌折叠手术，一个好的选择是将对侧下直肌后退（如果可能，用可调节缝线）进行垂直斜视的矫正，然后同侧下直肌向鼻侧移位以纠正外斜视[28]。在大多数情况下，可以避免上斜肌折叠（见第21章病例21.32，其为上斜肌折叠术后出现医源性Brown综合征的代表性病例）。

（c）与双侧下直肌手术相比，上斜肌折叠术的优点是只需在一眼上操作，速度更快，而且可以直接解决上斜肌的问题。双侧下直肌手术的一个优点是比上斜肌折叠术适应证更宽，更容易用可调节缝线来完成，而且不需要太多经验。两者都是可以接受的，只须权衡利弊来选择。做决定的最大因素应该是医生的经验和对上斜肌手术的熟练程度。

（d）如果加强牵拉试验显示出明显的同侧下斜肌紧张，可能是反向Brown综合征[29]。如果是这样，一旦限制解除，减弱下斜肌将使上斜肌功能改善，并在向下注视时给予良好的矫正。

上述原则的代表性病例见第21章病例21.33。

问题

与做其他手术相比，上斜肌肌腱松弛程度如何影响你选择的折叠量？

解答

肌腱松弛程度会影响折叠量的大小（我在松弛的肌腱上做更大量的折叠），但对是否进行折叠并没有影响。我意识到这与曾经根深蒂固的传统教学观念相悖，即如果上斜肌肌腱松弛，就需要折叠，如果不松弛，则禁忌折叠。这个教条式观念的基本原理是基于原发的异常是由冗余松弛的上斜肌肌腱所致。用推理假设，如果用折叠消除上斜肌的松弛和肌腱的冗余，肌肉和肌腱就会恢复正常。虽然有很好的数据表明先天性上斜肌麻痹通常存在肌腱松弛，但没有数据证实这一治疗观念。事实上，一项对接受眼眶MRI检查的上斜肌麻痹患者进行的前瞻性研究显示，肌腱松弛几乎总是与上斜肌功能不足有关[30]。因此，似乎松弛的肌腱继发于肌肉的功能减退和肌肉松弛，而将松弛的肌腱折叠必然会使上斜肌的眶部受到拉伸。我认为，要求松弛的肌腱应该被拉紧就像"第六脑神经麻痹伴外直肌无力应该接受肌肉后退/截除手术，而如果外直肌不松弛，就禁忌截除"的说法一样。事实上，我们以相反的方式治疗第六脑神经麻痹，对那些有一些外直肌功能的病例进行截除，而对没有功能的病例进行肌肉移位。

> "说松弛的（上斜肌）肌腱必须折叠，就像说毫无功能的外直肌必须截除一样明智"

创造力是很危险的。我们无法在不危及先前假设的安全性的情况下接受新的观点。

——*Robert Grudin*，*The Grace of Great Things*

误区

松弛的肌腱必须被折叠，不松弛的肌腱一定不能被折叠。

事实

没有数据支持这个观点，直觉告诉我们并非这样。肌腱松弛程度应影响折叠量的大小，而不能决定是否进行此类折叠手术。

我的经验战胜了你的传统观念。

——来源不明（保险杠贴纸）

4. 最大斜视度出现在全部下方注视野

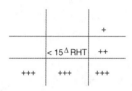

手术选择：牵拉试验注意同侧上直肌是否挛缩。我在同侧上直肌亢进/挛缩的病例中，仅在合并原在位较小度数的斜视时才见过这种类型。如果存在上直肌挛缩，同侧上直肌后退对解决垂直斜视是合适的，但会加重旋转。我会把上直肌后退和同侧的 Harada-Ito 手术结合起来。如果对这样的手术感到不顺手，可以通过同侧下直肌鼻侧移位来解决旋转问题。如果没有上直肌挛缩的证据，我会像上述第 3 种情况（最大斜视度出现在上斜肌作用区域）一样处理。

5. 最大斜视度出现在内转位和下方注视野

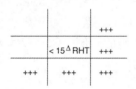

手术选择：这也是一个非常不常见的类型，原在位存在小角度斜视（我甚至不确定有没有检查到这个斜视度）。我建议与第 3 种情况（最大斜视度出现在上斜肌作用区域）使用相同的治疗方案。

📚 基础知识

如果我们确定要做两条肌肉手术，根据类型选择手术方式（一般原在位＞15$^\triangle$）

对于绝大多数患者，如原在位斜视度大于 15$^\triangle$，我会采取两条肌肉手术，将同侧下斜肌和对侧下直肌后退。几乎所有原在位大角度斜视的患者在下斜肌区域和下方注视野都有足够大的斜视度，因此这种方法似乎是量身定制。虽然可以例举假设的某位患者不属于此种情况，但这相当罕见。然而，如果遇到这种情况，我会根据本章开头概述的基本原则，个体化进行手术肌肉选择。我不喜欢在同一次手术中对同一只眼折叠上斜肌同时减弱下斜肌。在我看来，这样做总是会导致术后 Brown 综合征，这种综合征不会像只做上斜肌折叠那样之后会逐渐缓解。有一个例外，Jampolsky 指出，急性上斜肌麻痹的同眼外转注视野中的垂直斜视不会超过 2$^\triangle$～3$^\triangle$，如果有 10$^\triangle$ 或更多，可能会有某种程度的上直肌亢进/挛缩[9, 31]。如果是这样，我会做小量的同侧上直肌减弱和同侧下斜肌减弱相结合的手术。

👆 重点

当在同一次手术中同时减弱同一眼的上直肌和下斜肌时，要做非常小量的上直肌后退。减弱两条上转肌作用是非常强大的，可以很容易减弱上转功能。这是我进行上直肌 2 mm 或 2.5 mm 后退的少数情况之一。另一种选择是，上直肌鼻侧 3/4 的离断相当于小量的上直肌后退。这样做还有一个优点，就是可以在短时间内有效地使上直肌向颞侧移位，从而有助于减少外旋。

👆 重点

在许多上直肌亢进/挛缩患者中，牵拉试验是正常的。肌肉的表现与其说是挛缩，不如说是"亢进"。这种机制很复杂，在前面已经描述过[32]。有多种机制可以导致肌肉力量加强，但挛缩或是由肌小节丢失致慢性缩短所致，或是某些情况下由肌肉毒性所致。上直肌亢进/挛缩最常继发于同侧上斜肌麻痹。在这种情况下，不存在上直肌肌小节慢性缩短，因此，上直肌并不挛缩。

经验

如果在同眼外转注视野有超过 $10^\triangle$ 垂直斜视，则可能存在上直肌亢进 / 挛缩的因素。考虑在手术计划中加入小量的同侧上直肌减弱。

经验

如果症状看起来像典型的上斜肌麻痹，但没有客观或主观旋转，须考虑存在同侧上直肌亢进 / 挛缩的因素。上斜肌功能不足引起外旋，被亢进的上直肌所产生的内旋力量抵消。通常在这种情况下，会存在明显的歪头试验差异。

问题

我有一位第四脑神经麻痹患者，原在位有大角度斜视，有显著的下斜肌亢进。你会建议做下斜肌前转位手术吗？

解答

我个人从不喜欢对有双眼中心凹融合能力和复视的患者进行下斜肌前转位。如果考虑过这个手术是如何改变下斜肌力矢量的，那么它对运动和共同性的复杂影响就不足为奇了。虽然我知道有些人在严重的上斜肌麻痹中提倡这种手术，但我没有看到任何数据显示这种术式对双眼单视野的影响。此外，下斜肌前转位不能减少外旋[18]，而且，如果是单侧前转位，常常会导致明显的睑裂不对称[33]，并会导致上转受限。此外，还可导致抗上转综合征，术后其发生率随时间推移而增加[17]。短时间随访的病例没有报告这种并发症并不意味着它不会发生。对于任何斜视度和任一类型的单侧上斜

肌麻痹，都有更可预测、并发症更少的手术选择。

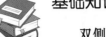

基础知识

双侧上斜肌麻痹的诊断

当患者表现为双侧上斜肌落后、双侧下斜肌亢进、交替性上斜视（左眼注视时右眼上斜视，右眼注视时左眼上斜视）时，双侧受累的诊断即很明显。但当不对称受累时，受累较轻的眼很容易被忽略。有一些有用的征象可以提示我们诊断是双侧问题[13]：

1. 头部外伤后出现复视。

2. 主观外旋 10° 或以上（两眼之间总计）：请记住，主观上所有的外旋可能都来自非主导眼。

3. 双侧眼底外旋。

4. 两侧歪头试验差别相对较小[8, 13]。

5. 原在位和向下注视之间有 $10^\triangle$ 或更大角度的 V 型斜视。

6. 通过下颌内收而不是通过歪头获得融合。

7. 尽管主观上有较大的外旋（10° 或以上），但下斜肌亢进程度相对较轻。

8. 原在位垂直斜视度很小，内转时垂直斜视度很大。

9 受累较轻眼的下斜肌或上斜肌作用区域，或头部向受累较轻眼倾斜时，垂直斜视出现反转。

基础知识

双侧上斜肌麻痹的手术处理

尽管双侧上斜肌麻痹的表现可能存在很大不同，但仍有一些一致的原则指导我的治疗选择。首先，需要确定要行对称手术还是非对称手术。我的依据是，在原在位注视时是否有需要解决的垂直斜视。如果有，就施行非对称手术。如果没有，则施行对称手术，不管是否存在双眼运动不对称

的斜肌功能障碍或侧方注视不对称的上斜视。这是基于这样一个基本原则，即在这种情况下，不对称的手术可能会在原在位出现垂直斜视，而这正是我想要避免的。

重点

如果原在位无垂直斜视，无论是否存在不对称的斜肌功能障碍，均应行对称手术。

基础知识

双侧对称的上斜肌麻痹的手术处理

如果原在位没有或只有很小的垂直斜视，我会根据以下原则做双侧对称的下斜肌减弱或上斜肌加强手术：

如果下斜肌亢进比上斜肌落后明显，而向下方注视内斜视小于 15^Δ：

1. 对称减弱下斜肌。我的首选术式是无前转位的下斜肌后退。这是一个相对罕见的临床表现。

如果下斜肌亢进比上斜肌落后明显，而向下方注视内斜视大于 15^Δ：

2. 对称减弱下斜肌，同时后退两条下直肌 5 ～ 6 mm，不伴水平移位[34]。

如果上斜肌落后比下斜肌亢进明显且（或）向下方注视内斜视大于 15^Δ，我会基于以下原则做出处理：

3. 如果向右侧注视和向左侧注视都有明显的上斜视，我会做双侧上斜肌折叠。对于单侧手术，我通常会根据"感觉"和上斜肌折叠预置临时缝线的牵拉试验来确定折叠量的大小，而对双侧手术，我会通过"感觉"先在第一只眼手术，测量折叠量的大小，在另一眼做同样的量。

4. 如果向右侧注视和向左侧注视视都有小角度上斜视，我会做双侧 Harada-Ito 手术。如果向下方注视的内斜视超过 20^Δ，我将同时做下直肌后退[34]（注：如果做了上斜肌折叠，因为其会比 Harada-Ito 手术纠正更多向下注视

时的内斜视，我不会再做下直肌后退）。

基础知识

双侧不对称上斜肌麻痹的手术处理

如果原在位上斜视度并不小，我将做不对称下斜肌减弱或上斜肌加强术，或以垂直直肌手术处理原在位垂直斜视，遵循以下原则：

如果下斜肌亢进比上斜肌落后明显，原在位有 10^Δ 以内的上斜视，向下注视时内斜视小于 15^Δ：

1. 不对称减弱双侧下斜肌。如果受累更严重的眼下斜肌亢进是 +1 或 +2，我会将下斜肌后退 10 mm，如果亢进是 +3 或 +4，我将后退 12 mm。在受累较轻的眼，我会将下斜肌后退 6 mm。

如果下斜肌亢进比上斜肌落后明显，原在位有 10^Δ 以上的上斜视，向下注视时内斜视小于 15^Δ：

2. 双侧对称减弱下斜肌不伴前转位，后退高位眼上直肌或低位眼下直肌，以矫正原在位斜视。

如果下斜肌亢进比上斜肌落后明显，原在位有 10^Δ 以内的上斜视，向下方注视时内斜视大于 15^Δ：

3. 双侧对称下斜肌后退，不对称下直肌后退。在低位眼做 6 mm 的下直肌后退，根据原在位上斜视的大小，确定高位眼下直肌后退的量。

如果上斜肌落后比下斜肌亢进明显，原在位有 10^Δ 以内的上斜视，且（或）向下方注视时内斜视大于 15^Δ，我会基于以下原则做出处理：

4. 如果向右侧注视和向左侧注视都有明显上斜视，我会做双侧上斜肌折叠。对于单侧手术，我通常会根据"感觉"和上斜肌折叠预置临时缝线的牵拉试验来确定折叠量的大小，而对于双侧手术，我会通过"感觉"来确定受累较重的一侧（上斜视）上斜肌的折叠量，测量折叠量大小，然后在另一侧做

较小的折叠。我是通过测量受累较重眼上斜肌折叠量的大小来确定受累较轻眼的折叠量大小，而不是根据原在位垂直斜视度大小来感觉折叠量的大小。

5. 如果向右侧注视和向左侧注视视时，都有小角度上斜视，我会做双侧非对称 Harada-Ito 手术。可以通过在受累较严重的眼做更大部分肌腱的移位（例如，一眼移位 1/4，另一眼移位一半，或一眼移位一半，另一眼移位 3/4），或在受累较严重的眼切除一些前部肌腱，或在受累较严重的眼做更远距离的肌腱移位，来实现不对称。如果下方注视的内斜视是 $20^\triangle$ 或更多，我会同时做下直肌后退[34]。或者，可以进行双眼对称 Harada-Ito 手术和不对称下直肌后退。如果不喜欢尝试不对称 Harada-Ito 手术，这是一个很好的选择。请注意，Harada-Ito 手术不像折叠那样能纠正下方注视的内斜视，这就是为什么我如果做上斜肌折叠，就不会再做下直肌后退。

如果上斜肌落后比下斜肌亢进明显，原在位有 $10^\triangle$ 以上的上斜视，且（或）下方注视时内斜视大于 $15^\triangle$：

6. 在原在位无上斜视的情况下，根据上述原则进行对称上斜肌折叠或对称 Harada-Ito 手术，对于有上斜视的患者，增加一眼的垂直直肌后退，以解决原在位上斜视。

关于这些原则的代表性例子，见第 21 章病例 21.18。

表 8.3 和 8.4 总结了我对对称和非对称双侧上斜肌麻痹的治疗建议。

问题

一位 38 岁的男性患有双侧外伤性上斜肌麻痹。原在位有 $8^\triangle$ 内斜视，向下注视时增加到 $18^\triangle$，向上注视正位。中线位置任何方向都没有上斜视。原在位有 15° 的外旋，下斜肌亢进 +2，上斜肌落后 −3。患者更喜欢用下颌内收头位来获得融合。复视像检查显示从原在位到下方 5°，

表 8.3 双侧对称上斜肌麻痹的治疗

眼球运动	下方内斜视（$\triangle$）	治疗
下斜肌亢进比上斜肌落后明显	< 15	对称下斜肌减弱不伴前转位
下斜肌亢进比上斜肌落后明显	≥ 15	双侧对称下斜肌减弱不伴前转位加双侧下直肌后退 5～6 mm
上斜肌落后比下斜肌亢进明显且侧方注视有明显上斜视	≥ 15	双侧对称上斜肌折叠
上斜肌落后比下斜肌亢进明显且侧方注视有小角度上斜视	≥ 15	双侧对称 Harada-Ito 手术
上斜肌落后比下斜肌亢进明显且侧方注视有小角度上斜视	> 20	双侧对称 Harada-Ito 手术加双侧下直肌后退 5～6 mm

从原在位到上方 20° 能获得双眼单视。我正在考虑双侧下斜肌后退（在我看来是安全的）、双侧上斜肌折叠（我担心不能达到完全对称），或双侧下直肌后退。您有什么建议吗？

解答

一个患者能融合 15° 旋转是很不常见的，所以我想知道他是否真的像你说的那样能获得融合。如果这是基于复视像的测试，请记住，如果在 Goldmann 视野计放一盏灯作为注视点，若存在旋转，患者可能不会主诉复视，而他们看字母将会出现复视。两个圆形的灯光叠加在一起，即使其中一个发生旋转，也会以一个光影的形式出现。如果患者真的有 15° 的旋转，而在原在位看字母时能获得融合，我会很惊讶。具体而言，我个人从未将双侧下直肌后退作为治疗双侧上斜肌麻痹的唯一的主要手术方式，但可以用于那些需要进一步解决先前手术后的下方注视问题的患者，或在第一次手术时

表 8.4　双侧不对称上斜肌麻痹的治疗

眼球运动	原在位垂直斜视（△）	下方内斜视（△）	治疗
下斜肌亢进比上斜肌落后明显	< 10	< 15	受累更严重的眼下斜肌亢进程度＋1 或＋2，行下斜肌后退 10 mm，亢进程度＋3 或＋4，行下斜肌后退 12 mm。在受累较轻的眼行下斜肌后退 6 mm
下斜肌亢进比上斜肌落后明显	≥ 10	< 15	双侧对称下斜肌减弱不伴前转位加低位眼下直肌后退或高位眼上直肌后退
下斜肌亢进比上斜肌落后明显	< 10	≥ 15	双侧对称下斜肌减弱不伴前转位加双侧下直肌后退，低位眼后退 6 mm，高位眼后退量小于低位眼，依照原在位上斜视的度数来确定高位眼具体后退的量
上斜肌落后比下斜肌亢进明显且侧方注视有明显上斜视	< 10	≥ 15	双侧不对称上斜肌折叠
上斜肌落后比下斜肌亢进明显且侧方注视有小角度上斜视	< 10	≥ 15	双侧不对称 Harada-Ito 手术
上斜肌落后比下斜肌亢进明显且侧方注视有小角度上斜视	< 10	≥ 20	双侧不对称 Harada-Ito 手术加双侧对称下直肌后退。或者，双侧对称 Harada-Ito 手术加双侧不对称下直肌后退
上斜肌落后比下斜肌亢进明显且侧方注视有小角度上斜视	≥ 10	≥ 15	双侧对称 Harada-Ito 手术加一眼垂直肌后退矫正上斜视
上斜肌落后比下斜肌亢进明显且侧方注视有明显上斜视	≥ 10	≥ 15	双侧对称上斜肌折叠加一眼垂直肌后退矫正上斜视

作为其他手术方式的补充。不管怎样，我不认为这个手术能矫正 15° 的外旋。下斜肌后退本身并不是一个好的选择，因为其主要对上方视野有帮助，而患者需要的是下方视野的帮助。双侧上斜肌折叠是一种选择，但也有其他不错的选择。

如果他是我的患者，根据提供的信息，我会做双侧 Harada-Ito 手术，我认为只有这样的手术才能帮助解决这么多外旋。我将同时结合约 5～6 mm 的下直肌后退。如果想分两个步骤来做，我会先从 Harada-Ito 手术开始，然后再做下直肌后退。

问题

我接诊了一位 58 岁的男性，他有多年的垂直复视病史。患者

的眼球运动看起来有点像右眼上斜肌麻痹，原在位斜视度 20△，左侧注视时斜视度有一定程度的增加，右侧注视时有一定程度的减小。右侧头倾垂直斜视度为 25△，左侧头倾为 12△。向下方注视时，垂直斜视度下降到 10△。患者既没有主观旋转，也没有客观旋转，这一点让我很担心。我知道，左眼下直肌后退会解决水平方向的非共同性，但我担心这会使患者向下注视时出现过矫。我考虑将右眼下斜肌后退，右眼上直肌后退联合可调整缝线，但如果患者没有右眼上斜肌麻痹，做右眼下斜肌后退我会很担心。

解答

我认为你看到的是伴随上斜肌麻痹的上直肌亢进／挛缩综合征。有时以

上直肌挛缩的形式出现，但有时似乎是真正的上直肌亢进，在上直肌作用区域上斜视最大。在任一种情况下，亢进的上直肌都可能有内旋的力量，可以抵消上斜肌麻痹本应产生的外旋，因此没有旋转。我推荐做右眼下斜肌减弱和右眼上直肌后退。然而，右眼上直肌后退的量应该非常小，因为常规的后退很容易使患者出现上转受限。

问题

　　你是否关注过有些第四脑神经麻痹的患者原在位上斜视很小？我有一位患者，这个问题表现得很极端。这位 68 岁男性被诊断为右侧第四脑神经麻痹，现在已经发病 1 年。他有一些改善，原在位没有上斜视。向左侧注视时，测量右眼上斜视 18^Δ。因为有右眼下斜肌亢进 +2，因此左上方注视斜视度最大。患者的症状很严重，向左侧注视 5° 就开始出现复视，我做了 2 h 的遮盖试验，在原在位只能测出 2^Δ 的右眼上斜视。我希望至少能达到 5^Δ，感觉这样做下斜肌后退会很好。您认为可以做 8 ~ 10 mm 的右眼下斜肌后退吗？

解答

　　我认为担心是好事，因为下斜肌后退很有可能会过矫。根据你说的理由，我也会做遮盖试验。通常会产生足够大的上斜视，可以安全进行下斜肌后退。但这并没有发生在这位患者身上。每当我看到原在位斜视度小或没有上斜视的患者似乎有一眼上斜肌麻痹，我都会努力寻找双侧隐匿性上斜肌麻痹的证据。观察另一眼的旋转，是否存在 V 型斜视，以及对侧下斜肌或上斜肌作用区域上斜视是否出现反转。如果这不是双侧隐匿性上斜肌麻痹，你需要做些什么来防止术后原在位右眼下斜视。我治疗过几名这样的患者，我做了下斜肌后退，把同侧下直肌做了小量后退联合可调节缝线。我用这种方法治疗的少数患者最终需要大约 2 mm 的

后退（经过调整之后），所以我想，如果没有做同侧下直肌后退，可能在原在位就会过矫。

问题

　　一位 25 岁男性被一辆公共汽车撞倒，头部闭合性损伤，导致出现双侧第四脑神经麻痹。7 个月后，右侧第四脑神经麻痹缓解，但左侧第四脑神经麻痹问题仍然存在。然而，患者没有主诉旋转，从同视机检查中也没有查出。只有垂直斜视。患者没有歪头。主诉是下方注视和右下方注视有垂直复视。检查结果如下（LHT，左眼上斜视）：

===	2^Δ LHT	===
12^Δ LHT	2^Δ LHT	2^Δ LHT
15^Δ LHT	10^Δ LHT	8^Δ LHT

　　这是我第一次看到双侧外伤性第四脑神经麻痹变成单侧麻痹，也是我第一次看到外伤性第四脑神经麻痹不伴有旋转。您见过这种情况吗？您会怎样处理？ Alan Scott 的"右眼下直肌可调节后固定手术"会是一个选择吗？另外，在没有外旋的情况下，是否可以将获得性麻痹的上斜肌进行折叠？是否有引起内旋新问题的风险？

解答

　　我确实看到过双侧获得性上斜肌麻痹变为单侧上斜肌麻痹。但我不能百分之百确定你的患者是这种情况。我想知道至少在定性上，如果向左上方注视，头向右肩倾斜，是否会出现上斜视的反转。我希望在诊断之前先做这些评估。患者歪头能获得融合吗？原在位只有 2^Δ 左眼上斜视，如果只是左侧第四脑神经麻痹，头向右肩倾斜，上斜视就会消失，患者就会获得融合。如果没有，我怀疑仍有一些双侧麻痹的成分。你说在同视机上没有显示旋转，但我也会做双马氏杆检查并检查眼底是否有旋转，这也很重要。如果在主观上或客观上确实没有旋

转，那么上斜肌折叠术后就会导致出现旋转。如果以上所有答案都证实了单侧上斜肌麻痹，那么按照 Scott 的描述进行右眼下直肌可调节后固定（faden）（在同一肌肉上进行后退和截除）是一个不错的方案（详细讨论请参见第 10 章）。

分离性垂直斜视

基础知识

概述

分离性垂直斜视（DVD）得名于观察到两只眼的运动似乎是相互分离的，不遵循 Hering 法则。如果一只眼呈 DVD，且高于注视眼，然后将注视眼遮盖，则高位眼将向下移动以重新注视。根据 Hering 法则，被遮盖的眼将接收等量的下转神经冲动。而对于 DVD，被遮盖的眼不会下转，事实上，如果 DVD 是双侧的（通常是双侧的），被遮盖的眼会上转。因此有了"分离"这个术语。然而，Guyton 的一些出色的研究表明，如果将旋转成分考虑在内，DVD 确实遵循 Hering 法则[35-36]。

进阶知识

DVD 是如何遵循 Hering 法则的

Guyton 通过一些复杂的眼球运动轨迹追踪，记录了垂直、水平和旋转的眼球位置，阐明了 DVD 的垂直运动机制[35-36]。他观察到，最初是注视眼进行内旋运动来抑制眼球震颤，无论多么细微，在 DVD 患者中总会存在。非注视眼遵循 Hering 法则发生外旋。注视眼的内旋是由上斜肌驱动的，这也会导致眼轻微下转，而非注视眼的外旋是由下斜肌驱动的，这也会导致该眼轻微上转。然后，注视眼必须做出小度数的上转，才能从其下转位抬高到注视位。同样遵循 Hering 法则，非注视眼做等量的上转。非注视眼的两

次小度数上转运动叠加后，是我们所看到的明显的 DVD。Brodsky 提出了一个非常类似的理论，他从进化论的角度探讨了这个问题[37]。虽然这些理论是解释 DVD 最好的理论，但有两个临床观察他们没有解释到。

> 如果把旋转考虑在内，DVD 确实遵循 Hering 法则

1. 有时显性 DVD 可能相当大——25^Δ 或更大。我看不出这些理论如何解释这种巨大的眼位偏斜。注视眼的初始向下移动应该只是几个棱镜度，非注视眼的初始向上移动也是如此。将这些值叠加，仍然应该只是很小的垂直分离，并且这两次移动的总和应该等于 DVD 的大小。我不明白它如何解释我们有时在 DVD 患者中看到的巨大偏斜。

2. DVD 通常表现为间歇性。这些理论表明，只有当患者通过内旋注视眼来抑制眼球震颤时，这种情况才会显现。据观察，我们可以在 DVD 患者中进行幅度非常大的上直肌后退，但几乎不会过矫[38]。假设一名患者的右眼间歇性 DVD 表现为 25^Δ，做 7 mm 的右眼上直肌后退。手术后，在患者没有通过左眼内旋来抑制眼球震颤的那些时刻，我们应该预料到在如此大的上直肌后退之后会出现大角度的右眼下斜视。然而，这并没有发生。这一观察结果不能用前述理论来解释。

我不提供解决方案。我只是指出问题。
——*Charles Schulz*，《花生》（*Peanuts*）（*Lucy* 和 *Charlie Brown* 的谈话）

基础知识

手术治疗 DVD

如果患者有一眼弱视，就总会用视力更好的那只眼注视。即使有双侧 DVD，也只会表现在弱视眼，较好眼表现为隐性 DVD。对于视力大致相同的患者，DVD 最常见的表现是间歇性地出现在非主导眼，在主导眼表现为隐性。通常，显性 DVD

的大小大于隐性 DVD 的大小。不太常见的情况是，患者可以自主交替，每只眼都会间歇性地出现明显的 DVD。我将 DVD 的治疗根据患者是否有可能在手术后转换注视眼分为两类，这通常意味着非主导眼的视力要好于 20/40。

基础知识
双眼视力不等的 DVD 患者的单侧手术治疗

在几乎所有的情况下，我都会用单侧上直肌后退来治疗这类患者。表 8.5 给出了我的 DVD 单侧上直肌后退的手术量表。我更喜欢用固定巩膜缝线而不是悬吊术（也称为 hang-back 术）。虽然固定巩膜缝线在技术上比悬吊术更难，特别是对于需要大量后退的儿童，但我觉得它更精确，肌肉向前移行的可能性也更小。尽管一些人主张在后退中增加后固定缝线，或许做较小幅度的后退，但没有数据表明这比简单的后退更可取。而增加后固定缝线肯定会增加手术难度，有增加并发症的可能性，例如，穿孔和上斜肌肌腱嵌顿[27]。

问题

您对这类患者做单侧下斜肌前转位有什么看法？

解答

一般来说，我不喜欢做单侧下斜肌前转位——基于它对睑裂和眼球运动

表 8.5　DVD 的单侧上直肌后退

斜视度（Δ）	单侧上直肌后退量（mm）
＜ 10	5
10 ～ 14	6
15 ～ 19	7
20 ～ 24	8
25 及以上	9

的影响。可以预见，它会导致睑裂变窄，这本身就是一个美容问题。此外，如果这种术式在原在位中得到良好的眼位矫正，通常会导致明显的上转限制，这可能也是一个美容问题[17]。

基础知识
双眼视力均衡的 DVD 患者的手术治疗

如上所述，即使视力相同，大多数患者也有强烈的注视偏好，只有一只眼有明显的 DVD。关于这类常见的患者，有两种观点。一种方法是仅在非主导眼进行上直肌手术治疗 DVD。这样做的好处是，如果不同时减弱注视眼的上直肌，可以从手术中获得更多的效果。注视眼的任何上直肌后退都会使非注视眼的手术效果打折。单侧手术的缺点是，这些患者中有相当数量会在手术后转换注视眼，并在以前的注视眼出现明显的 DVD。Schwartz 等报告，在接受单侧手术的这类患者中，约有 10% 出现这种情况[39]。然而，他们只纳入了术后 DVD 超过 14Δ 的患者。10Δ 或更少一点的显性 DVD 也可能成为一个外观问题。在 von Noorden 主持的一项大型系列研究中[38]，大约 1/3 的这类患者转换了注视眼，未做手术的眼出现明显的 DVD（Gunter K.van Noorden，医学博士，私人交流，已发表论文中并未包括此数据，2015 年 11 月 10 日）。

另一种方法是，如果患者有可能转换注视眼，则进行双侧手术，以避免导致注视眼的隐性 DVD 变成显性。由于上述原因，如果采用这种方法，与单侧手术相比，就需要一种比单侧手术更有效的手术方案。这种方法是我个人的偏好。

我根据是否存在下斜肌亢进将这类患者的治疗分为两类。为了确认下斜肌亢进的存在，我们需要寻找 V 型斜视、双侧眼底外旋，最重要的是侧方注视行交替遮盖试验观察外转眼是否出现下斜视。

基础知识

双眼视力均衡不伴有下斜肌亢进的 DVD 患者的手术治疗

我用双侧上直肌后退来治疗这些患者。如果双眼 DVD 的大小有中等程度差异（大约相差 10$^\triangle$），我会在垂直斜视度较大眼和较小眼分别将上直肌后退 9 mm 和 7 mm。如果垂直斜视度大致相同，对于小角度的 DVD，我会将双眼上直肌后退 7 mm（最大矫正约为 15$^\triangle$），如果 DVD 表现为垂直斜视度较大，则双眼上直肌后退 9 mm。

基础知识

双眼视力均衡伴有下斜肌亢进的 DVD 患者的手术治疗

在这类患者中，我会选择做双侧下斜肌前转位。我通常做对称手术，除非偏斜有非常大的不对称性。如果存在双眼大角度非对称斜视，我仍然不会把下斜肌缝合在下直肌附着点的前面，因为这样做会增加抗上转综合征[17]的风险。相反，我可以在更大度数的 DVD 眼截除少量下斜肌。请参阅第 13 章（图 13.7），这是我首选的可将抗上转综合征发生风险最小化的技术。

> 我从不将下斜肌缝合固定在下直肌附着点的前面

进阶知识

上直肌后退术后复发性 DVD 患者的手术治疗

对此，我根据前一次上直肌后退的量来区分手术方法。如果后退量是 7 mm 或更小，我会将上直肌从原来的肌肉附着点重新后退到 9～11 mm。如果大于 7 mm，我会将下斜肌做前转位。在这种情况下，基于前面提到的单侧做这一术式的警示，我会谨慎考虑做单侧或者双侧不对称手术。另一种选择可能是截除下直肌。据我所知，尽管这是

Marshall Parks 的首选方法，但没有任何发表的大宗病例系列报道过这种方法。除非万不得已，否则我倾向于避免对 DVD 患者进行下直肌截除手术，因为下直肌截除手术明显会使睑裂缩小，而且单独做截除手术往往会随着时间的推移，肌小节开始拉长。

进阶知识

下斜肌手术后复发性 DVD 患者的手术治疗

这种情况下，手术决策会受到之前下斜肌手术的影响。

1. 如果第一次手术是下斜肌后退，可以转为前转位，这将是最佳方案。

2. 如果之前做过下斜肌前转位，我会避免将其进一步前转位或截除，因为这通常会导致抗上转综合征并使睑裂变窄。我会选择上直肌后退。这些原则的代表性病例见第 21 章病例 21.27 和病例 21.31。

经验

对于之前行下斜肌前转位的眼，后退上直肌非常有效，可能会减弱上转的力量。根据手术量表适当调整[33]。如果之前的手术是下斜肌断腱，那么进一步的下斜肌手术的选择就更为有限。上直肌后退将是首选。

经验

即使更喜欢下斜肌截除术而不是后退术来减弱下斜肌，也要考虑对婴儿型内斜视患者进行下斜肌后退。这样不会使患者失去随后做前转位手术的机会。

进阶知识

下斜肌和上直肌手术之后复发性 DVD 患者的手术治疗

此时的治疗决策是基于之前对下斜肌或上直肌所做的操作。

1. 既往小量上直肌后退和下斜肌后退：推荐下斜肌前转位或上直肌再后退。

2. 既往小量上直肌后退和下斜肌前转位：推荐上直肌再后退。

3. 既往小量上直肌后退和下斜肌切断术：推荐上直肌再后退。

4. 既往大量上直肌后退和下斜肌后退：推荐下斜肌前转位。

5. 既往大量上直肌后退和下斜肌前转位：我建议需要权衡以下几点：

（a）上直肌再后退在技术上有困难。

（b）截除或前徙前转位的下斜肌在技术上更困难。

（c）截除下直肌是最简单但效果较差的术式。

6. 既往大量上直肌后退和下斜肌切断：我建议需要权衡以下两点：

（a）上直肌再后退在技术上有困难。

（b）截除下直肌是一种选择，但效果较差。

问题

我的患者有 DVD 和下斜肌亢进。与后退相比，我通常更喜欢做下斜肌切断术。下斜肌切断术对解决 DVD 有帮助吗？

解答

标准的下斜肌减弱包括肌肉切断或不做前转位的后退，将会降低内转时上转，但对解决原在位的 DVD 几乎没有帮助。

问题

我有一位患者左眼由于视神经发育不良，视力很差。患者表现出大约 $12^\triangle$ 的可变的左眼下斜视，但左眼也有 DVD，因为有时处在上斜位表现为大约 $15^\triangle$ 的左眼 DVD。有垂直振荡暗示着 Heimann-Bielschowsky 现象[25]。患者和她的家人只注意到左眼上斜视。我如何才能在不加重左眼

DVD 的情况下解决左眼下斜视的问题？

解答

在两种情况下，显性下斜视会间歇性变为显性 DVD。有时，它发生在先前 DVD 行同侧上直肌后退之后，外观上明显过矫，但 DVD 仍然存在。DVD 患者常行大量单侧上直肌后退，而这种类型的过矫却相当不常见，这很令人惊讶。另一种情况是伴随 Heimann-Bielschowsky 现象，就像你的患者一样。这种现象的特点是单眼、粗的、钟摆样的垂直摆动。虽然振幅通常很小，但也可高达 $40^\triangle \sim 50^\triangle$。这是一个很难修复的现象，但可以改善。我已经通过对显性下斜视眼后退同眼的下直肌，同时在上直肌置后固定缝线，取得了满意的效果。Jampolsky 认为 Heimann-Bielschowsky 现象是单眼黑矇患者双侧 DVD 的表现。他主张大量后退双侧上直肌（Arthur Jampolsky，私人交流，2016 年 10 月 21 日）。当然，这种方法会让你对几乎失明患者的"好眼"进行积极的手术。我没有使用这种方法的经验。

垂直斜视的其他问题

问题

我为一个看起来像是典型左眼上斜肌麻痹的 2 岁女孩做了左眼下斜肌切断术。患儿在原在位有 $20^\triangle$ 的左眼上斜视，三步法呈阳性，头向右肩倾 25°，左眼下斜肌"亢进"。她在术后大约 1 年的时间里外观都很好，直到出现头向左肩倾 25°。此时原在位右眼上斜视 $25^\triangle$，三步法呈阳性支持右眼上斜肌麻痹，并有轻微的右眼下斜肌"亢进"。我以为这是一例双侧隐匿性上斜肌麻痹。1 年的时间跨度是否与诊断结果一致？尽管下斜肌只是轻微"亢进"，但您是否会认同我减弱右眼下斜肌的计划？

解答

我不完全理解为什么，双侧上斜肌麻痹可以在手术后不久或几年后"暴露"。这可能是一种隐匿性双侧上斜肌麻痹，然而，也可能是简单的过矫，此时可有三步法试验阳性[14-15]，也可能是由于晚期瘢痕或挛缩，这样可以解释时间的跨度。一个重要的鉴别发现是眼底旋转。如果患者右眼有眼底外旋，我认为这是双侧隐匿性上斜肌麻痹，接下来要减弱右眼下斜肌。如果不是这样，尤其是出现左眼内旋，则可能只是简单的过矫。如果你做的是左眼下斜肌后退，那么现在就需要逆转这一手术。然而，考虑到你做了左眼下斜肌切断术，我建议的方法是进行左眼下直肌后退。此外，眼底外旋的存在提示左眼下斜肌切除时瘢痕粘在前部，可能有一定的抗上转效果。在这种情况下，牵拉试验通常是正常的。如果处理左眼下直肌，需要仔细探查左眼下斜肌是否向前滑。

问题

一名10岁女孩有大角度的间歇性外斜视，我使用悬吊术将双眼外直肌后退8mm。术后出现过矫，右眼外直肌出现功能不足，我怀疑肌肉发生滑脱。几个月后，我探查了右眼外直肌，发现它不仅滑脱，且被假肌腱附着，而且下斜肌粘连在假肌腱上。我分离出下斜肌，并前徙了右眼外直肌。再次手术1周后，她出现了15△右眼下斜视，内转时明显上转不足。我不认为这种程度的功能不足来自右眼下斜肌麻痹，而是怀疑瘢痕和粘连。您见过这种情况吗？

解答

我同意这种功能不足的程度不能用右眼下斜肌麻痹来解释。然而，是否是真正的瘢痕造成这个问题现在来说还为时过早。我怀疑下斜肌在一个异常的前部位置

被卡住了，改变了它的力矢量，造成了抗上转的作用。甚至你可能会发现，它与外直肌一起被向前拖拽，导致了下斜肌粘连综合征[16]。处理方法是将下斜肌重新定位回其原位。

问题

我为一位20岁的先天性上斜肌麻痹患者做了右眼下斜肌后退。术后1年出现欠矫。患者原在位只有6△右眼上斜视，右眼内转有25△上斜视，右眼上斜肌作用区域有30△上斜视。主观性外旋8°～9°。我认为患者需要矫正这种旋转，所以正在计划右眼上斜肌折叠和左眼下直肌后退。您有什么建议？

解答

我同意需要解决9°的旋转问题，但原在位只有6△右眼上斜视，我担心两条肌肉的手术会产生过矫。如果进行1h遮盖试验之后在原在位发现了更大的上斜视，你的计划可能是合理的。然而，如果没有，我会建议采用右眼Harada-Ito手术结合左眼下直肌后退或左眼下直肌后退结合右眼下直肌鼻侧移位7mm来矫正旋转。这两种方案中的任一种都将使原在位过矫的风险降到最低，解决最大度数上斜视出现在左下方的事实，并解决外旋。或者，可以选择做小量的右眼上斜肌折叠，但要比平常做得小，否则可能会过矫。

问题

我接诊了一名5岁男孩，他因为治疗DVD和下斜肌亢进做过双侧内直肌后退和下斜肌前转位。下斜肌缝合在下直肌附着点前1mm。患儿现在视力平衡，具有交替注视能力。他在同时三棱镜遮盖试验中表现出恒定的5△左眼下斜视，三棱镜遮盖试验显示右眼15△显性DVD和左眼5△隐性DVD。右眼15△的DVD造成了

外观的美容问题。我正在考虑：①将右眼下斜肌进一步前徙（我认为这可能不可预测）；②右眼上直肌后退（我担心这会导致左眼DVD 变得更糟）；③双侧上直肌后退。请教您的建议。

解答

我怀疑患儿的左眼可能有抗上转综合征，因为下斜肌缝合的位置在下直肌附着点前。重要的是要确定大角度的右眼上斜视是否实际上是 DVD，而不是由于左眼抗上转，右眼接收过多神经冲动而成为上斜视。要解决此问题，请在左眼前放上底向上 5^Δ 的三棱镜，做三棱镜交替遮盖试验。如果将遮眼板从右眼转换到左眼时，仍然存在较大的右眼上斜视，则要处理的是残余的右眼 DVD。如果将遮眼板从右眼转换到左眼时，中和左眼的下斜视会导致右眼微小幅度的下移，那么可以确定是左眼运动不良而使右眼接受过多的神经冲动造成了较大的右眼上斜视。如果发现属于后者，请在左眼的牵拉试验中仔细检查。抗上转综合征中，牵拉试验没有明显的限制，因为抗上转的矢量是"神经性"的，例如，它只在试图上转时起作用。如果发现限制较轻，将下斜肌前转位转换为简单的后退，这是抗上转综合征的治疗方法。如果牵拉试验阳性，则需要放松机械限制，通常需要将下直肌后退。但是，如果三棱镜检查不能确认这是继发性斜视，那么这就是残余的 DVD。然后，我会建议进行不对称双侧上直肌后退。参见第 21 章病例21.2 和病例 21.26，这是这些原则的代表性病例。

参考文献

1. Parks MM. Isolated cyclovertical muscle palsy. Arch Ophthalmol. 1958;60:1027–35.
2. Bielschowsky A. Lectures on motor anomalies: I. The physiology of ocular movements. Am J Ophthalmol. 1938;21:843–55.
3. Kushner BJ. Errors in the three-step test in the diagnosis of vertical strabismus. Ophthalmology. 1989;96:127–32.
4. Jampolsky A. Management of vertical strabismus. In: Symposium on pediatric ophthalmology: transactions of the New Orleans academy of ophthalmology. New York: Raven; 1986. p. 141–71.
5. Bechtel RT, Kushner BJ, Morton GV. The relationship between dissociated vertical divergence (DVD) and head tilts. J Pediatr Ophthalmol Strabismus. 1996;33:303–6.
6. Wong AM. Understanding skew deviation and a new clinical test to differentiate it from trochlear nerve palsy. J AAPOS. 2010;14:61–7.
7. Moore S, Cohen R. The head tilt test in horizontal strabimsus. Am Orthopt J. 1987;37:105–8.
8. Kushner BJ. Ocular torsion: rotations around the "WHY" axis. J AAPOS. 2004;8:1–12.
9. Jampolsky A. Superior rectus revisited. Trans Am Ophth Soc. 1981;79:243–56.
10. Kushner BJ. Multiple mechanisms of extraocular muscle "overaction". Arch Ophthalmol. 2006;124:680–8.
11. Capo H, Guyton DL. Ipsilateral hypertropia after cataract surgery. Ophthalmology. 1996;103:721–30.
12. Kushner BJ. Extraocular muscle contracture and overaction syndrome occurring after periocular anesthesia. J AAPOS. 2004;8:182–3.
13. Kushner BJ. The diagnosis and treatment of bilateral masked palsy. Am J Ophthalmol. 1988;105:186–94.
14. Kushner BJ. Simulated superior oblique palsy. Ann Ophthalmol. 1981;13:337–43.
15. Ellis FJ, Stein LA, Guyton DL. Masked bilateral superior oblique muscle paresis. A simple overcorrection phenomenon? Ophthalmology. 1998;105:544–51.
16. Kushner BJ. The inferior oblique muscle adherence syndrome. Arch Ophthalmol. 2007;125:1510–4.
17. Kushner BJ. Restriction of elevation in abduction after inferior oblique anteriorization. J AAPOS. 1997;1:55–62.
18. Santiago AP, Isenberg SJ, Apt L, Roh YB. The effect of anterior transposition of the inferior oblique muscle on ocular torsion. J AAPOS. 1997;1:191–6.
19. Kushner BJ. Torsion as a contributing cause of the anti-elevation syndrome. J AAPOS. 2001;5:172–7.
20. Clark RA, Miller JM, Rosenbaum AL, Demer JL. Heterotopic muscle pulleys or oblique muscle dysfunction? J AAPOS. 1998;2:17–25.
21. Demer JL. The orbital pulley system: a revolution in concepts of orbital anatomy. Ann N Y Acad Sci. 2002;956:17–32.
22. Kushner BJ. Pseudo Inferior oblique overaction associated with Y and V patterns. Ophthalmology. 1991;98:1500–5.
23. Wilson M, Hoxie J. Facial asymmetry in superior oblique muscle palsy. J Pediatr Ophthalmol Strabismus. 1993;30:315–8.
24. Rao R, Morton G, Kushner B. Ocular torticollis and facial asymmetry. Binocul Vis Strabismus. 1999;14:27–32.
25. Smith J, Flynn J, Spiro H. Monocular vertical oscillations of amblyopia. The Heimann-Bielschowsky phenomenon. J Clin Neuroophthalmol. 1982;2:85–91.
26. Guyton DL. Exaggerated traction test for the oblique muscles. Ophthalmology. 1981;88:1035–40.

27. Kushner BJ. Superior oblique tendon incarceration syndrome. Arch Ophthalmol. 2007;125:1070–6.

28. Kushner BJ. Vertical rectus surgery for Knapp class II superior oblique muscle paresis. Arch Ophthalmol. 2010;128:585–8.

29. Awadein A, Pesheva M, Guyton DL. "inverted Brown pattern": a tight inferior oblique muscle masquerading as a superior oblique muscle underaction—clinical characteristics and surgical management. J AAPOS. 2006;10:565–72.

30. Sato M. Magnetic resonance imaging and tendon anomaly associated with congenital superior oblique palsy. Am J Ophthalmol. 1999;127:379–87.

31. Jampolsky A. A new look at the head tilt test. In: Fuchs A, Brandt T, Buttner U, Zee DS, editors. Contemporary ocular motor and vestibular research: a tribute to David A Robinson. Stuttgart: Thieme; 1994. p. 432–9.

32. Kushner BJ. Multiple mechanisms of extraocular muscle "overaction". Arch Ophthalmol. 2006;124:680–8.

33. Kushner BJ. The effect of anterior transposition of the inferior oblique muscle on the palpebral fissure. Arch Ophthalmol. 2000;118:1542–6.

34. Kushner BJ. 'V' esotropia and excyclotropia after surgery for bilateral fourth nerve palsy. Arch Ophthalmol. 1992;110:1419–22.

35. Guyton DL, Cheeseman EW Jr, Ellis FJ, Straumann D, Zee DS. Dissociated vertical deviation: an exaggerated normal eye movement used to damp cyclovertical latent nystagmus. Trans Am Ophthalmol Soc. 1998;96:389–424.

36. Guyton DL. Dissociated vertical deviation: etiology, mechanisms, and associated phenomena. Costenbader Lecture J AAPOS. 2000;4:131–44.

37. Brodsky MC. Dissociated vertical divergence: a righting reflex gone wrong. Arch Ophthalmol. 1999;117:1216–22.

38. Esswein MB, von Noorden GK, Coburn A. Comparison of surgical methods in the treatment of dissociated vertical deviation. Am J Ophthalmol. 1992;113:287–90.

39. Schwartz T, Scott W. Unilateral superior rectus recession for the treatment of dissociated vertical deviation. J Pediatr Ophthalmol Strabismus. 1991;28:219–22.

第9章 复视

看两个并不是看一个的两倍那么好，甚至连一半都不如。

——一位患者

基础知识

概述

在许多情况下，复视的治疗是很直接的。矫正斜视，复视即得到解决。在某些情况下，并非如此简单。此外，在为复视患者制订手术计划时，可能会有一些特殊的考虑因素，如果患者有抑制，这些因素就不会成为问题。本章重点介绍后一种情况。

基础知识

单眼复视

令我惊讶的是，作为斜视医生，有不少复视患者被作为斜视转诊给我，而他们是单眼复视。在大多数情况下，转诊医生会正确地询问，如果患者闭上一只眼，复视是否会消失——的确如此。然而，如果患者是单眼复视，当被问到这个问题时，他们会习惯性地闭上患眼，并说："是的，闭上一只眼复视消失了。"然后你需要问："如果闭上另一只眼会怎么样？"进一步确定复视是单眼的。患者通常不了解双眼视觉和复视的本质，也不明白为什么要他们闭上一只眼。

经验

如果患者说复视可以通过闭上一只眼来消除，那么需要进一步问如果闭上另一只眼会发生什么。

基础知识

融合检查

在对所有复视患者进行手术前，都要用三棱镜中和斜视度之后检查复视是否消除。患者手持三棱镜，注视一个可调节视标是最有用的。注视点光源可能无法检测到旋转或造成融合障碍的不等像，使用红玻片或者垂直或水平方向马氏杆会产生物像分离，但不能模拟真实的视觉世界。如果患者不能融合，考虑以下几个原因。

1. 意料不到的旋转可以模拟中心融合的中断。在没有特别预料到的情况下我见过旋转的发生，通常见于既往巩膜扣带术、既往穿透性角膜移植、严重的角膜瘢痕、单眼无晶状体眼、长期斜视，或既往水平直肌的垂直移位[1]。大多数人最初都是因为复视不能用三棱镜消除而被认为有融合中断。使用双Maddox杆试验评估旋转。如果你只是问患者第二个图像是否是倾斜的或成一定角度，他们通常会肯定地回答是否有垂直和水平差异，他们可能会形容为"有一定角度。"我会让他们看一条垂直线，比如门的边缘或房间的角落，然后问这两条线是不是像电线杆一样上下笔直地延伸。

2. 不等像也能妨碍融合。当有明显的屈光参差时，可能会出现明显的物像不等大。如果没有，最常见的意想不到的不等像原因是视网膜前膜[2]。我个人喜欢用 Awaya 不等像测试来筛查这个问题（图 9.1）。

3. 如果患者有头部外伤史，或长期存在的斜视，或单眼白内障导致一只眼长期形觉剥夺，则可预见恐怖融合（视像融合不能）或中心融合中断[3]。在恐怖融合中，这两个图像往往会相互排斥，就像磁铁的两极一样。

4. 在第一种情况下，如果矫正旋转和其他类型斜视，复视是可以解决的。在这种情况下，由于视差通常相当大，不等像可能很难用光学方法治疗。据我所知，目前还没有治疗恐怖融合或中心融合中断的有效方法。

经验

如果用三棱镜把斜视度中和后，患者仍然难以获得融合，检查旋转和不等像。

基础知识

如果复视是间歇性的，检查间歇的模式

通常，间歇性是由注视角度（例如，下方注视、侧方注视和近距离注视）或通过活动（例如，长时间阅读或疲劳程度）来调节。

1. 如果间歇与注视角度有关，患者通常有非共同性斜视，需要手术解决非共同性的问题。一个特别重要的情况是，复视仅限于下方注视。这些患者可能会一直没有症状，直到出现老视，需要使用双光镜——这显然需要下方注视。在 51 例复视症状均限于下方注视的患者中，复视原因包括[4]：

（1）A 型斜视（16%）或 V 型斜视（16%）合并原在位正位。

（2）既往下直肌后退导致一只眼落后而造成的下方注视时上斜视，典型的原因是甲状腺眼病或眶底骨折（43%）。

（3）其他原因导致的下转落后，通常是第三脑神经不全麻痹（20%）。

在 51 例患者中，20 例（39%）成功地进行了光学治疗，21 例（41%）接受了手术治疗，10 例（20%）同时接受了手术和光学治疗。

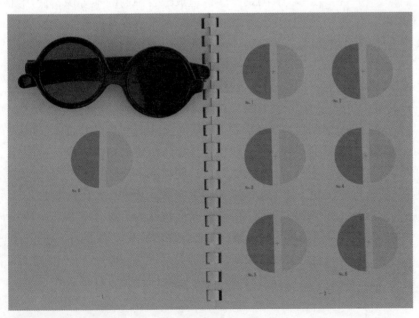

图 9.1 Awaya 不等像测试由多对红色和绿色半圆形组成。配对的大小以 1% 增量递增，红色或绿色半圆形大于配对中的另一个。患者戴着红绿眼镜，指出哪一对看起来两个半圆大小相同（见彩图）

光学治疗包括：

（1）双光镜加 Fresnel 压贴三棱镜（4 例）。

（2）双光镜加厚部削薄（slab-off）棱镜或反向厚部削薄（reverse slab-off）棱镜（2 例）。

（3）单目阅读眼镜（7 例）。

（4）从渐进性双光镜转变为非渐进性双光镜（3 例）。

（5）用作"图书馆眼镜"的较平常高的平顶双光镜（16 名患者）。

我根据患者的屈光不正、视觉需求和阅读位斜视的大小来决定使用上述哪种方式。例如，如果患者屈光不正度数小，大多数时候视远不需要戴眼镜，我建议使用单目阅读眼镜。如果患者通常戴眼镜，且阅读位斜视小于 5^{Δ} 或更小，我建议在双光镜处使用厚部削薄或反向厚部削薄棱镜。如果阅读位斜视大于 5^{Δ}，我会尝试双光镜前加 Fresnel 三棱镜。如果阅读位斜视小于或等于 5^{Δ}，并且患者使用渐进性双光镜，我会如上所述将其切换到平顶双光镜或推荐"图书馆眼镜"。有时这个问题可能是由于眼镜矫正方式的改变造成的。看一下这位患者：

病例 9.1

55 岁女性，有眶壁骨折病史，行右眼眶壁骨折修复术，随后做了右眼下直肌后退。她在视远下方注视时有小度数的右眼上斜视，配戴双光镜并没有症状。她按照之前的眼镜度数配了一副新的眼镜，但是戴新的眼镜出现阅读位复视。之前的记录显示她之前的眼镜是上方平顶"D"子片双光镜。新的眼镜使用的是渐进性镜片。如前所述，渐进性镜片需要向下看得更低才能清晰阅读，从而导致复视出现。

复视局限于下方注视时的患者的手术治疗[4]：

（1）对侧眼下直肌后固定（10 例患者）。

（2）矫正 A 型或 V 型斜视（5 例患者）。

（3）双眼下直肌不对称后退（6 例患者）。

 重点

对于垂直非共同性斜视患者，渐进性双光镜可能会有问题

其在视远和视近之间有宽达 16 mm 的过渡区，需要患者极度向下看，以达到阅读清晰。"混合"双光镜是一种具有窄过渡区的非线性双光镜，过渡区 2～3 mm，适合那些想继续使用无痕双光镜的患者。

2. 如果复视是间歇性的，只发生在视远或只发生在视近时，常见的原因是存在视远/视近眼位差异，例如集合不足和分开不足。然而，如果患者一只眼视远，另一只眼视近，则应该时刻注意因转换注视而出现复视。这是因为一些患者在用主导眼注视时，非主导眼产生抑制，当转换到非主导眼注视时，不会将抑制性暗点转移到主导眼。在许多情况下，转换注视作为复视的原因是显而易见的，但在某些情况下，可能需要高度怀疑才能确定这个问题。

在一组 16 例注视转换性复视患者中，有 6 例患者是因为医源性单眼视而出现复视[5]，另有 6 例患者是因为显然验光不能暴露弱视眼的全部远视而接受了不平衡的矫正处方。在一些患者中，原因是隐匿的，并非显而易见，例如在以下病例中：

病例 9.2

这名 21 岁的男性已经有 2 年的复视症状。孩提时代，他曾因左眼弱视接受治疗。他的裸眼视力为右眼 20/50，左眼 20/25，其屈光度和最佳矫正视力分别为右眼 −0.75DS 矫正到 20/20，左眼 +0.75DS 矫正到 20/25。他有 10^{Δ} 内斜视。他被告知不需要戴眼镜，因为可以用左眼视远，用右眼视近。然而，当用以前弱视的左眼注视时，由于注视转换，他出现了复视。尽管有看似并不严重的屈光不正，但他不得不用眼镜矫正右眼的近视，以避免转换注视眼，这消除了他的复视。

经验

弱视眼辨别镜片变化的能力降低

可能需要在睫状肌麻痹后客观验光（检影或自动验光），以确定存在的远视。

> 如果复视是间歇性的，确定是运动性还是感觉性间歇

3. 如果间歇性发作是由疲劳或警觉状态引起的，则有助于判断它是运动性间歇还是感觉性间歇[6]。运动性间歇的特征是最初的一个图像分离成两个分开的图像，当融合恢复时，图像合在一起，成为一个图像。相反，感觉性间歇的特征是复视出现时第二幅图像在周边突然出现，然后当复视消失时，第二幅图像从周边同一位置消失。对于运动性间歇，做一次 1 h 的遮盖试验可以帮助确定全部斜视并相应处理[7]。如果斜视度较小，三棱镜可能是一个成功的治疗选择，如果斜视大于 $10^{\Delta} \sim 15^{\Delta}$，通常需要手术。通常情况下，这些患者可以很容易地得到成功治疗。感觉性间歇复视更难治疗。在这种情况下，并不是间歇性斜视引起的问题，而是感觉系统在不通过运动改变眼位的情况下，从抑制切换到同时感知。我发现唯一有效的方法是做一次细致的验光，纠正屈光不正中的任何变化，即使它们看起来微不足道。在这些患者中，约有 1/3 的患者被证明是成功的[6]。Hoyt 告诉我，他已经成功地使用毛果芸香碱治疗了其中一些患者（Creig Hoyt，医学博士，私人交流，2016 年 11 月 30 日）。他觉得瞳孔缩小会降低（但并不能完全消除）对周边物像的感知。我对这种治疗方法没有经验。

经验

如果给患者配戴三棱镜并没有帮助，必须让患者带着棱镜来复诊，以确定是否制作错误，或 Fresnel 棱镜放置方向不正确，或者棱镜的度数不够。让我惊讶的是，这类患者经常因为"不起作用"而不带加棱镜的眼镜来随访。类似，如果患者因为过去不起作用而拒绝尝试棱镜，应该查询配镜记录，查看处方度数。可能只是三棱镜度数不够。

问题

我接诊了一位 45 岁的男性患者，他生来就有部分调节性内斜视。他小时候被建议做斜视手术，但他的父母拒绝了。近几年来，他的内斜视一直在增加，需要额外的正球镜来矫正。我第一次见到患者是在他 44 岁的时候，他戴着眼镜，显示出 20^{Δ} 的内斜视，远视双眼欠矫大约＋1.50D。为了舒适视物，他几乎需要加上全部额外的球镜，结果开出了双眼处方＋5.25D。然而，加上这个正镜片，他表现出 12^{Δ} 的交叉性复视。他用三棱镜中和交叉性复视，采用底向内 8^{Δ} 复视消失。我应该为他的残余内斜视做手术吗？如果我做了手术，他会出现复视吗？

解答

这位患者可能已经过了数年的时间，出现了大约 20^{Δ} 的内斜视，并且已经适应了这个角度的异常视网膜对应。

在大多数情况下，这样的问题是可以纠正的，但可能需要一段时间。我会为他开具 Fresnel 三棱镜处方，加到他复视消失的度数——在这个病例中是底向内 8^{Δ}。然后，我会试着让他减除棱镜，大约每个月减少 1^{Δ}。我有一些患者通过这种方法成功地完全去掉了三棱镜，而另一些患者，我减少到只有几个棱镜度，可以加在患者的眼镜上。如果你现在给患者做手术，术后复视的可能性很高。

进阶知识

长期斜视患者近期复视的发病情况

有时，有儿童斜视病史的成年患者最近才出现复视。在我治疗的 152 名这样的患者中，我能够通过系统化的方法消除 132 例（87%）患者的复视[6]。在大多数情况下，症状的出现可以追溯到：

1. 眼位的改变，通常与方向有关，例如，之前内斜视漂移成外斜视。

2. 屈光处方的改变，通常是有意诱发单眼视[8]。

3. 屈光需求的变化：通常是过早老视导致的调节性内斜视失代偿，或是屈光处方的改变导致注视转换性复视。另一种常见的情况是垂直非共同性斜视患者开始需要双光镜。

回顾这些患者的既往记录对确定复视发病前的眼球运动状态是最有帮助的。治疗方法是使患者恢复到之前那种状态。

进阶知识

如果患者只有通过双光镜子片才会产生复视，并且如果有明显的屈光参差，则考虑屈光参差诱发的棱镜效应可能是"罪魁祸首"[9]。

为了解决这个问题，我们需要在下方使用视远的处方度数并做三棱镜加遮盖测量斜视度数，确定这个位置是否存在垂直斜视。如果存在，可以在双光镜通过厚部削薄或反向厚部削薄原理来补偿。要了解两者的区别，请参见图 9.2。厚部削薄技术去除了一块楔形透镜材料，实际上就是去除了一个底向下的棱镜。因此，这样做的效果是增加了底向上棱镜效应（需要移除的底向下棱镜才能中和它）。反向厚部削薄的效果正好相反，导致了底向下的效应。

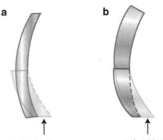

厚部削薄
（去除一块底向下的棱镜）

反向厚部削薄
（增加一块底向下的棱镜）

图 9.2 （a）厚部削薄棱镜去除了一块楔形的底向下棱镜，从而产生底向上的效应。（b）反向厚部削薄会造成相反的效果，产生底向下的棱镜效应

经验

根据患者的屈光不正，通常有一些技术上的考虑，在一个透镜中使用厚部削薄棱镜来矫正屈光参差诱导的棱镜效应比在另一个透镜中使用反向厚部削薄棱镜来矫正屈光参差诱导的棱镜效应更可取，反之亦然。我通常会给视光学中心开一张处方。如何写这样的处方，举例如下："……通过厚部削薄制作底向上的 2$^\Delta$ 棱镜放在右眼，或者通过反向厚部削薄制作底向下的 2$^\Delta$ 棱镜放在左眼，由您自行决定。"

进阶知识

屈光手术后的复视尤其令患者和医生苦恼。在一系列 28 名这样的患者中，Lionel Kowal 和我发现了这个问题的五个主要原因[10]：

1. 技术问题。包括瘢痕或光学区小于静止瞳孔大小。

2. 屈光变化引起的不等像现象。

3. 医源性单视。

4. 事先需要棱镜，但屈光手术医生通常没有意识到这一点。

5. 调节控制不当。最常发生在既往有调节性内斜视病史的患者中，这些患者在屈光手术中发生了近视过度矫正，导致患者远视。

问题

我当地的屈光手术医生把有斜视病史的患者转诊给我来筛查潜在的准分子激光原位角膜磨镶术（LASIK）后复视的可能。我到底应该怎么做？

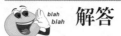 **解答**

以下筛查程序将确定上述系列中所有 LASIK 术前患者都存在风险，技术问题除外。

1. 询问配戴棱镜治疗的病史，并检查目前的眼镜是否有棱镜。如果现在戴的是棱镜，可以在进行 LASIK 前，试验不戴棱镜或使用 Fresnel 棱镜中和现有眼镜上的棱镜。

2. 显然（干性）验光：对于近视，手术的目标应该是提供阈值视力的最小负球镜值。对于远视，手术的目标应该是提供阈值视力的最大正球镜值。

3. 睫状肌麻痹验光：如果发现大度数的潜在远视，那么内斜视患者就有可能出现问题。

4. 有复视史、配戴棱镜史、间歇性斜视或中度屈光不正的患者，检查融合范围，以评估融合储备。如果较低，则屈光手术误差范围较小。

5. 如果单眼视是屈光手术的理想结果，那么在有大角度隐斜或任何显性斜视的患者中，使用框架眼镜或接触镜进行 LASIK 术前的单眼视光学试验。

问题

我有位患者既需要垂直棱镜，也需要水平棱镜。我想在一只眼前倾斜放置 Fresnel 三棱镜，以避免引起视物模糊。怎样才能确定棱镜总的效力和方向呢？试错令人沮丧，因为当我改变棱镜的方向时，垂直和水平棱镜的矫正效力一直在变化。

解答

有两种方法效果很好。

假设一位患者需要 7^Δ 底向下棱镜和 10^Δ 底向外棱镜。画一个直角三角形，以 10 个单位（厘米、英寸等）为底，垂直边高 7 个单位。画出并测量斜边，在本例中是 12 个单位。你需要一个 12^Δ 棱镜。要确定它的方向，请拿起量角器，测量斜边和底边之间的角度，是 35°。调整 12^Δ 棱镜的方向，使其顶点指向 35°。如果没有量角器，可以剪下这个三角形，把它放到试镜架上（图 9.3）。

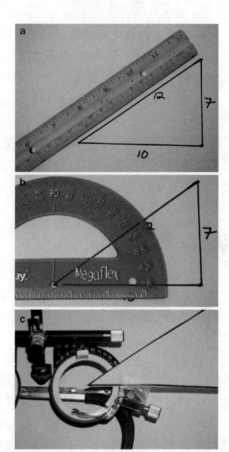

图 9.3（**a**）为了使一个棱镜等同于 10^Δ 底向内和 7^Δ 底向上的效力，画一个直角三角形，底边 10 个单位长，垂直边 7 个单位长。绘制并测量斜边，斜边为 12 个单位长，表明棱镜的效力为 12^Δ。（**b**）用量角器测量斜边和底边之间的角度，在本例是 35°。12^Δ 棱镜的顶端应该指向镜片上的 35°。（**c**）使用量角器的替代方法是在试镜架上确定三角形的方向，以确定角度

Tanganelli 矢量法是另一种方法，步骤较少但需要患者更细心。在试镜架上将红色镜片放在患者的一只眼前，并放置一个可以将光分离成一条线的镜片，如 Bagolini 镜片。患者将看到一个红灯和一个白灯，并有一条线穿过白灯。然后旋转 Bagolini 镜片，直到患者看到连接红灯和白灯的那条线。它会告诉你最终棱镜底的方向。然后放置一个水平棱镜，方向垂直于先前确定的轴，然后用底向外的棱镜，直到红灯和白灯融合。这决定了最终棱镜的效力（图 9.4）。Maddox 杆和 Bagolini 镜片一样好用。

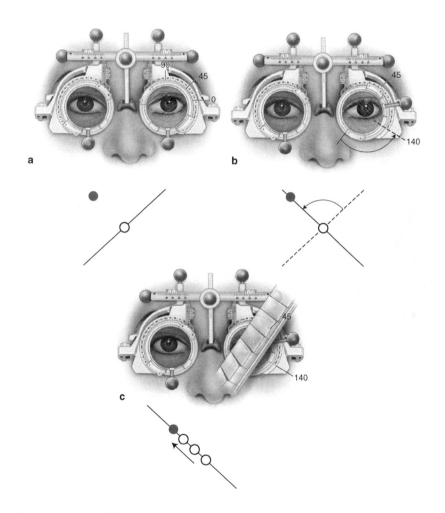

图 9.4 （a）对于 Tanganelli 矢量测试，红色镜片放在一只眼前，Bagolini 镜片放在另一只眼前。患者注视一盏灯，会看到一个红灯和一个白灯，有一条线穿过白灯。（b）旋转 Bagolini 镜片，使线能连接两个灯，这是确定棱镜方向的轴线。（c）垂直于所确定的棱镜轴线放置水平串三棱镜，并且增加棱镜的度数，直到两个灯重合。这决定了最终棱镜的度数（见彩图）

参考文献

1. Kushner BJ. Unexpected cyclotropia simulating disruption of fusion. Arch Ophthalmol. 1992;110:1415–8.
2. Benegas NM, Egbert J, Engel WK, Kushner BJ. Diplopia secondary to aniseikonia associated with macular disease. Arch Ophthalmol. 1999;117:896–9.
3. Kushner BJ. Abnormal sensory findings secondary to monocular cataracts in children and strabismic adults. Am J Ophthalmol. 1986;102:349–52.
4. Kushner B. Management of diplopia limited to down gaze. Arch Ophthalmol. 1995;113:1426–30.
5. Kushner BJ. Fixation switch diplopia. Arch Ophthalmol. 1995;113:896–9.
6. Kushner B. Recently acquired diplopia in adults with long-standing strabismus. Arch Ophthalmol. 2001; 119:1795–801.
7. Kushner B, Morton G. Diagnostic occlusion in strabismus management. J Ocular Ther Surg. 1983; 2:194–200.
8. Kushner BJ, West C. Monovision may be detrimental to patients with strabismus. In: Balkan RJ, Ellis GS, Eustis HS, editors. At the crossings. Pediatric ophthalmology and strabismus. Proceedings of the 52nd annual symposium of the New Orleans Academy of Ophthalmology. The Hague: Kugler; 2004. p. 77–86.
9. Kushner B. Optical problems and near vision. Am Orthopt J. 1999;49:31–6.
10. Kushner BJ, Kowal L. Diplopia after refractive surgery: occurrence and prevention. Arch Ophthalmol. 2003;121:315–21.

第 10 章 斜视手术

外科医生们必须非常小心
当他们拿手术刀的时候！
在他们那精细的切口下面
是搅起罪恶的元凶——生命！

——埃米丽·迪金森（美国 19 世纪著名女诗人）

一般概念

基础知识

我们通常通过使肌小节缩短（后退）来减弱肌肉力量，或者使肌小节拉伸（截除、折叠）来使肌肉变紧变强，从而使眼睛恢复正位。当肌肉后退时，有两种不同的效果。根据 Starling 肌肉收缩定律，快速的肌小节变短会使肌肉力量变得更弱，该定律指出，肌小节越被拉伸，收缩的力量就越大。随着后退，肌肉松弛，每个肌小节的长度缩短，使肌动蛋白和肌球蛋白丝处于不太有利的关系，从而降低肌肉的收缩力和弹力（图 10.1 和 10.2）[1]。肌肉的总力是弹力和收缩力的总和，弹力随拉伸而增加，收缩力在肌肉正常静止长度时达到峰值，肌肉变长或变短，收缩力都会下降（图 10.2）。因此，总力是双相的，拉伸量小时总力减小，拉伸量大时总力增加。肌肉的力矩是力乘以力臂。只要肌肉不后退到赤道后，力矩的减少完全是由于其作用力的减少。从理论上讲，当通过肌肉少量截除、折叠加强其力量时，总力应该有小幅下降。随着截除量的增加，力增加的主要原因是弹力的增加，收缩力进一步减小。这就是为什么这些手术更多是为了"拉紧"肌肉而不是使肌肉"增强"。但这两种影响——肌小节因后退而缩短或因拉紧而伸长——可能都是暂时的，因为肌小节会迅速重塑，恢复到其正常的

> 截除更多是为了拉紧而不是加强肌肉力量

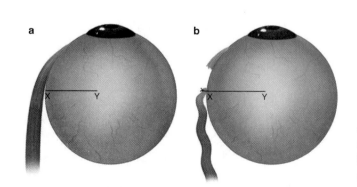

图 10.1 （A）在手术前，赤道（X）前的肌肉附着点是肌肉的功能起点。（B）如果后退到赤道或赤道前的某个点，肌肉松弛则会导致每个肌小节都会缩短，但力臂（X-Y）不会减小

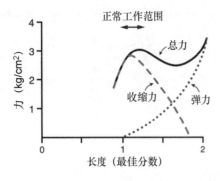

图 10.2 眼外肌弹力的长度-张力曲线随拉伸而呈指数级上升（以点线表示）。收缩力的长度-张力曲线在眼外肌处于静止长度时达到峰值，眼外肌变长和变短时均下降（虚线）。肌肉总力的长度-张力曲线是弹力和收缩力的总和，是双相的，在静止长度附近达到峰值（实线）（from Kushner[1], with permission. © 2006 American Medical Association. All rights reserved）

静止长度[1-2]（有关这方面的更多信息，请参阅下文"进阶知识：斜视手术是如何发挥作用的——诱发效应"）。

误区

截除和折叠是加强肌肉。

事实

二者实际上是通过增加弹力而不是收缩力来"拉紧"肌肉，从而增加肌肉的总力。因此，加强手术的主要效果通常是在相反的注视区域，例如，截除内直肌可以在外转时比内转时给予更多的矫正。

基础知识

肌肉后退应该是从附着点还是从角膜缘进行测量？

虽然较早的文献认为每条眼外肌与角膜缘的距离相等，但现已证明每条眼外肌距离角膜缘都不同[3]。这一认识引出了一个手术公式，该公式基于后退肌肉与角膜缘距离的变化，而不是肌肉附着点[4]。原因如下：假设有两位患者，内直肌分别位于角膜缘后 3.5 mm 和 5.5 mm，但两眼在赤道处距离角膜缘都是 10.5 mm。如果我们将每位患者的内直肌都后退 5 mm，可能会对两位患者做不同的手术。在其中一位患者，我们将内直肌缝合在赤道前 2 mm 处，另一位患者缝合在赤道部。相反，有人认为，如果把内直肌缝合在距角膜缘差不多的距离上——比如 10.5 mm——也会对两位患者做不同的手术。一位患者是使肌肉后退（肌小节缩短）7 mm，另一位患者是使肌肉后退 5 mm（图 10.3）[5]。要决定后退应该从肌肉附着点还是从角膜缘测量，重要的是要知道后退的影响是否与肌小节缩短的量有关，而不是肌肉最终与赤道的相对位置。这可能是一个很难通过统计分析来回答的问题，因为在任何给定的患者中，肌肉距离附着点处越远，距离角膜缘也就越远，反之亦然。然而，使用偏相关系数，可以确定手术效果与肌肉从附着点的后退量比从角膜缘的后退量的相关性更强[5]。换句话说，重要的是肌肉实际变短的量。这对我来说并不奇怪。

基础知识

后退真的应该从肌肉附着点这个位置开始测量吗？

根据给定斜视度，后退公式应该基于从肌肉附着点计算的给定的后退毫米数，这并不等于说实际的测量应该从肌肉附着点开始。有一些已知的人为因素会影响斜视手术测量的准确性。当游离肌肉并用镊子抓住肌肉附着点处以方便缝合时，由于镊子和肌肉附着点之间的巩膜纤维暂时受压，整个肌肉附着点可以向前移动多达 1 mm，这取决于施加的牵引力[6]。在某些情况下，巩膜纤维在肌肉附着点前可能会有板层撕裂。

问题

考虑到上文提到的测量的人为因素，我应该从肌肉附着点测量还

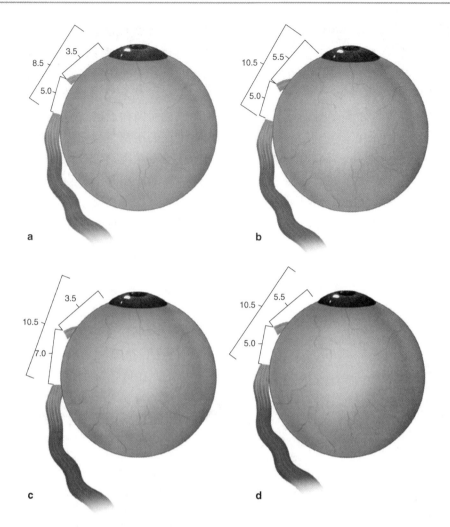

图 10.3 （**a**）如果赤道距角膜缘 10.5 mm，内直肌距附着点 3.5 mm，后退 5 mm 将使肌肉距角膜缘 8.5 mm，位于赤道前 2 mm。（**b**）但如果原来的角膜缘距离肌肉附着点 5.5 mm，则后退 5 mm 将使肌肉距离角膜缘 10.5 mm，位于赤道。（**c**）如果肌肉最初距离角膜缘 3.5 mm，则肌肉后退至赤道部（距角膜缘 10.5 mm）将需要 7 mm 后退量。（**d**）如果肌肉附着点距离角膜缘 5.5 mm，则后退至赤道部仅需 5 mm 后退量

是从角膜缘测量？

 解答

如果你认为毫米数很重要（我个人也是这样认为），理想的做法是在抓住附着点之前测量附着点到角膜缘的距离，然后在用镊子固定之后再测量一次。如果发生了明显的变化，则应该从角膜缘开始测量，但要使用基于肌肉附着点计算的后退手术量。例如，如果想做 3.5 mm 的后退，而最初测量的肌肉附着点-角膜缘距离是 5.5 mm，那么

测量的后退距离应为距角膜缘 9 mm。

问题

弧形尺与直尺的测量，方法上有何不同？如果后退超过 10 mm，是否需要一把弧形尺？

解答

弧形尺不会出错，但真的没有必要。弧形尺和直尺测量之间的区别是基于如下假设，即在进行测量时，眼球保持其

几乎为球形的性质。在实践中，由于固定镊子的牵引通常会使眼球变平，可以通过故意向下推镊子使眼球变平来增加这种效果。另一种替代弧形尺的简单选择是剪一段缝线，将其用作测量工具，如图 10.4 所示。与弧形尺相比，它有几个优点。它可以符合不同的眼球弧度，这是弧形尺所不能做到的。此外，如果将测量缝线放在眼球上后将其弄湿，在缝合时它会留在原位，而不像金属尺子末端留下的记号那样可能会褪色。

问题

应该从肌肉附着点开始测量吗？肌肉离断后，附着点不是"向前移动"吗？

解答

应该从肌肉附着点开始测量。但肌肉离断后，附着点并不是"向前移动"。有一种常见的误区是，肌肉的张力使

得肌肉附着点向后拉，而当肌肉离开附着点时，肌肉附着点向前移动。这并不完全正确。如果在离断肌肉前测量从角膜缘到附着点的距离，然后沿着肌肉的方向转动眼球，从而放松肌肉向后的拉力，此时角膜缘到肌肉附着点的距离是不变的。这意味着不是肌肉的拉力将肌肉附着点拉向后方。但是，如果随后离断肌肉并重新测量，那么角膜缘到肌肉附着点的距离就会变小。如下所述是一个与肌肉附着点的解剖学相关的模型。

试试这个试验

在手术中，钩住肌肉，然后在钩住的肌肉的前面做一个记号（亚甲蓝或类似的标记）。这表示你确定的肌肉附着点的前缘。在前面大约 2 mm 处做第二个标记，在角膜缘做第三个标记。

测量从角膜缘到标记的肌肉附着点的距离，以及从角膜缘到肌肉附着点前标记的距离。然后离断并游离肌肉。你会看到，你认

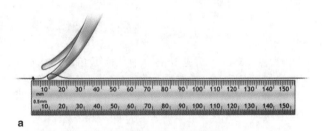

a

图 10.4 （A）一条大约 2 cm 长的缝线从一端打了几毫米的结。把结放在尺子上的零点，然后将缝线剪成所需的后退长度。（B）将缝线的结放置在肌肉附着点处，缝线的断端标志着肌肉应该缝合的位置

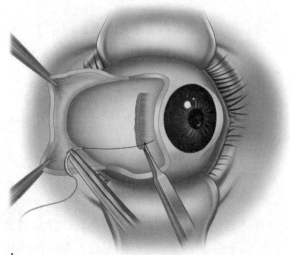

b

为在肌肉前面的标记和肌肉一起被切断了。离断的肌肉的前缘会在标记的前面。这是因为肌肉的附着点边缘垂直于巩膜，而用于切断附着点的剪刀是与巩膜平行的刀刃，因此需要切断肌肉附着点之前的部分巩膜（图 10.5）。这个切口的前缘似乎就是肌肉附着点的前缘。然而，从角膜缘到肌肉附着点前标记的距离没有改变，这表明巩膜纤维，也就是实际的肌肉附着点，不会向前移动[6]。

问题

毫米数真的重要吗？后退不只是小量、中等和大量的分别吗？这些测量上的微小差异可否忽略不计？

解答

我个人认为，这些微小的差异是有意义的，至少从手术后的短期反应看是有意义的，在感觉适应开始发挥作用之前

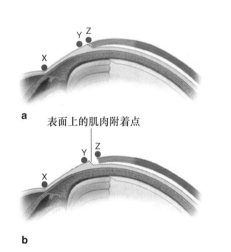

图 10.5（a）直肌附着点的位置。肌肉附着点位于巩膜层中，在附着点处巩膜较薄。肌纤维平行插入巩膜纤维。Z 点是巩膜上恰好在巩膜前与肌肉附着点毗邻的点。第二个点 Y 在 Z 的前面几毫米，第三个点 X 在角膜缘。因为在切断肌肉时，剪刀刃平行于巩膜，所以横切面被描绘成虚线。（b）由于（a）中所示的结构，恰好在附着点之前的 Z 点与肌肉一起被切断，并且附着点似乎向前移动。但是到角膜缘 X 和任意点 Y 的距离不变。这表明附着点前面的巩膜实际上不会向前移动

是这样。我们可以看到，在术后可调整缝线缝合时，肌肉位置的微小变化对眼位都是有意义的改变。但我的感受也是基于我在过去 40 年中进行的一项研究。当然，在每次做完肌肉后退后，我都会观察肌肉，然后决定其是否在满意的位置。如果肌肉向后垂或在某些方面不准确，我会重新缝合。但如果在我看来情况良好，那么我就会用以下盲法来测量我获得的实际后退量。我有一个没有毫米刻度的卡尺，我的手术室技术员把它调到了某个未知的距离。接下来，我用这个卡尺测量实际的后退量，然后把卡尺放在一把毫米尺上，把它交给技术人员或同事，让他们读取实际距离。我在一个数据库中记录了大约 10 000 名患者的实际后退量、计划后退量和两者的差别。如果实际后退量偏离计划后退量，如果对肌肉的位置感到满意，我不会将在盲法测量之前的肌肉位置重新定位。不存在肌肉盲法测量与计划测量偏差超过 1 mm 的情况。有些患者（左右眼）的差异总和为 1.0 mm，少数患者的后退量与计划的差异总和为 1.5 mm。在收集了 40 年的这些数据后，我分析了两组同类型患者的手术反应——调节性集合 / 调节（AC/A）正常的部分调节性内斜视和间歇性外斜视，分别只进行了双侧对称性内直肌后退或外直肌后退。没有使用可调整缝线，也没有使用悬吊术。为了避免极端后退（过大或过小）的混淆影响，我将我的分析限制在内斜视每条肌肉后退量 3.5 mm 到 5.5 mm 之间，间歇性外斜视每条肌肉后退量在 4 mm 到 8 mm 之间。我比较了所有患者的平均反应，这些患者接受了给定量的计划肌肉后退，并且实际后退量与计划后退量相同；例如，计划的 5 mm 内直肌后退，盲法测量也为 5 mm，并将其与那些经历了计划相同程度的后退，但实际后退偏离计划的患者的平均反应进行比较。我发现术后 1 周，内斜视术后的平均反应在实际测量值比计划多 1 mm 的患者中多 2.8[Δ]（右眼和左眼的变化幅度总和，即每眼 0.5 mm，或者

一眼 1 mm，另一眼没有），如果实际测量值比计划的少 1 mm，则减少 2.7^{Δ}。对于间歇性外斜视，结果相似，如果盲法测量总和比计划量多 1 mm，则增加的矫正效果为 2.9^{Δ}，如果实际测量值比计划的小 1 mm，则减少 2.7^{Δ}，这些差异均有显著性（$P < 0.01$）。对于那些实际测量与计划测量总共相差 1.5 mm 的患者，内斜视偏差为 4.7^{Δ}，间歇性外斜视偏差为 5.1^{Δ}。这些差异均有显著性（$P < 0.05$）。我知道在手术后 1 周进行的评估并不能预测最终结果，但它确实反映了在感觉适应之前对手术的即时反应。对我来说，这意味着在测量方面一丝不苟是值得的。

> 毫米数确实很重要

基础知识

肌肉滑脱和拉长的瘢痕

肌肉滑脱和拉长的瘢痕是截然不同的问题，它们在临床上有一个共同点，那就是手术后肌肉反应不良。它们都是由肌肉和巩膜之间形成的不适当的粘连造成的。如果肌肉已经后退，就会出现渐进性过矫。如果肌肉被截除，就会出现渐进性欠矫。虽然肌肉滑脱和拉长的瘢痕都有这些临床表现，但二者并不相同。不同的问题有不同的原因，也许最重要的是，应该以不同的方式进行处理。

1. 肌肉滑脱（或肌肉在肌鞘中滑脱）是由肌肉缝合不当引起的，缝合只包含了肌鞘，而没有缝合大量肌肉组织[7]。通常情况下，肌鞘内肌肉滑脱在手术后几周或几个月内就会很明显。我认为，如果注意我在肌肉缝合后经常练习的一种鲜为人知的手法，大多数病例都是可以避免的。我会这样做：在缝合肌肉并将其离断后，将肌肉的断端反过来观察肌肉背面，这样我就可以看到肌肉的下面，以及中央肌纤维是否用缝线固定，或者它们是否在向后滑动。令我惊讶的是，尽管在缝合肌肉时有意识地试图达到中等厚度，但我经常会看到，在肌肉断端的中心，

缝合线只是在肌鞘里，而不是固定真正的肌肉。如果确实看到肌肉的中心没有很好地固定，我会将中间一条缝合线穿过肌肉组织，如图 10.6 所示。我用双线缝合技术来进行后退和截除的操作，因为我相信这是防止患者醒来后肌肉收缩时肌肉中心下垂的唯一方法。如果使用单线缝合技术（我知道它比双线缝合技术更受欢迎），可以首先在肌肉中心进行一次小的全厚度（穿透）缝合，然后用一个结固定来防止缝合错误。由于肌肉滑脱是由错误的缝合技术引起的，肌鞘内肌肉滑脱发生的可能性较小（除非两侧出现相同的错误）。如果有肌肉滑入肌鞘内，你会在手术中发现一个薄而松弛的肌鞘附着在巩膜上。

2. 伸展（或拉长）的瘢痕不是由错误的缝合造成的。它可能是在有内在伤口愈合问题的患者中形成的，这使得他们容易形成拉长的瘢痕[8]。这反过来又会导致术后肌力量不足，在后退术后过矫，或在截除术后欠矫。因为这是一个内在的愈合问题，拉长的瘢痕经常出现在双侧。它们通常会在手术后数月（有时数年）出现，这与肌肉滑脱不同，后者更常发生在手术后的早期。在手术中，如果一个人没有高度怀疑瘢痕可能已经发生，就很容易忽视。与肌肉在肌鞘内滑脱相比，瘢痕更接近肌肉组织，但在瘢痕和实际肌肉之间通常有一个明显的界面。

对于肌肉滑脱和拉长的瘢痕，治疗方法是切除真正肌肉边缘前的异常组织，并将真正的肌肉缝合到巩膜上。对于肌肉滑脱，可以使用可吸收缝线，因为如果缝合得当，就可以避免复发。然而，对于拉长的瘢痕，不可吸收缝线更可取，由于潜在的愈合问题，常见复发。因此，重要的是要知道正在处理的是这两种情况中的哪一种。当然，病史和双侧发病在这方面可以有所帮助。在手术中，区分这两者可能很困难。在这两种情况下，大体外观可能是相似的，但如果在异常结缔组织下面用斜视钩勾取，空的肌鞘会比拉长的瘢痕更透明、更松弛。此外，在拉长

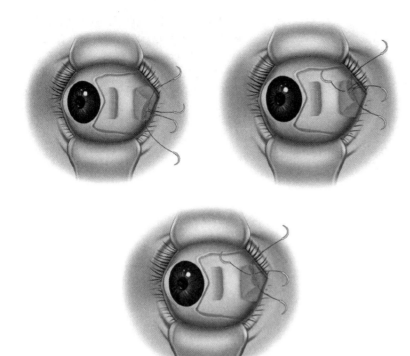

图 10.6 （a）离断的肌肉暴露下表面，可显示缝合的肌肉是否安全。（b）如肌肉中心不牢固，则需要缝合以加固肌肉中心。（c）当缝线被拉起时，中央肌纤维被固定

的瘢痕中，当斜视钩经过结缔组织和肌肉的交界处时，常有"隆起"的感觉。

当对有拉长的瘢痕或肌肉滑脱的患者进行手术时，无论是瘢痕拉长或肌肉滑入肌鞘内，切除所有结缔组织（瘢痕或空鞘膜）并确保将实际的肌肉缝合到巩膜上是很重要的。在这种情况下，明智的做法是避免使用悬吊术，否则将面临反复滑脱的风险。

问题

肌肉滑脱和拉长的瘢痕真的有区别吗？我认为一项研究表明，它们不能相互区分，应该被认为是同一类问题。

解答

在最初描述了拉长的瘢痕之后，我也怀疑这只是一种变相的肌肉滑脱。因此，当在识别这些在学习曲线中处于陡峭的上坡阶段的问题时，我通常会将切除的组织送往病理机构进行确认。早些时候，我担心我切除了很多组织（有时是 15 mm 或更多）时，我想确保我有没有无意中切除了一大块肌肉。肌鞘的组织病理形态与拉长的瘢痕不同，后者含有更多的纤维结缔组织。随着经验（和信心）的增长，我能够在手术中可靠地评估自己面对的是肌肉滑脱还是拉长的瘢痕。然而，这种区别不能仅凭外观来区分。这是集病史、组织感觉、半透明组织的评估以及沿着表面滑动斜视钩在瘢痕和肌肉交界处感受到"隆起"的综合结果。一项试图区分这两个情况的研究完全依赖于手术室照片进行盲法分级[9]。我认为这不足以区分这两种情况。

基础知识

后固定缝线

对后固定缝线效果的经典解释是，随着眼睛进入肌肉的作用区域，肌肉的杠杆臂会逐渐减少（图 10.7）[10]。Scott 计算出，在眼球内转 15°（约 30$^\triangle$）之前，对距离肌肉附着点 10 mm 的内直肌进行后固定

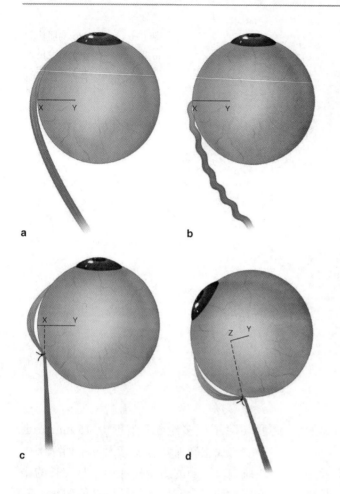

图 10.7 （**a**）内直肌后退前的有效杠杆臂从旋转中心到赤道（*X-Y* 线）。（**b**）如果进行后退，只要新的肌肉附着点不在赤道之后，杠杆臂就不会改变。（**c**）在后固定且眼处于原在位的情况下，杠杆臂的缩短可以忽略不计。（**d**）后固定后，当眼进入肌肉的作用区域时，杠杆臂明显缩短（*Y-Z* 线）

对减少力矩基本上没有作用[11]。因此，该方法对于平衡外转受限最为有效，例如，如果对侧眼存在外转落后，则在对侧内直肌后方进行后固定。

进阶知识

后固定术治疗高 AC/A 或集合过强

基于人们所接受的后固定手术的工作原理，如第 5 章所述，我认为使用后固定手术来治疗集合过强是不合逻辑的。如果预期的最终结果是原在位视远视近眼位均良好，则图 10.7 所示的作用机制表明，如果眼位获得正位，则后固定缝线并不起作用。如果患者视远正位，则视近通过集合形成正位所需的量等于瞳孔间距离（大约 5 ～ 6 cm）乘以视近使用的屈光度当量（约为 3），总共为

$15^\Delta \sim 18^\Delta$。平均分配到双眼，每只眼大约 $7.5^\Delta \sim 9^\Delta$，或者说大约 $3.75° \sim 4.5°$。Scott 的计算和逻辑表明，后固定缝合线没有起任何作用。然而，后固定手术对于集合过强或高 AC/A 型内斜视已有良好的结果[10, 12]。显然，一定有另一种机制在起作用。图 10.8[10] 描述了一种可能的机制，通过这种机制，即使眼处于原在位时，后固定缝线也会导致肌肉松弛。这一机制可能解释了无后退的后固定缝合对原在位的影响，也解释了为什么后固定增加了同时后退的效果。根据我的经验，对于高 AC/A 型内斜视，后固定加后退比标准公式后退起的作用更大，但变数也更多[13]。图 10.8 所示的机制不仅解释了后固定缝线增加手术效果的原因，也解释了为什么反应是可变的。即使肌肉没有后退，暴露后固定缝线时所需的肌肉的拉伸力量也会导

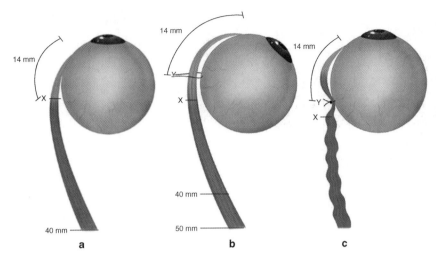

图 10.8 （**a**）如果内直肌的长度为 40 mm，则肌肉附着点后 14 mm 的 *X* 点是肌肉长度的 14/40。（**b**）为了缝合后固定缝线，侧向旋转眼球，将内直肌拉伸至 50 mm。现在，*Y* 点位于肌肉附着点后 14 mm 处，占肌肉长度的 14/50。*X* 点处的肌肉纤维现在位于 *Y* 点的后方。（**c**）如果后固定缝线将 *Y* 点固定在肌肉附着点后 14 mm 的巩膜上，则当眼球旋转到原在位时，后固定缝线后的肌纤维会产生松弛的效应

致后固定缝合后的肌肉选择性缩短。暴露所需的拉伸量是一个很难控制的变量。

> 后固定缝线会缩小远 / 近距离斜视度的差别，但并不可靠

进阶知识

"可调整的 Faden"

　　Scott 描述了一种对传统后固定手术的创新改进，即允许术后调整[14]。通过截除一定量的眼外肌，然后在可调整的缝线上进行等量的后退，可以有效地在不缩短剩余肌小节的情况下在后方创造一个新的肌肉附着点（图 10.9）。这类似于在没有肌肉后退的情况下做后固定缝线。如果因为原在位有斜视而想要产生一些后退的效应，可以比截除量做更多的后退，建议比例从比截除量多 50% 到 2 倍于截除量不等[14-16]。这种方法在平衡侧方注视缺陷方面非常有效，而且由于无法解释的原因（令我非常惊讶），在下直肌上进行时不会导致肌肉滑脱[15-16]。然而，这个术式有一些令人困惑的地方没有得到充分的解释。它似乎只对后退量 4 ~ 6 mm 是有效的。但是我们知道如果标准的

后固定缝线在肌肉附着点后 4 ~ 6 mm，是不起作用的。因此，我怀疑另一种机制起作用。Christiansen 等报告说，仅眼外肌肌腱切断术就会引起肌纤维重塑和肌球蛋白表达的调节[17]。也许这有助于解释"可调整的 Faden"手术的效果。关于这些原则的代表性病例，参阅第 21 章病例 21.9 和病例 21.12。

进阶知识

麻醉状态下眼球位置的重要性

　　Apt 和 Isenberg 确定，常规水平斜视的患者在麻醉下大约增加 30$^\Delta$ 的外斜视或内斜视减少[18]。随后，一些研究人员建议，如果患者不符合这些规则，手术量应该修正[19-22]。

　　Romano 提出，如果外斜视患者麻醉下外斜视比 Apt 和 Isenberg 的数据预测的要少，那么应该做比常规量小的手术。如果内斜视患者在麻醉下的向外偏斜比预期的要小，就应该进行比标准手术更大量的手术。如果患者在麻醉下有比预期更大的外斜，则相反的推理也适用。我自己的经验与这种做法相矛

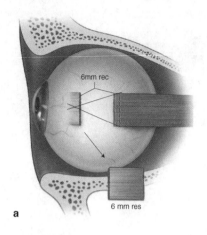

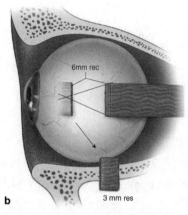

图 10.9 Scott 的"可调整的 Faden"手术。（**A**）在不影响原在位的情况下，后退量等于截除量（6 mm），肌肉中的肌小节不会发生缩短。（**B**）为了对原在位的眼位产生影响，后退（6 mm）超过截除（3 mm），从而造成肌肉中肌小节一定程度的缩短

盾。在大约 25 年的时间里，我定期评估和记录麻醉下的眼位，但没有改变我的手术方案。对于常规的内斜视和外斜视患者，我计算的那些偏离 Apt 和 Isenberg 预测但接受了标准手术的患者的手术量-效曲线，和那些在麻醉下与预期一致的患者的手术量-效曲线并没有不同。

 重点

上述关于麻醉下眼位的重要性的讨论仅涉及常规斜视，与运动受限或肌肉麻痹的病例无关，在运动受限或肌肉麻痹的病例中，如下所述的回弹试验和麻醉下的眼位可能很重要[23]。

 问题

哪些是重要的术中检查？

 解答

对于牵拉试验正常的患者，我们的手术往往是以公式来确定的，例如，矫正每棱镜度的眼位偏斜需要的毫米数。也许在未来，我们的方法会考虑到其他因素，比如肌肉弹性。但目前，术中检查可能不会改变我们对常规患者的手术方式。然而，如果有眼球运动限制，术中牵拉试验至关重要，在整个手术过程中，需要在每个关键时刻重复牵拉试验，例如，在肌肉离断后和重新缝合之后。这些发现须与主动收缩试验的结果相结合，当然，这需要在患者处于清醒状态时进行。在限制性斜视或简单再次手术的病例，Jampolsky 所描述的回弹试验很重要[23]。在做这个试验时，用镊子抓住角膜缘，从内转到外转（用于测试水平肌）来回转动 6 ~ 8 次，然后保持外转或内转位，松开镊子。注意眼睛停止的位置。随后重复这个动作，把眼球置于相反的注视方向。当限制眼球的力量平衡时，两个休止点应该对称均匀地分布在原在位的附近。然而，请注意，这项单独的试验没有考虑神经因素，不应该用来确定最终所需的肌肉后退量或截除量。例如，如果在急性第六脑神经麻痹后（在内直肌挛缩发生之前）立即对患者进行这项试验，结果可能会显示正常的居中眼位。然而，很明显，由于严重的神经失衡，仍然需要手术来恢复眼位。然而，如果同一患者几个月后（在内直肌挛缩之后）进行检查，结果将显示异常。因此，尽管这个试验对确定什么时候限制完全解除非常有用，但它的发现只是解决这个难题的部分答案。

Guyton 超常牵拉试验对于评估斜肌的紧张度非常有价值[24]。要检查下斜肌，我首选的方法是在 4 点 30 分的位置抓住眼球（对于右眼），然后将镊子和角膜缘推入鼻下象限。随后将镊子和角膜缘转向 6 点钟的位置。检查人员可以感觉到眼球在下斜肌上方旋转，并对其紧张度进行评估。对于上斜肌检查，是下斜肌检查的镜像方法。

我发现使用旋转牵拉试验时可以感觉到旋转的限制。在 6 点和 12 点抓住角膜缘，顺时针和逆时针旋转，直到感觉到阻力，如图 10.10[25] 所示。寻找对称性。我认为没有必要用一个以度为单位的实际刻度来量化旋转。仅仅通过观察就可以很容易地评估对称性。或者，镊子可以放在 3 点和 9 点位置。请参阅第 21 章病例 21.12，以获得这些原则的代表性病例。

问题

你什么时候会担心眼前节缺血（anterior segment ischemia，ASI），如何预防？

解答

ASI 的风险与患者的年龄和心血管系统状况成反比。虽然我总是害怕和犹豫，但我认为对于一个健康的儿童，在同一次手术中，可以安全地对同一眼的三条直肌进行手术。我从来没有同时做过四条直肌，但我知道有些人这样做没有问题。对于成年人，当然还有吸烟者和血液循环不良的患者，我不会在同一时间对同一眼两条以上的直肌进行手术。当甲状腺眼病患者的肌肉循环受损时，如果做了两条相邻的肌肉，特别是下直肌和内直肌——在甲状腺眼病患者中通常需要做这两条直肌——这种风险会增加。理论上，使用直肌折叠术取代肌肉截除，可能会保留一些血液循环。此外，有证据表明，角膜缘切口由于破坏了周围角巩膜缘的血液供应，是导致 ASI 的因素之一。我对上直肌和下直肌的首选切口是直接在肌肉附着点上方切开结膜，这是一种改良的 Swan 跨肌肉切口入路。这提供了最好的暴露，并避免了对角膜缘周围循环的影响。我

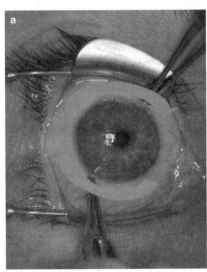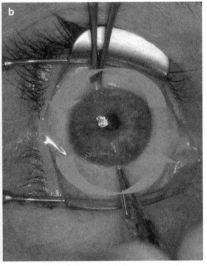

图 10.10 检查者面向患者的右眼视图（上方角膜缘在照片顶部）。照片展示了旋转牵拉试验来检查旋转限制的技术。（**a**）首先在 12 点和 6 点位置用镊子抓住眼球，然后顺时针旋转（内旋，箭头）。眼球可以顺时针旋转大约 40°，直到感觉到阻力。（**b**）不取下镊子的情况下，眼逆时针旋转（外旋，箭头）。只能逆时针旋转大约 15°，直到感觉到相同的阻力。这证实了外旋的限制（见彩图）

经常使用这种切口进行垂直直肌手术，不管我是否认为患者有特别的 ASI 风险。虽然我不经常使用这种方法来进行水平直肌手术（因为会留下明显的瘢痕），但对于垂直直肌，任何瘢痕都会被眼睑很好地隐藏。试试看，你会喜欢的！对于你认为有 ASI 风险的患者，如果你的手术计划包括水平直肌手术，并且如果不习惯使用穹窿切口，可以在内直肌的半月皱襞前面（几乎接触皱襞）行 Swan 跨肌肉切口。对于外直肌，可以在做切口前将眼内转，使切口偏向外侧足够远，这样当眼处于原在位时，它就会被外侧眼角遮住。这些操作基本上看不到瘢痕。当然，可以随时计划使用睫状血管保留技术[26]。本章稍后将详细讨论此术式。

医生："第一天我做手术，第二天如果不是我们满意的眼位，我可以调整。"

患者："真令我惊讶。我从来没有遇到过一个相信脊椎疗法（译者注：即手法治疗，不吃药不开刀）的外科医生。"

基础知识

可调整缝线

我在几乎所有涉及直肌手术的成人斜视病例中都常规使用可调整缝线。在大多数常规情况下，我只会将可调整缝线置于一条水平直肌和（或）一条垂直直肌上，以微调达到正位。如果不止一条肌肉有病理问题，例如，涉及甲状腺眼病，我可能会在某些情况下对一条以上的水平直肌或垂直直肌使用可调整缝线。我非常喜欢把可调整缝线置于后退的肌肉上，因为我认为截除术后本质上更加多变，因为肌肉往往会被拉长。我毫不犹豫地在双眼使用可调整缝线，或者在同一眼的垂直直肌和水平直肌上都使用可调整缝线。我个人的喜好是在术后第二天早上在我的诊室做调整。我并不想在手术室里调整，因为我强烈认为，由于手术操作和角膜表面问题造成的视物模糊使患者很难控制调节。

进阶知识

可调整缝线技术

我用两种方法将肌肉固定在可调整缝线上（滑动套环和蝴蝶结），我发现每种方法都有优缺点。就像生活中的许多事情一样，这是一个需要权衡的问题。滑动套环更容易调整，但会留下一个更大的结，可能容易在肌肉附着点形成持久的肿块。蝴蝶结避免了结膜下肿块的问题，看起来更美观，但比滑动套环更难调节。后来我发现自己习惯打蝴蝶结，除非我认为患者对于调整缝线过程可能会合作不佳。对于这些患者，我更倾向于使用滑动套环。

在早期使用可调整缝线的经验中，我把可调整缝线一侧臂留得很长，然后将其贴在眼附近的皮肤上，直到进行调整。最近，我把整个缝线的臂（几厘米长）塞在结膜下，只留下一个小环，可以在调整时抓住并拉出。如果使用下穹窿切口，我会通过肌肉附着点顶部缝合一个 Vicryl 长环，用它来向上拉，缩回结膜，以便在调整时暴露肌肉附着点位置（图 10.11）。如果使用角膜缘切口和结膜后退，我会特别注意将后退的结膜缝合到肌肉附着点前几毫米的位置，这样最后的结可以塞在结膜边缘下面（图 10.12）。这样做时，我发现在连接结膜瓣一角和相邻结膜的缝合中缝合一点巩膜前组织很重要，以防止结膜向后下垂并暴露出肌肉附着点。在使用角膜缘切口而不用结膜后退的情况下，我在结膜瓣的一角放置一个 Vicryl 长环，以便调整后再闭合结膜（图 10.13）。

进阶知识

悬吊术与固定巩膜缝合术的比较

有一些人更喜欢在所有斜视手术中使用悬吊技术，包括常规病例。这样做的好处是

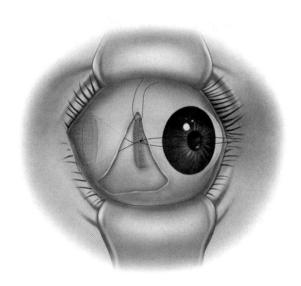

图10.11 下穹窿切口，6-0 Vicryl 套环穿过附着点的顶端。在调整时，可以用来缩回结膜，露出滑动套环。调整后，拆除可调整缝线。固定肌肉的缝线在操作结束时塞在结膜下。回缩结膜使其易于闭合

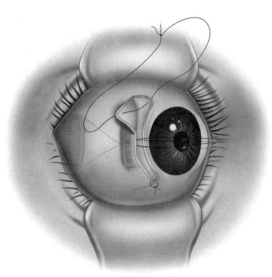

图10.13 在使用角膜缘切口而没有结膜后退的情况下，结膜瓣的一角在手术结束时解剖学上是闭合的。另一角是用一个大的预先缝合的环固定，以保证能延迟关闭

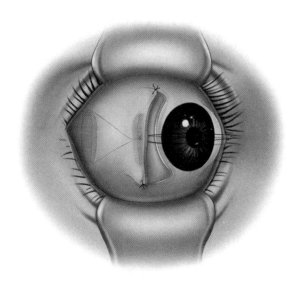

图10.12 在使用角膜缘切口和结膜后退的情况下，结膜后退恰好在附着点的前面。这样可以在调整后覆盖线结。其有助于在缝合前垂直拉伸结膜前缘，并使针穿过上方浅层巩膜，以防止结膜向后下垂

更安全，因为它缝合在肌肉附着点残端上，即使意外穿孔也不会穿透视网膜。我更喜欢固定巩膜缝合术而不是悬吊缝合术，因为前者可以更牢固地粘合到巩膜，理论上应该可

以减少肌肉滑脱或向前滑动的发生率。有意思的是，针对这一问题的唯一一项组织病理学研究发现，在使用悬吊技术的 16 条肌肉中，有 25% 的肌肉发现通过假肌腱附着在眼球上[27]。这些发现让我非常担心，以至于我不愿常规使用悬吊技术。在我认为可调整缝线会有帮助的情况下，我认为术后能调整眼位比增加的肌肉滑脱风险更重要。然而，这也是我在常规儿童斜视病例中不使用可调整缝线的原因之一。

悬吊技术与巩膜的粘连并不牢固

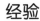 **经验**

如果使用可调整缝线，并且想知道肌肉在调整后的位置，使用参照结会有所帮助。在手术中将肌肉固定在可调整缝线上所需的位置后，将肌肉缝线的两臂在距肌肉附着点打结处任意距离系在一起，并测量该距离。在术后调整时，重新测量该距离。如果肌肉没有滑动，调整前的肌肉将和在手术室时一样。可以在调整后再量一次。通过从术中打结距离减去术后测量的打结距

离，可以确定调整时肌肉移动了多少（图10.14）。如果使用蝴蝶结技术，可以简单地在固定肌肉的长线的一臂上放一个参照结，将其作为测量的参照点。

基础知识

半可调整缝线

Spielmann 提出的半可调整缝线技术是对可调缝线技术很好的改良[19, 28]。该手术包括将肌肉的两端直接固定在巩膜上，并用可调整缝线悬吊肌肉中央（图10.15）。它的优点是最大限度地减少了不粘合巩膜的问题，特别是在下直肌后退的情况下，它还可以防止肌肉向前移行。主要的缺点是，虽然从本质上调整时可以完全消除后退的效果，但几乎不能增加后退进一步减弱的作用。这可以通过在手术时增加 1 ～ 2 mm 的后退量来避免，这样就最大限度减少了术后调整时增加后退量的需要。

重点

如果在悬吊上进行后退，包括使用标准的可调整缝线技术，并且还想要移位（例如，处理字母型斜视或在移位方向获得一个小的力的向量），那么将无法获得所需的移位效果。如果肌肉从肌肉附着点处悬吊，它将被"吸引"到最短路径并返回到未移位的位置（图10.16）。然而，这可以通过使用半可调整缝线技术来避免，使得肌肉保持在要移位的位置上[29]。

基础知识

全直肌移位术治疗运动功能缺陷

如图 7.5 所示，转位直肌在肌肉移位方向上产生一个力矢量。因此，对于第六脑神经麻痹或 Duane 综合征所见的外转缺陷，可将上直肌和下直肌移位到外直肌，以创造外转力的矢量。在进行这种类型的移位时，许

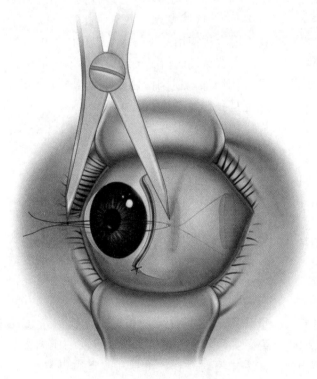

图10.14 肌肉缝线的两臂在距肌肉附着点打结处任意距离系在一起。线结和线结之间的距离用"X"来表示。将此初始距离与调整后线结的距离进行比较，计算肌肉的最终位置

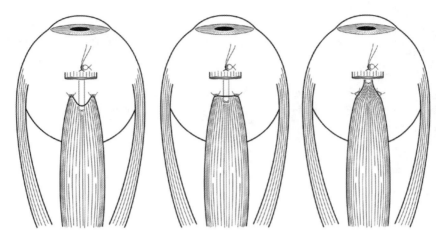

图 10.15　半可调整缝线的后退：（**a**）肌肉两端与巩膜缝合，以使中心部分成束状，使前徙更容易。（**b**）肌肉中心用标准的可调整缝线固定，中心向上拉以消除肌肉下垂。（**c**）在调整时，肌肉的中心可以相对于原来的附着点向前移动

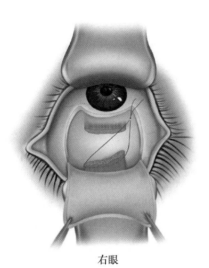

右眼

图 10.16　右下直肌悬吊后退。缝线穿过右下直肌附着点的鼻侧端，目的是使肌肉向鼻侧移位。然而，肌肉将通过假定眼球上最短的环绕路线来达到松弛，并将被"吸引"到它原来的方向。这将使计划中的向下移位难以实现

多人喜欢调整垂直直肌的新附着点的位置，使其与外直肌的纤维平行，如图 10.17a 所示。这种方法效果很好，多年来一直是我的首选方法。然而，自从出现了 Foster[30] 所描述的在侧方行后固定加强缝线，大多数人（包括我自己）都会沿着 Tillaux 螺旋定位移位的肌肉（图 10.17b），因为该方向能更容易地固定后方缝线。Foster 加强缝线术包括

用不可吸收缝线在角膜缘后约 16 mm 处将垂直直肌的纤维结扎到外直肌的上下边缘（大约 1/4 的肌肉宽度）（图 10.17c）。缝线不需要缝合在巩膜上。这是对全肌肉移位手术强大的加强手段。每当移位上直肌时，应该注意分离上斜肌系带，以防上斜肌被侧向拖拽[31]。

Knapp 手术使用类似的移位原理，通过将水平直肌移位到上直肌来治疗上直肌麻痹或单眼上转缺陷[32]。图 10.18 描述了最初 Knapp 定位移位肌肉的方式。现在大多数人对水平直肌移位要么将新的肌肉附着点平行于上直肌肌纤维（图 10.17a），要么沿着 Tillaux 螺旋定位（图 10.17b）。虽然没有数据表明其中一种技术优于其他技术，但如果使用 Foster 加强缝线，沿着 Tillaux 螺旋方向定位肌肉（图 10.17b）是最佳的。反向 Knapp 手术（将内直肌和外直肌移位到下直肌）可用于治疗下直肌麻痹。

进阶知识

部分直肌移位术治疗运动功能缺陷

我们可以通过移位 1/2 或 3/4 作用相反的直肌来治疗运动功能缺陷，特别是如果增加后固定加强缝线，可以获得相当强大的效果。当人们高度关注眼前节缺血时，这一点

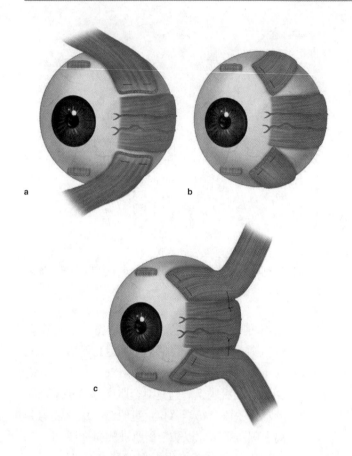

图 10.17 （a）左眼显示垂直直肌移位到外直肌，垂直直肌的新附着点与外直肌平行。（b）左眼显示沿着 Tillaux 螺旋定位移位肌肉的新附着点。（c）左眼显示了沿 Tillaux 螺旋垂直直肌移位的新的肌肉附着点方向，并增加侧方后固定缝线

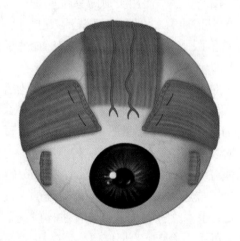

图 10.18　Knapp 最初描述的治疗单眼上转缺陷时水平直肌移位的方向

尤其有用。例如，要治疗第六脑神经麻痹，我们可以移位颞侧垂直直肌的一半或 3/4 到外直肌。应该特别注意辨认移位肌肉的鼻侧睫状前动脉，保持其不受破坏。其位置可以指导我们是移位一半的肌肉还是 3/4 的肌肉。

当这样做时，重要的是沿着垂直直肌的鼻侧缘切断节制韧带，这将使得完整的鼻侧纤维被横向拖动。

这个想法似乎很荒谬，但我找不出其中任何破绽。

——约翰尼斯·开普勒（德国天文学家、光学家）

进阶知识

上直肌移位治疗伴或不伴内直肌后退的运动缺陷

在美国小儿眼科和斜视学会年会上，Earl Crouch 介绍了一系列 Duane 综合征患者，在这些患者中，他将上直肌移位到外直肌并用 Foster 加强缝线加固，保持下直肌位置不变。许多人，包括我自己，都对他报告的良好结果感到惊讶，因为直觉上看，这个手术应该造成垂直不平衡以及明显的旋转。

随后，我认识了许多同行，他们使用这个术式取得了良好的效果，现在已经发表了一系列文章，证实了其对 Duane 综合征和第六脑神经麻痹患者的有效性和相对较少的并发症[33-35]。这种手术的优点是，除了比移位两条垂直直肌更容易、更快之外，即使同时后退内直肌，也可以避免前节循环的破坏。我目前认为这是治疗完全性外转缺陷的首选方法。

> 我认为伴或不伴同侧内直肌后退的上直肌移位是治疗完全外转缺陷的首选方法

问题

带 Foster 加强缝线的上直肌完全移位不会导致明显的内旋，这怎么可能呢？毕竟，简单地将上直肌向颞侧移位 7 mm 就能获得明显的内旋。在这方面，上直肌带 Foster 加强缝线移位到外直肌应该更有力。

解答

根据我们对肌肉力量和矢量的了解，这个手术应该会导致内旋，但事实并非如此。然而，我可以推测为什么它没有产生内旋。在针对该手术发表的最大规模的系列报道中[33-35]，只有 1 例患者发生内旋。这位患者的独特之处在于，他是唯一一位医生将 Foster 增强缝线固定在巩膜上的患者。我推测，移位的上直肌实际上确实为内旋施加了一个力的矢量（它必须如此）。如果肌肉固定在巩膜上，这种力就会传递到眼球，导致内旋。如果上直肌仅仅通过加强缝线连接到外直肌，则旋转力矢量将倾向于将外直肌拉向上直肌。这会反过来使外直肌处于伸展状态，从而产生一个外旋力的矢量。两个相反的旋转矢量可能会互相抵消。

进阶知识

Jenson 手术

Jenson 手术包括在肌肉附着点处纵向劈开上直肌、下直肌和外直肌，然后用不可吸收缝线将垂直直肌的颞侧悬吊并结扎到赤道附近相邻半侧的外直肌，而不离断任何一条肌肉。该手术的一个基本原理是，由于肌肉没有被切断，它可以维持眼前节循环，从而允许内直肌同时后退，而不必担心眼前节缺血。虽然血液不太可能通过移位的肌肉，但由于固定肌肉的缝线处于相当大的张力之下，该手术确实需要使上直肌和下直肌的鼻侧半部分不受干扰，从而可以保护眼前节的循环。尽管仍然有人描述 Jenson 手术的良好效果，但我多年前就因为几个原因放弃了这个术式。我认为全肌肉移位联合 Foster 后固定加强缝线更有效。而且如果需要，Jenson 手术后的再次手术要困难得多。在许多情况下，移位的一半肌肉组织会萎缩，变成瘢痕组织。此外，尽管在手术结束时，垂直直肌的相邻半部分和各自的外直肌都位于颞上象限和颞下象限，但如果外直肌确实松弛，移位肌肉的形态会随着时间的推移而改变。在再次手术时，我观察到外直肌各半侧均松弛，让垂直直肌的各半侧很容易地移到它们原来的方向。实际上，这最终只是外直肌加强的手术。这种移位可以在颞下象限和颞上象限将肌肉的各半侧通过缝线固定到巩膜来避免，尽管这种改良已不是最初描述的手术的一部分。

进阶知识

小量水平直肌移位治疗小度数垂直斜视

利用在肌肉移位方向产生力矢量的原理，可以用水平直肌的小量移位来治疗伴水平斜视的小度数垂直斜视。假设患者存在小度数右眼下斜视伴内斜视，如果计划后退双眼内直肌，右眼内直肌上移和左眼内直肌下移几毫米可以有效地治疗小度数垂直斜视。做肌肉后退 / 截除手术时，如果正在做右眼，则可以将内直肌和外直肌上移位，如果正在做左眼，则可以同时将这两条肌肉向下移位。一般说来，我将这种方法限制在处理垂直斜视小于 8$^\Delta$ 的范围内；如果上斜视较大，我通常会增加垂直肌肉的手术，而不是调整水平直肌。虽然有作者已经出版了每毫米直肌移位手术矫正垂直斜视效果的量表，但我发现没有什么帮助。他们假设这种影响呈线性关系，例如每毫米矫正 X$^\Delta$。其实这是一种误导。如果你想象上下移动一条水平直肌时，力矢量大小的变化，那么第 1 mm 基本上不会产生垂直矢量，2 mm 时会产生一点垂直矢量，直到移位大约 3 mm，这种效果才会出现，开始变得有意义。我通常移位 3 mm 矫正 4$^\Delta$～5$^\Delta$ 垂直斜视，移位 4 mm 矫正 5$^\Delta$～8$^\Delta$ 垂直斜视。

类似的原则也适用于垂直直肌的水平移位，以治疗微小的水平斜视。然而，垂直直肌水平移位比水平直肌垂直移位对旋转的影响更大。

> 水平直肌垂直移位的垂直效应不是线性的

进阶知识

一系列少见的手术方法

折叠

在这本书发表前不久的几年里，人们对用折叠术替代肌肉截除术来加强肌肉产生了新的兴趣。研究表明，折叠术不太可能破坏眼前节循环[36]，而且可以使用可调整缝线技术[37]来进行手术。加强的毫米数相同，基本上可以与截除术互换。自 20 世纪 80 年代初以来，一种改良的折叠术在墨西哥一直很受欢迎。这种手术被 Romero Apis 称为线性折叠术，Arthur Jampolsky（私人交流，2012 年 9 月 24 日）亲切地称之为"墨西哥折叠"，包括在肌肉附着点处用钩子从中央纵向劈开肌肉，在劈开肌肉的顶端缝线，然后将缝线穿过肌肉附着点。当缝线打结时，肌肉的中心被折叠（图 10.19）。似乎合乎逻辑的是，"墨西哥折叠"比标准折叠术保留了更多的眼前节循环，但可能更容易导致结

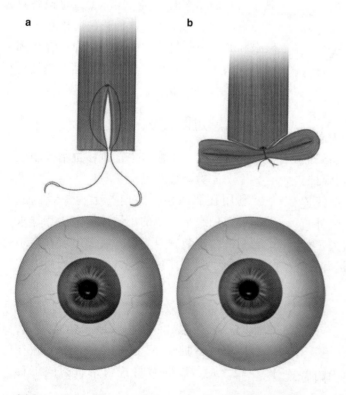

图 10.19 "墨西哥折叠"。（a）从肌肉附着点中央劈开，至所需折叠量大小的距离。在劈开口顶端的肌肉中缝上一条缝线，线的双臂通过肌肉附着点缝合。（b）缝线打结，从而肌肉被折叠

膜下出现肿块。没有数据支持这一推测。我没有这方面的经验。逻辑上，就保留眼前节血供来说，与传统的折叠相比，这种方法有更多的优势。最近，Leenher 和 Wright 描述了对这一手术的小的改良，如果仅限于非常小量的折叠[38]，可以将其作为表面麻醉下的诊室手术。

滑车固定术

基于后固定手术通过引起机械限制而起作用的假设，而不是传统的减少肌肉杠杆臂的概念，Clark 建议将肌腹固定到滑车上，作为经典的后固定手术的替代方式[39-40]。与经典的后固定手术相比，该手术可逆的可能性更大。我个人认为它可能通过一种与经典后固定不同的机制起作用，正如上文 Scott 所描述的"可调整 Faden"具有与标准后固定类似的效果这一事实所证明的那样，但不会产生 Clark 建议的标准后固定所产生的限制。

睫状血管保留

McKeown 描述了一种在后退或截除手术中保留睫状前血管的技术[26]。包括在离断肌肉前仔细分离肌肉的血管，并在离断和缝合过程中注意保持其完整性。这是一个技术要求很高的手术过程，特别是如果没有太多经验，不能指望总能获得成功。明智的做法是总要有一个后备计划，以防不经意间伤到血管。在某些再次手术的病例中，由于之前的瘢痕，可能在技术上分离血管并不可行。我仅将血管保留用于那些具有眼前节缺血高风险的患者，以及我计划对单眼或双眼的第三条直肌进行手术的患者。我发现这一术式的学习曲线很陡，但在约 5 个病例之后，我就不必求助于我的备用计划了。在以前手术过的肌肉中，我没有实现成功保留血管。

> 在计划保留血管的手术时，始终要有后备计划，以防血管受到创伤

肌肉缝合于眶骨膜上

如果想要达到使肌肉完全失去功能的目的，把它缝到眼眶骨膜上是最有效的方法[41-42]。最常见的情况是无任何外转功能的 Duane 综合征伴严重眼球后退，以及第三脑神经麻痹。从技术上讲，这并不困难，但当第一次做时，可能会超出斜视手术医生通常的舒适区。须用手术刀刀片或类似的器械在眼眶眶缘后几毫米处切开骨膜，然后将缝线牢牢地穿过骨膜。建议用有色的不可吸收缝线固定肌肉，比如蓝色的 prolene 缝线。这使得必要时更易逆转该手术。我所参与的一例手术涉及逆转眶骨膜固定效果，由于之前的手术医生有远见地使用了可见的蓝色 prolene 缝线，大大促成了手术的顺利进行。

骨膜瓣

当处理完全性肌肉麻痹，以及缺乏其他可以有效移位的有活性的肌肉时，可以使用骨膜瓣将眼球固定在原在位[43]。

一种可能有用的常见情况是治疗完全性第三脑神经麻痹，如上所述，外直肌可以缝合到骨膜上，并可以做鼻侧骨膜瓣来固定眼球。这项手术最好与眼整形外科医生配合进行。

寻找丢失的眼外肌的开眶术

Rosenbaum、Goldberg 等首创了一种前部开眶术和标准斜视手术相结合来复位丢失的肌肉的方法[44]。我认为这是寻找肌肉丢失最有效的方法，成功率最高。这可能也应该和眼整形外科医生一起完成。在肌肉长期丢失的情况下，或在鼻内镜鼻窦手术创伤后，进行动态磁共振成像（MRI）以查看后部内直肌的剩余部分是否仍有收缩力是很有用的。

直肌移位术治疗旋转

如图 7.5 所示，移位直肌在肌肉最初附着点的方向上会产生旋转力矢量[45]。因此，

上直肌的颞侧移位或下直肌的鼻侧移位会使眼球内旋，从而矫正外旋。相反方向的直肌移位会使眼球外旋，从而矫正内旋。类似的推理也适用于水平直肌的垂直移位。但与垂直肌肉相比，水平直肌移位对旋转的影响较小，具体原因不清。我发现将一条垂直直肌水平移位 7 mm 可以矫正大约 7° 的旋转[46]。

Scott 分级断腱治疗小度数的斜视

对于非常小的垂直斜视（$1^\Delta \sim 3^\Delta$）的治疗，Scott 描述了一种包括切断上直肌或下直肌鼻侧或颞侧纤维的手术[47-48]。这是在门诊表面麻醉下完成的操作。肌肉附着点上方的结膜被切开，并暴露肌肉。开始从一端（鼻部或颞部）伸入剪刀剪开肌纤维，并重复测量斜视度。当大约 3/4 的肌肉被切断时，就会开始产生效果。决定从鼻侧还是颞侧入路可能会受到旋转（如果有）的影响，而你可能想要一并纠正。实际上，这一操作就像是在肌纤维完好无损的方向上对肌肉附着点进行了小范围的移位。因此，在下直肌上做这种手术时，如果想要减少的是小角度的外旋，应该从颞侧向鼻侧端离断，保留鼻侧肌纤维附着。这实际上就像做小角度的下直肌鼻侧

移位术。Wright 描述了对 Scott 手术的微小改良，它涉及离断肌肉中央的肌纤维[49]。虽然我对这两种手术都没有经验，但我知道很多人都在使用并很喜欢。我缺乏经验的部分原因是我看过的患者很少适合做这种术式。

边缘切开术

肌肉减弱的主要原因是随着肌肉后退而出现肌小节缩短，或者是肌肉本身被拉长，但肌肉附着点的位置没有改变。后者可以通过肌肉切开术来完成，它在不改变肌肉附着点位置的情况下拉长肌肉。Helveston 的研究表明，肌肉一侧或两侧的小量剪断并不会导致肌肉显著增长。直到在相反的方向上有足够长的离断且相互重叠，并且拉长的量等于重叠的量，减弱作用才会发生（图 10.20）。当需要进一步减弱肌肉，但肌肉已经处于明显后退的位置，进一步后退有可能导致功能不足时，边缘 Z 形肌肉切开术是有用的。从技术上讲，这是一个相对简单的手术，但必须非常小心，以避免意外地完全切断肌肉，如果目标是肌肉宽度的 75%，很容易发生这种情况。这种效果是可以定量的，但程度有限。主要的实质性缺点是往往会导致相当大

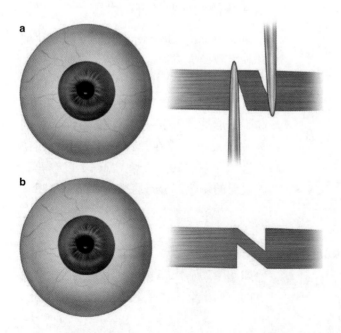

图 10.20　75% Z 形肌肉切开术。（a）在肌肉上放置止血钳。在止血钳正面肌肉宽度的 75% 处切开，沿相反的方向，再切开 75% 的肌肉宽度。（b）取下止血钳，肌肉延长量等于重叠量，在图中所示病例中延长量为肌肉宽度的 50%

的瘢痕，并且肌肉切开术后的再次手术可能会很困难。除了留下瘢痕，人们通常只能找到一片薄薄的完整肌肉，很容易就能拉断。Z 形肌肉切开术后连接前后肌纤维的宽度等于两次切口之间的距离。切口应至少相隔 4 ～ 5 mm，以避免连接的肌肉过窄。

外直肌赤道固定术治疗松眼综合征

Demer 等发现了年龄相关性视远内斜视综合征，他们也称之为松眼综合征[50-52]。它的特征是获得性（通常在成年）视远内斜视，视远内斜视超过视近斜视度 10^Δ，并伴有上直肌和外直肌的结缔组织连接带的退化。眼眶冠状 MRI 显示眼球向下移位（图 10.21）[53]。手术可以行常规的双眼内直肌

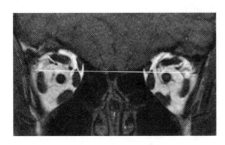

图 10.21　滑车异位患者的冠状眶 MRI。相对于右侧外直肌，左侧外直肌位于下方。在一些患者中，这可能会导致分开不足型内斜视，而在另一些患者中，这可能会导致受累眼的下斜视（from Kushner[53]，with permission）

后退术、双眼外直肌截除术或外直肌赤道固定术[54]。后一种手术旨在纠正病因，方法是赤道附近采用一条不可吸收缝线将下垂的外直肌的上缘固定在巩膜上，将其抬高到正常的水平位置。虽然这种手术比常规手术简单，但目前还不清楚它是否成功率更高。虽然我已经对几位患者应用过这种方法，效果很好，但我的经验不足以确定外直肌赤道固定术是否比常规的水平直肌后退或截除术更有效。

Yokoyama 手术治疗重眼综合征（也称为近视固定性斜视）

1997 年，Krzizoh 和合作者描述了一种综合征，高度近视眼随着眼轴的增加会发展成内斜视和下斜视，外转和上转受限[55]。因为拉长的眼球在上直肌和外直肌之间疝出，导致眼球向鼻侧和向下方移位。这种疾病已经被称为重眼综合征或近视固定性斜视，需要冠状眼眶成像来诊断（图 10.22）。Yokoyama 等描述了治疗这种疾病的方法[56]。包括用一条不可吸收缝线在赤道周围使外直肌和上直肌相互连结。巩膜上不需用 Krzizoh 提出的缝线。参见第 21 章病例 21.11 和病例 21.23，这是这些原则的代表性病例。

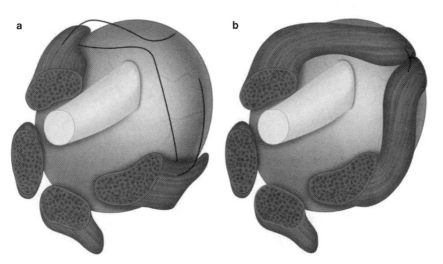

图 10.22　重眼综合征。（**a**）艺术家对右眼重眼综合征后面观的绘图。外直肌向下移位，上直肌向鼻侧移位。（**b**）Yokoyama 手术，缝线从外直肌和上直肌的边缘通过，当打结时，缝线将两条肌肉拉近

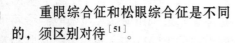

重点

重眼综合征和松眼综合征是不同的，须区别对待[51]。

常规手术方式内直肌后退或外直肌截除可能对松眼综合征有效。但是，截除外直肌可能会加重重眼综合征。拉紧外直肌对眼球的压力将会增加，会加重眼球在外直肌和上直肌之间的疝出。

经验

如果治疗获得性外转和（或）上转受限的人工晶状体眼成年患者，要考虑重眼综合征。询问高度近视的病史，如果有疑问，检查眼轴长度。

经验

虽然传统上需要眼眶成像来诊断重眼综合征，但 de Faber 描述了一种他认为有用的诊室检查方法（Jan Tjeerd de Faber，医学博士，私人交流，2017 年 5 月 7 日）。在一位他怀疑有重眼综合征的患者中，他用示指通过下眼睑向后推动眼球，然后观察外转是否有所改善。在重眼综合征中，眼球后移可以减轻上直肌和外直肌的张力，使它们恢复到更接近正常的位置，从而改善眼球的外转功能。考虑到眼眶 MRI 的成本，de Faber 医生被称为"金手指医生"。我还没有机会尝试这个方法。

眼外肌的化学去神经疗法

使用肉毒杆菌毒素（BTX）对眼外肌进行药物去神经治疗因地域和受试者个体反应的不同而有很大不同。有一些人很少使用，另一些人经常使用，还有人使用时会选择结膜切口进行手术。我自己使用 BTX 的经验相当有限，因为我发现其对大度数斜视无效；对于较小度数的斜视，我发现许多患者对注射后几周到几个月的眼位并不满意，在此期间，肌肉在注射药物作用下处于麻痹状态，

并出现严重的过矫。他们发现接受手术更可取，几乎可以立即得到改善。尽管如此，在一些情况下，我还是发现 BTX 相当有用。

1. 我认为 BTX 最有效的情况是治疗术后不久的过矫，包括截除眼外肌后，牵拉试验显示截除的肌肉太紧。BTX 在手术后 1 周左右截除的肌肉中使用通常可以避免再次手术的需要。通常情况下，我首先尝试被动眼球运动试验来拉伸肌肉，但如果不成功，下一步就是使用 BTX 进行化学去神经治疗。

2. 我发现 BTX 可以作为切口手术的一种辅助手段，既可以提高手术效果，又不会损伤肌肉，也可以避免对第三或第四条直肌进行切口手术，以避免眼前节缺血。如果我认为纠正斜视所需的内直肌后退量太大，以至于会使肌肉麻痹，那么使用 BTX 增强肌肉后退的效果是一个可行的选择。或者，如果我将上直肌和下直肌移位到外直肌来治疗第六脑神经麻痹或 Duane 综合征，但也需要减弱挛缩的同侧内直肌，BTX 是内直肌后退的替代方案，从而将眼前节缺血的风险降至最低。

我有信心，BTX 有许多更合适和更有效的用途，只是我没有太多经验。我建议感兴趣的读者参考关于这个主题的出版文章[57-63]。

眼外肌的药物强化

作为 BTX 对眼外肌进行化学去神经的必然结果，一项令人兴奋的新工作目前正在进行，即向眼外肌注射药物来加强眼外肌。这项研究的大部分工作涉及使用布比卡因[64]，是观察到在白内障手术时无意中注射布比卡因至眼外肌，导致肌肉肥大和肌肉亢进的结果[65]。

特殊的斜肌手术

这些手术将在第 12 章详细讨论。

进阶知识

预见和预防

我们倾向于首先根据原在位

斜视度来选择手术方案。在某些情况下，想实施的方法可能会导致侧方注视非共同性，这是可以预见的。假设有一例左侧轻度第六脑神经麻痹患者，仅有轻微的外转限制，测量的斜视度如下：

正位（右侧注视）←左眼内斜 15$^\Delta$（正前方）→左眼内斜 25$^\Delta$（左侧注视）

此时，我们计划将左眼内直肌后退来达到矫正目的，这可能适用于原在位斜视度仅为 15$^\Delta$ 的情况。然而，可以预见的是，这会导致患者目前右侧注视时的正位变为外斜视。通过预见这个问题，可以通过同时在右眼外直肌做后固定缝线来避免。另一种方法是不后退左眼内直肌，而是后退右眼内直肌。这将在左侧注视中提供更多的校正，而对右侧注视影响最小。参见第 21 章病例 21.5，以获得这些原则的代表性病例。

> 预见手术方案对侧方注视的不良后果，并提前预防

经验

手术绘图

我学到了更多的方法来提高手术技巧——在手术结束时为每个斜视手术步骤画一张简单的草图。我使用图 10.23 中所示的模板，将其打印在无碳复印纸上。一份放在病历中（如果是纸质的）或扫描成电子病历，另一份保存在我诊所的档案中。我在上

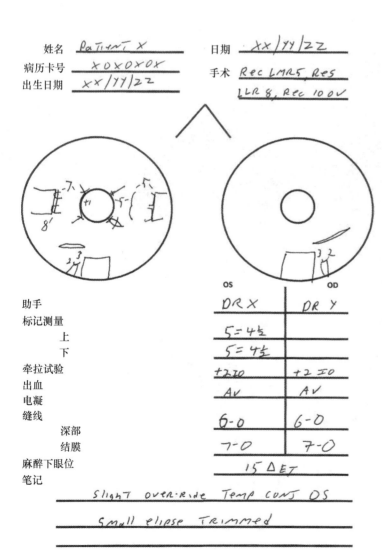

图 10.23 为一名假设患者填写的眼外肌手术绘图模板。该患者经角膜缘切口接受左眼内直肌（LMR）后退 5 mm，左眼外直肌（LLR）截除 8 mm，经穿窿切口行双眼下斜肌（IO）后退至下直肌附着点后方 3 mm 和颞侧 2 mm。右眼内直肌最初在距角膜缘 5 mm 处以扇形附着，右眼外直肌附着于角膜缘后 7 mm。使用了角膜缘切口，我感觉在颞侧角膜缘有轻微的结膜覆盖（+1）。我的助手是 X 医生（左眼）和 Y 医生（右眼）。麻醉下眼位为 15$^\Delta$ 内斜视。加强牵拉试验显示双眼下斜肌紧度+2。我缝合肌肉使用的是 6-0 vicryl 缝线，用 7-0 vicryl 缝线关闭结膜。出血量一般。我觉得上方结膜切口松弛有轻微裂开，于是补缝一针。由于结膜覆盖，我在左眼颞侧缘修剪了一个小的椭圆形结膜。我没有关闭穿窿下斜肌切口

面记下一些小的发现，这些发现可能比较难懂，无法包括在口述笔记中。这张图则一目了然，比阅读完整的手术记录操作更容易。如果感觉到肌肉有一点下移位，我可以记录肌肉附着点的形状；如果与住院医生或同事一起手术，我可以指出谁做了哪条肌肉，等等。保存在我诊所里的副本是为了防止图表丢失、电脑故障，甚至是防止无法登录。自20世纪70年代中期以来，我给每个做过手术的患者都画了这样的一幅图，我从来没有后悔过花这几分钟的时间来画图。

进阶知识

斜视手术如何产生诱导效应

肌肉产生的力矩是力乘以力臂。经典的理论是，肌肉后退会使肌小节缩短，从而减弱肌肉的力量（图10.1）。然而，这并没有考虑到我所说的手术的"诱导效应"[66]。设想一下一眼35$^\triangle$的内斜视。如果使眼恢复正位，鼻侧巩膜上的任一点都会在眼眶内向前旋转（图10.24）。移动量是旋转度和眼球大小的函数。对于一个假设直径为24 mm的眼球，矫正35$^\triangle$将导致鼻侧巩膜上的一点向前旋转3.66 mm［译者注：原著此处为3.28 mm，经与原著作者沟通，应为3.66 mm，以下相关数据同改。按照1° = 2$^\triangle$计算，弧长 = π × 直径（24 mm）× 角度（17.5°）/360°］。这种现象的结果是，如果在一只内斜视的眼中将内直肌后退5 mm，而手术后眼位达到正位，那么后退肌肉的新附着点将在眼眶内向前移动3.66 mm。肌小节净缩短量仅为1.34 mm（图10.25）。此外，未手术的外直肌的附着点将在眼眶内向后移动3.66 mm，因此，外直肌的手术缩短

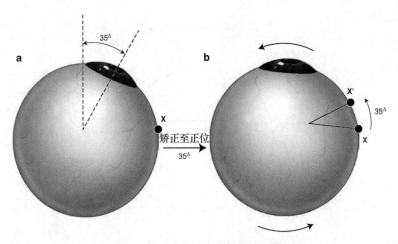

图10.24（a）该眼是35$^\triangle$内斜视。（b）如果眼位变正位，鼻侧巩膜上的任一点（X点）将在眼眶内向前旋转35$^\triangle$或约17.5°

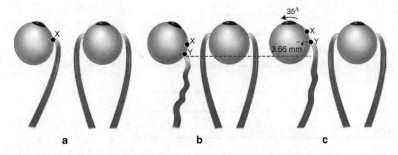

图10.25（a）左边的眼是35$^\triangle$内斜视，眼球水平直径为24 mm。内直肌附着点为X。（b）内直肌从X点到Y点后退5 mm。（c）如果眼球处于正位，新的内直肌附着点在眼眶中向前旋转3.66 mm，净后退量仅为1.34 mm

量会比内直肌的手术量更大（图 10.26）。当我第一次意识到这一点时，我的第一反应是"这太疯狂了。"当然，对于 35^Δ 的内斜视，我们也会在注视眼做内直肌后退，或者做内直肌后退眼的外直肌截除。如果在斜视眼进行 7 mm 的外直肌截除，且眼球达到正位，截除的外直肌将向后旋转 3.66 mm，导致外直肌净拉伸仅为 3.34 mm（图 10.27）。乍一看，似乎可以通过对注视眼进行手术来避免所有这些负面影响。如果眼位已经是正位，似乎这些诱导效应就不会发生。但未做手术的斜视眼将会变正，从而拉伸内直肌和缩短外直肌。对于任何手术组合，例如对称后退，或在注视眼或非注视眼行后退 / 截除手术，肌肉缩短或拉伸的净量是相同的，而我们实际得到的缩短或拉伸的量比我们认为需要的要小得多。那么斜视手术是如何发挥

作用的呢？设想一下一眼向内偏斜。为了让它保持在该位置，内直肌的力矩减去组织阻力必须等于外直肌的力矩减去组织阻力（图 10.28）。如果内转的力量不等于外转的力量，眼位就会处于不同的位置。我认为手术的实际效果是改变眼球相对于肌肉的方向，同时对肌肉的长度-张力产生最小的影响。理论上，这等同于内斜视患者完全离断内直肌和外直肌，使眼球转动达到正位，然后在眼球上任何不改变肌肉的肌小节长度的位置重新缝合肌肉（图 10.29）。对于眼球直径为 24 mm 的 35^Δ 内斜视，由此产生的后退和截除量各为 3.66 mm——显然是不够的。但这一计算没有考虑到必须克服的组织阻力，导致需要稍微大一点的手术量。这一令人困惑的问题在之前发表的一篇文章中已经进行了更详细的讨论[66]。

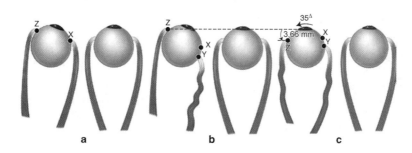

图 10.26 （a）左边的眼是内斜视。内直肌附着点为 X，外直肌附着点为 Z。（b）内直肌从 X 点后退到 Y 点。（c）如果眼球内斜视 35^Δ，眼轴长度为 24 mm，则后退的内直肌向前旋转 3.66 mm，外直肌缩短 3.66 mm，如果矫正 35^Δ 内斜视，这导致内直肌净缩短 1.34 mm，外直肌缩短 3.66 mm

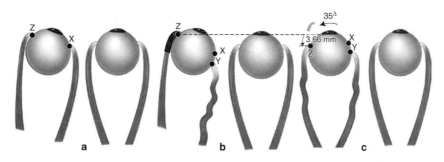

图 10.27 （a）左边的眼是内斜视。内直肌附着点为 X，外直肌附着点为 Z。（b）内直肌从 X 点后退至 Y 点，外直肌截除 7 mm。（c）如果是 35^Δ 内斜视，眼轴长度为 24 mm，则后退的内直肌将向前旋转 3.66 mm，外直肌将缩短 3.66 mm，导致截除的外直肌的拉伸量仅有 3.34 mm

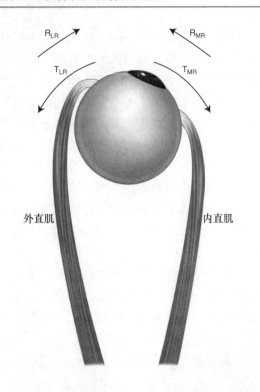

图 10.28 当右眼处于内斜视位置时，内直肌和外直肌产生的力矩（T_{MR} 和 T_{LR}）必须平衡，以适应所有组织阻力（R_{LR} 和 L_{LR}）

外直肌　　　　　内直肌

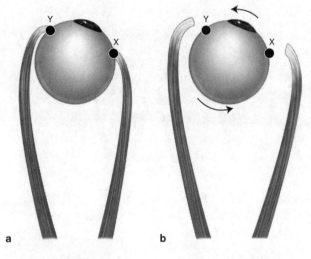

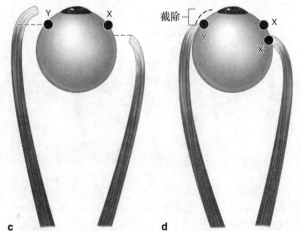

图 10.29 （a）如图 10.28 所示，在内斜视的右眼中，所有内转和外转的力量必须保持平衡。（b）要维持平衡，"理想的手术"是将肌肉离断，（c）将眼旋转至正位，（d）在不改变肌肉长度的情况下重新缝合肌肉。这包括将内直肌缝合到与其断端相对的位置（如果肌肉的长度不变），将外直肌缝合到原来肌肉附着点在肌肉上相对的位置，并截除前面的部分。考虑到组织阻力，这个假设性构念需要调整

斜视手术的功能益处

基础知识

消除复视

毋庸置疑，大多数复视患者都可以通过成功矫正眼位来消除复视这种症状。

基础知识

改善双眼视

有一种普遍的误解——更多来自综合眼科医生、验光师和初级保健医生，而不是斜视医生——如果斜视手术不能产生完美的双眼视和立体视，那就"仅仅是美容而已"。这与患有长期斜视的成年人尤其相关，特别是合并弱视时。

事实上，双眼视有多种程度，立体视可能是最高等级之一。在一组 359 名接受手术治疗长期持续性斜视的成年人中，86% 的患者在手术后几乎立即通过了 Bagolini 线状镜测试，从抑制转为双眼注视[67]。无论术前存在哪种类型的斜视，斜视的持续时间多久，或斜视眼的弱视程度（如果存在）多深，绝大多数患者在手术成功后都会转为双眼注视。此外，术后使用 Bagolini 线状镜观察到的双眼视功能的发展似乎与术后眼位的稳定性有关。我认为 Bagolini 线状镜测试是确定患者是否"用两只眼看"的最好测试，因为它最接近日常的视觉环境。

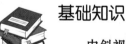

基础知识

内斜视患者双眼视野的扩大

内斜视患者斜视眼一侧的双眼视野缩小。根据斜视角的大小，此缺陷范围最高可达 30°。在一项对 35 名内斜视患者的研究中，34 名（97%）患者在斜视手术后双眼视野增加，这与眼位矫正的程度一致[68]。术后双眼视野扩大与内斜视类型（婴儿型与后天型）、斜视持续时间、斜视眼视力或儿童早期获得满意的眼位均无相关性。

试试这个试验

睁开双眼注视你面前的墙壁。现在闭上一只眼，你可以立即感受到闭眼一侧的视野消失。然后再睁开眼，感受扩大的视野的差别。我认为扩大双眼视野是内斜视手术的一大好处。报告表明，视野缩小与机动车事故的增加高度相关[69-71]。此外，斜视手术成功后，动态视野通常会有所改善，这对驾驶机动车或航行等活动非常重要[72]。我推测，在接受婴儿型内斜视手术的婴儿中所报道的发育获益可能是由于手术后双眼视野的扩大所致[68, 73]。

误区

如果患者在斜视手术后没有发展出高级立体视，就没有功能上的好处。

事实

立体视只是双眼视觉的一种形式。

大多数患者即使没有立体视，如果眼位矫正得当，也会表现出某些形式的双眼视功能的改善。

误区

如果患者没有立体视，就没有深度觉。

事实

我认为告诉立体盲患者他们缺乏深度觉是错误的，特别是如果他们从婴儿时期就缺乏立体视。立体视只是我们判断深度的一种机制，这类患者学会了使用其他线索，包括视差、近距离物体重叠远距离物体这一事实，以及其他情境线索。

进阶知识

双眼抑制与双眼总和

双眼总和是指双眼视力优于任何一只单眼视力的情况,双眼抑制是指双眼条件下视力比单眼更差的情况。Pineles[74-78]主持的研究表明,斜视患者的双眼总和降低,双眼抑制增加,这两种情况在斜视手术成功后可能会变得更为正常。

基础知识

斜视手术的心理社会效益

根据大量报道,斜视会产生严重而持久的心理社会影响[79-84]。大多数患有斜视的成年人认为,眼位偏斜对他们的生活质量、自我形象、人际关系、就业能力、社交和视觉功能都有很大的负面影响。此外,据报道,斜视成人的痛苦程度高于年龄和性别匹配的对照组[80]。虽然这些都是成人斜视的主观印象,但已经得到了客观的证实。研究表明,患有斜视的成人被认为智力较低,存在严重的负面社会偏见,不太可能被雇佣,也不太可能在军队中获得晋升[85-87]。根据婚介机构的说法,明显的斜视外观会对寻找伴侣产生负面影响[88]。这些发现非常有意义,因为大多数患有斜视的成人愿意牺牲一部分预期寿命来摆脱斜视及其相关影响——这似乎令人震惊。Berberat[89]的一项研究提出了这种偏见的神经生理学基础。在这项研究中,31名志愿者在观看斜视和正常受试者的图片时进行了功能磁共振成像。在31名志愿者的30名中,与观看正常受试者的图像相比,观看斜视患者的图片导致杏仁核、海马和梭形回显著被激活,表明情绪反应消极。作者的结论是,"斜视的治疗改变了斜视患者的人际关系,这是建立在可见的器质性发现的基础上的。"有意思的是,31名志愿者中唯一一名前述大脑区

斜视具有深刻的社会心理影响

域没有被激活的是一位参与设计这项研究的眼科医生[90]。研究表明,成人斜视手术对健康相关的生活质量有积极影响[91-93]。

尽管这些社会心理问题源于不正常的外观和不正常的眼神交流,但它们确实是真实存在的,不仅仅是外观问题。找不到工作或无法从事某些职业,与存在骨科或心血管疾病阻碍某些活动一样,都是身体上的残疾。

问题

患有长期斜视、没有复视、融合潜力很小或没有融合潜力的成年人进行手术是否"只是为了美观"?毕竟,除了外观的改善,他们可能一无所获。

解答

不,不仅仅是"为了美观"。把斜视说成只是一种美容问题就贬低了它的意义。美容问题是指一个人的面部特征很正常,但却不满意。眼位偏斜是不正常的。斜视手术不仅仅是增强了一种主观美感,还矫正了一种病理状况。因此,更恰当的描述是它具有恢复功能的性质,而非仅仅是美容作用[80, 94-95]。

基础知识

结果标准

我认为没有什么比缺乏一个公认的成功标准更能阻碍斜视研究的进展,也没有什么比依赖"10$^\Delta$以内"作为成功的标准更有害[96]。从历史上看,我认为这源于Parks关于单眼注视综合征的论文,在论文中他观察到,单眼注视综合征往往是一种稳定且可接受的低于正常的双眼视觉形式,可以发生在高达10$^\Delta$的内斜视和外斜视中[97]。然而,一位最初内斜视的患者,术后外斜视小于10$^\Delta$,其稳定性不如单眼注视性外斜视[96]。对于手术只是为了矫正美观的患者来说,复视融合或无复视不是问题,高达10$^\Delta$的斜视

也是可以接受的。但如果复视是问题，那么任何过矫，无论程度多么轻微，获得性垂直偏斜都会成为一个问题。同样，间歇性外斜视的任何永久性过矫都会导致复视。无复视的视野的范围很重要。间歇性外斜视在后退 / 截除手术后，原在位基本完全正位，在向手术眼另一侧注视仅几度时，就可能出现复视，这也不能被视为成功。在向下注视时没有复视也是阅读的一个重要考虑因素。

还有一个问题是，许多研究只报告短期结果，如 6 周或 6 个月。评估一系列患者的最后一次检查也同样是有问题的，因为手术后的随访时间可能会有相当大的变化。我认为斜视是一个四维的专业——我第一次听到这个比喻是来自医学博士 Harley Bicas。第一个维度是一个点，与原在位测量相关。第二个维度是一个平面，它由我们在九个诊断眼位中进行的测量来表示。深度是第三个维度，基于我们测量的患者的视远和视近斜视度。第四个维度是时间。而这正是许多斜视研究所缺少的。我们不仅要看患者短期内的表现，还要看患者的长期表现。我知道对患者长期随访是多么困难。但除非有研究这样做，否则其结论是有限的。我们需要通力合作，制定出一致认可的成功标准。

参考文献

1. Kushner BJ. Multiple mechanisms of extraocular muscle "overaction". Arch Ophthalmol. 2006;124:680–8.
2. Scott AB. Change of eye muscle sarcomeres according to eye position. J Pediatr Ophthalmol Strabismus. 1994;31:85–8.
3. Apt L, Call NB. An anatomical reevaluation of rectus muscle insertions. Ophthalmic Surg. 1982;13:108–12.
4. Helveston EM, Ellis FD, Schott J, et al. Surgical treatment of congenital esotropia. Am J Ophthalmol. 1983;96:218–28.
5. Kushner B, Lucchese N, GV M. Should recessions of the medial recti be graded from the limbus or insertion. Arch Ophthalmol. 1989;107:1755–8.
6. Kushner B, Preslan M, Vrabec M. Artifacts of measuring during strabismus surgery. J Pediatr Ophthalmol Strabismus. 1987;24:159–64.
7. Bloom JN, Parks MM. The etiology, treatment and prevention of the "slipped muscle". J Pediatr Ophthalmol Strabismus. 1981;18:6–11.
8. Ludwig IH, Chow AY. Scar remodeling after strabismus surgery. J AAPOS. 2000;4:326–33.
9. Jung JH, Leske DA, Holmes JM. Classifying medial rectus muscle attachment in consecutive exotropia. J AAPOS. 2016;20:197–200.
10. Kushner BJ. Evaluation of the posterior fixation plus recession operation with saccadic velocities. J Pediatr Ophthalmol Strabismus. 1983;20:202–9.
11. Scott AB. The faden operation: mechanical effects. Am Orthopt J. 1977;27:44–7.
12. Millicent M, Peterseim W, Buckley EG. Medial rectus faden operation for esotropia only at near fixation. J AAPOS. 1997;1:129–33.
13. Kushner BJ, Preslan MW, Morton GV. Treatment of partly accommodative esotropia with a high accommodative convergence-accommodation ratio. Arch Ophthalmol. 1987;105:815–8.
14. Scott A. Posterior fixation: adjustable and without posterior sutures. In: Lennerstrand G, editor. Clinical strabismus management. Boca Raton: WB Saunders; 1994. p. 399.
15. Bock CJ Jr, Buckley EG, Freedman SF. Combined resection and recession of a single rectus muscle for the treatment of incomitant strabismus. J AAPOS. 1999;3:263–8.
16. Thacker NM, Velez FG, Rosenbaum AL. Combined adjustable rectus muscle resection--recession for incomitant strabismus. J AAPOS. 2005;9:137–40.
17. Christiansen SP, Antunes-Foschini RS, McLoon LK. Effects of recession versus tenotomy surgery without recession in adult rabbit extraocular muscle. Invest Ophthalmol Vis Sci. 2010;51:5646–56.
18. Apt L, Isenberg S. Eye position of strabismic patients under general anesthesia. Am J Ophthalmol. 1977;84:574–9.
19. Lingua RW, Azen SP, Walonker F, Levin L, Baker S. A comparison of the succinylcholine induced ocular position and the postoperative alignment in strabismus. J Pediatr Ophthalmol Strabismus. 1986;23:69–73.
20. Lingua RW, Levin L, Azen SP, Baker S, Walonker F. Comparison of the succinylcholine induced ocular position and the postoperative alignment in strabismus. J Ophthalmic Nurs Technol. 1987;6:7–13.
21. Romano P, Gabriel L, Bennett W, Snyder B. Stage I intraoperative adjustment of eye muscle surgery under general anesthesia: consideration of graduated adjustment. Graefes Arch Ophthalmol. 1988;226:235–40.
22. Romano PE. Stage III intraoperative adjustment of eye muscle surgery (under general anesthesia) for neuroparalytic and mechanical (restrictive) incomitant strabismus: Report of results in a series: outcomes in 20 eye muscle surgeries in twelve patients. Binocul Vis Strabolog Q Simms Romano. 2012;27:46–50.
23. Jampolsky A. Spring-back balance test in strabismus. Transactions of the New Orleans Academy of Opththalmology. St Louis: Mosby; 1978. p. 104–11.
24. Guyton DL. Exaggerated traction test for the oblique muscles. Ophthalmology. 1981;88:1035–40.
25. Kushner BJ. Superior oblique tendon incarceration syndrome. Arch Ophthalmol. 2007;125:1070–6.
26. McKeown C, Lambert H, Shore J. Preservation of the anterior ciliary vessels during extraocular muscle surgery. Ophthalmology. 1989;96:498–506.
27. Repka MX, Fishman PJ, Guyton DL. The site of reat-

tachment of the extraocular muscle following hang-back recession. J Pediatr Ophthalmol Strabismus. 1990;27:286–90.

28. Spielmann A. Association of fixed suspensions of the capsulo-palpebral head of the inferior rectus with semi-adjustable recession of the inferior rectus muscle to minimize complications. In: Kaufmann H, editor. Transactions of the 21st meeting of the European Strabismological Association. Giessen: Gahmig Druck; 1993. p. 175–80.

29. Kushner BJ. An evaluation of the semiadjustable suture strabismus surgical procedure. J AAPOS. 2004;8:481–7.

30. Foster RS. Vertical muscle transposition augmented with lateral fixation. J AAPOS. 1997;1:20–30.

31. Iizuka M, Kushner B. Surgical implications of the superior oblique frenulum. J AAPOS. 2008;12:27–32.

32. Knapp P. The surgical treatment of double-elevator palsy. Trans Am Ophthalmol Soc. 1969;67:304–23.

33. Mehendale RA, Dagi LR, Wu C, Ledoux D, Johnston S, Hunter DG. Superior rectus transposition and medial rectus recession for Duane syndrome and sixth nerve palsy. Arch Ophthalmol. 2012;130:195–201.

34. Yang S, MacKinnon S, Dagi LR, Hunter DG. Superior rectus transposition vs medial rectus recession for treatment of esotropic Duane syndrome. JAMA Ophthalmol. 2014;132:669–75.

35. Velez FG, Oltra E, Isenberg SJ, Pineles SL. Assessment of torsion after superior rectus transposition with or without medial rectus recession for Duane syndrome and abducens nerve palsy. J AAPOS. 2014;18:457–60.

36. Oltra EZ, Pineles SL, Demer JL, Quan AV, Velez FG. The effect of rectus muscle recession, resection and plication on anterior segment circulation in humans. Br J Ophthalmol. 2015;99:556–60.

37. Velez FG, Demer JL, Pihlblad MS, Pineles SL. Rectus muscle plication using an adjustable suture technique. J AAPOS. 2013;17:480–3.

38. Leenheer RS, Wright KW. Mini-plication to treat small-angle strabismus: a minimally invasive procedure. J AAPOS. 2012;16:327–30.

39. Clark RA, Isenberg SJ, Rosenbaum AL, Demer JL. Posterior fixation sutures: a revised mechanical explanation for the faden operation based on rectus extraocular muscle pulleys. Am J Ophthalmol. 1999;128:702–14.

40. Clark RA, Ariyasu R, Demer JL. Medial rectus pulley posterior fixation: a novel technique to augment recession. J AAPOS. 2004;8:451–6.

41. Velez FG, Thacker N, Britt MT, Alcorn D, Foster RS, Rosenbaum AL. Rectus muscle orbital wall fixation: a reversible profound weakening procedure. J AAPOS. 2004;8:473–80.

42. Ela-Dalman N, Velez FG, Felius J, Stager DR Sr, Rosenbaum AL. Inferior oblique muscle fixation to the orbital wall: a profound weakening procedure. J AAPOS. 2007;11:17–22.

43. Goldberg RA, Rosenbaum AL, Tong JT. Use of apically based periosteal flaps as globe tethers in severe paretic strabismus. Arch Ophthalmol. 2000;118:431–7.

44. Underdahl JP, Demer JL, Goldberg RL, Rosenbaum AL. Orbital wall approach with preoperative orbital imaging for identification and retrieval of lost or transected extraocular muscles. J AAPOS. 2001;5:230–7.

45. Kushner BJ. Torsion and pattern strabismus: potential conflicts in treatment. JAMA Ophthalmol. 2013;131:190–3.

46. von Noorden GK, Jenkins RH, Chu MW. Horizontal transposition of the vertical rectus muscles for cyclotropia. Am J Ophthalmol. 1996;122:325–30.

47. Scott AB. Graded rectus muscle tenotomy for small deviations. In: Proceedings of the Jampolsky festschrift. San Francisco: The Smith-Kettlewell Eye Research Institute; 2000. p. 215–6.

48. Scott A. Graded rectus muscle tenotomy. Arch Chil Oftal. 2006;63:127–8.

49. Wright KW. Mini-tenotomy procedure to correct diplopia associated with small-angle strabismus. Trans Am Ophthalmol Soc. 2009;107:97–102.

50. Chaudhuri Z, Demer JL. Sagging eye syndrome: connective tissue involution as a cause of horizontal and vertical strabismus in older patients. JAMA Ophthalmol. 2013;131:619–25.

51. Tan RJ, Demer JL. Heavy eye syndrome versus sagging eye syndrome in high myopia. J AAPOS. 2015;19:500–6.

52. Pineles SL. Divergence insufficiency esotropia: surgical treatment. Am Orthopt J. 2015;65:35–9.

53. Kushner BJ. Vertical strabismus. In: Lambert SR, Lyons CJ, editors. Taylor & Hoyt's pediatric ophthalmology and strabismus. 5th ed. London: Elsevier; 2017. p. 27–37.

54. Clark RA. The role of extraocular muscle pulleys in incomitant non-paralytic strabismus. Middle East Afr J Ophthalmol. 2015;22:279–85.

55. Krzizoh TH, Kaufmann H, Traupe H. Elucidation of restrictive motility in high myopia by magnetic resonance imaging. Arch Ophthalmol. 1997;115:1019–27.

56. Yamaguchi M, Yokoyama T, Shiraki K. Surgical procedure for correcting globe dislocation in highly myopic strabismus. Am J Ophthalmol. 2010;149:341–6.

57. Scott AB. Botulinum toxin injection into extraocular muscles as an alternative to strabismus surgery. J Pediatr Ophthalmol Strabismus. 1980;17:21–5.

58. Scott AB. Botulinum toxin injection of eye muscles to correct strabismus. Trans Am Ophthalmol Soc. 1981;79:734–70.

59. Scott AB. Botulinum treatment of strabismus following retinal detachment surgery. Arch Ophthalmol. 1990;108:509–10.

60. Scott AB, Magoon EH, McNeer KW, Stager DR. Botulinum treatment of childhood strabismus. Ophthalmology. 1990;97:1434–8.

61. Scott AB. Development of botulinum toxin therapy. Dermatol Clin. 2004;22:131–3, v

62. Scott AB, Kraft SP. Botulinum toxin injection in the management of lateral rectus paresis. Ophthalmology. 1985;92:676–83.

63. Scott AB, Magoon EH, McNeer KW, Stager DR. Botulinum treatment of strabismus in children. Trans Am Ophthalmol Soc. 1989;87:174–80; discussion 80–4

64. Scott AB, Miller JM, Shieh KR. Treating strabismus

by injecting the agonist muscle with bupivacaine and the antagonist with botulinum toxin. Trans Am Ophthalmol Soc. 2009;107:104–9.

65. Phillips PH, Guyton DL, Hunter DG. Superior oblique overaction from local anesthesia for cataract surgery. J AAPOS. 2001;5:329–32.

66. Kushner BJ, Vrabec M. Theoretical effects of surgery on length tension relationships in extraocular muscles. J Pediatr Ophthalmol Strabismus. 1987;24:126–31.

67. Kushner BJ, Morton GV. Postoperative binocularity in adults with longstanding strabismus. Ophthalmology. 1992;99:316–9.

68. Kushner BJ. Binocular field expansion in adults after surgery for esotropia. Arch Ophthalmol. 1994;112:639–43.

69. Johnson CA, Keltner JL. Incidence of visual field loss in 20,000 eyes and its relationship to driving performance. Arch Ophthalmol. 1983;101:371–5.

70. Keltner JL, Johnson CA. Visual function, driving safety, and the elderly. Ophthalmology. 1987;94:1180–8.

71. Keltner JL, Johnson CA. Visual function and driving safety. Arch Ophthalmol. 1992;110:1697–8.

72. Kraft SP. Adult strabismus surgery: more than just cosmetic. Can J Ophthalmol. 2008;43:9–12.

73. Rogers GL, Chazan S, Fellows R, Tsou BH. Strabismus surgery and its effect upon infant development in congenital esotropia. Ophthalmology. 1982;89:479–83.

74. Pineles SL, Birch EE, Talman LS, et al. One eye or two: a comparison of binocular and monocular low-contrast acuity testing in multiple sclerosis. Am J Ophthalmol. 2011;152:133–40.

75. Pineles SL, Demer JL, Isenberg SJ, Birch EE, Velez FG. Improvement in binocular summation after strabismus surgery. JAMA Ophthalmol. 2015;133:326–32.

76. Pineles SL, Velez FG, Isenberg SJ, et al. Functional burden of strabismus: decreased binocular summation and binocular inhibition. JAMA Ophthalmol. 2013;131:1413–9.

77. Pineles SL, Velez FG, Yu F, Demer JL, Birch E. Normative reference ranges for binocular summation as a function of age for low contrast letter charts. Strabismus. 2014;22:167–75.

78. Tandon AK, Velez FG, Isenberg SJ, Demer JL, Pineles SL. Binocular inhibition in strabismic patients is associated with diminished quality of life. J AAPOS. 2014;18:423–6.

79. Hengstler LK. The eye of the beholder. J Pediatr Ophthalmol Strabismus. 1991;28:301.

80. Satterfield D, Keltner JL, Morrison TL. Psychosocial aspects of strabismus study. Arch Ophthalmol. 1993;111:1100–5.

81. Burke JP, Leach CM, Davis H. Psychosocial impli-cations of strabismus surgery in adults. J Pediatr Ophthalmol Strabismus. 1997;34:159–64.

82. Jackson S, Harrad RA, Morris M, Rumsey N. The psychosocial benefits of corrective surgery for adults with strabismus. Br J Ophthalmol. 2006;90:883–8.

83. Hatt SR, Leske DA, Kirgis PA, Bradley EA, Holmes JM. The effects of strabismus on quality of life in adults. Am J Ophthalmol. 2007;144:643–7.

84. Nelson BA, Gunton KB, Lasker JN, Nelson LB, Drohan LA. The psychosocial aspects of strabismus in teenagers and adults and the impact of surgical correction. J AAPOS. 2008;12:72–6, e1

85. Olitsky SE, Sudesh S, Graziano A, Hamblen J, Brooks SE, Shaha SH. The negative psychosocial impact of strabismus in adults. J AAPOS. 1999;3:209–11.

86. Coats DK, Paysse EA, Towler AJ, Dipboye RL. Impact of large angle horizontal strabismus on ability to obtain employment. Ophthalmology. 2000;107:402–5.

87. Goff MJ, Suhr AW, Ward JA, Croley JK, O'Hara MA. Effect of adult strabismus on ratings of official U.S. Army photographs. J AAPOS. 2006;10:400–3.

88. Mojon-Azzi SM, Potnik W, Mojon DS. Opinions of dating agents about strabismic subjects' ability to find a partner. Br J Ophthalmol. 2008;92:765–9.

89. Berberat J, Jaggi GP, Wang FM, Remonda L, Killer HE. Changes in the amygdala produced by viewing strabismic eyes. Ophthalmology. 2013;120:2125–9.

90. Beauchamp GR, Felius J, Stager DR, Beauchamp CL. The utility of strabismus in adults. Trans Am Ophthalmol Soc. 2005;103:164–71; discussion 71–2

91. Hatt SR, Leske DA, Liebermann L, Holmes JM. Changes in health-related quality of life 1 year following strabismus surgery. Am J Ophthalmol. 2012;153:614–9.

92. Kishimoto F, Ohtsuki H. Comparison of VF-14 scores among different ophthalmic surgical interventions. Acta Med Okayama. 2012;66:101–10.

93. Hatt SR, Leske DA, Liebermann L, Holmes JM. Comparing outcome criteria performance in adult strabismus surgery. Ophthalmology. 2012;119:1930–6.

94. Hunter DG. Benefits of strabismus surgery in patients with one blind eye. Arch Ophthalmol. 1995;113:404.

95. Rosenbaum AL. The goal of adult strabismus surgery is not cosmetic. Arch Ophthalmol. 1999;117:250.

96. Kushner BJ, Fisher M. Is alignment within 8 prism diopters of orthotropia a successful outcome for infantile esotropia surgery? Arch Ophthalmol. 1996;114:176–80.

97. Parks MM. The monofixation syndrome. Trans Am Ophthalmol Soc. 1969;67:609–57.

第11章　眼外肌手术的并发症

我认识一位外科医生，他每次手术开始时都会祈祷："上帝，这是你的手。不要让自己难堪。"

——*Thich Nhat Hahn*

基础知识

手术后的刺激和疼痛

虽然斜视手术后有一定程度的疼痛和刺激是正常的，但必须时刻注意发生蜂窝织炎的可能性（须全身使用抗生素），或者发生眼内炎的可能性（虽然可能性较小）。通常，眼部肿胀和不适的症状在手术后次日早晨最为明显，这些症状随着时间的推移会逐渐改善。然而，如果症状恶化，特别是深层的疼痛，而不是表浅的刺激，应该排除严重的问题。常见的表面疼痛的原因包括缝线刺激（如果使用结膜缝线）、角膜干凹斑形成，或丝状角膜炎。由于不明原因，斜视手术后可能会发生眶隔前蜂窝织炎，而且比眼眶蜂窝织炎更常见。如果手术后局部使用了抗生素，还必须要考虑过敏性结膜炎的因素。如果患者做了双侧斜视手术，但是刺激发生在单侧，那么需要处理的就不是过敏问题。过敏性结膜炎的治疗包括停止使用致敏药物，如果病情加重，则应短期局部使用温和的类固醇药物。

基础知识

手术后持续眼红

在进行简单的斜视手术后的几周内，有些患者可出现持续眼红，随后逐渐消退。在有大量瘢痕的再次手术后，这种情况可能会持续数月。一些患者在手术后长达 1 年的时间内，结膜的敏感性增加，特别是在游泳或接触刺激物后，眼睛更容易变红，而这种情况更有可能发生在再次手术之后。通常，患者可以放心，随着时间的推移，这种症状应该会逐渐消退。

基础知识

伤口愈合问题

采用穹窿入路可以最大限度地减少这些问题，然而，只要谨慎操作，无论是采用角膜缘切口还是改良的 Swan 入路，这些问题都可以避免。当组织向前拖动时，直肌截除或折叠会导致角膜缘处结膜的冗余。如果在缝合切口时，结膜在角膜缘处显得冗余，切除一小块椭圆形结膜前部组织可以防止术后结膜冗余。有时，在直肌后退后，仍然可见原始肌肉附着点位置。这是因为原始肌肉附着点下方的巩膜床较薄，而肌肉附着点处巩膜与较厚的巩膜的交界处呈一条暗线，患者通常认为这是一道瘢痕。这种情况通常不会随着时间的推移而改变，但幸运的是，这并不是一个重大的美容问题。

基础知识

外部感染

手术后外部感染可表现为结膜炎、眶隔前蜂窝织炎、眼眶蜂窝织炎，感染的严重程度依次递增，而感染的发生率依次递减。幸运的是，这些病例都相对少见，据报道，蜂窝织炎的发病率为 1/1900[1]。通常，结膜炎仅需局部使用抗生素，而眶隔前或眼眶蜂窝织炎则需全身应用抗生素——口服抗生素可能足以治疗眶隔前蜂窝织炎，而眼眶蜂窝织炎则需静脉输注抗生素治疗。眼眶蜂窝织炎可危及生命和视力，通常在手术后 1～4 日出现。眼眶 CT 可能会有助于区分是眼眶感染还是是眶隔前感染。

基础知识

眼内炎

在斜视手术后，这种潜在的破坏性并发症非常罕见，估计发病率为 1/30 000[1]。一般认为，手术时不慎发生的巩膜穿孔是细菌进入眼内的源头，然而，巩膜穿孔的发生率远超过眼内炎的发生率[2]。

基础知识

眼前节缺血

眼前节的血液供应来自睫状前动脉和睫状后长动脉。当该部位的血供被大范围破坏时，就会引起眼前节炎性反应。直肌全宽度离断会不同程度地破坏眼前节血液循环，而这取决于手术的肌肉种类和数量，以及各种全身危险因素。一般来说，水平直肌的离断比垂直直肌的破坏性要小，如果 2 条垂直直肌或 1 条垂直直肌和相邻的内直肌同期手术，眼前节缺血的发生率就会上升。这种并发症的确切发生率很难确定，因为大多数手术仅局限于一只眼的 1 条或 2 条

水平直肌，在这种情况下，眼前节缺血几乎从未发生过。任何与动脉血液循环不良相关的因素，尤其是年龄增长，都会增加眼前节缺血的风险，但这在健康儿童中是极其罕见的。其他危险因素还包括血管病变、凝血性功能障碍和甲状腺眼病。通常，采用角膜缘切口比穹窿切口更容易导致眼前节缺血的发生，因为它破坏了近端的血液循环，特别是在使用角膜缘周围电凝止血的情况下。

McKeown 描述了一种在直肌后退或截除手术中保留睫状前动脉的技术，理论上应该会大大降低眼前节缺血的发生率[3]。参考第 10 章"斜视手术"中的详细描述。

临床上，眼前节缺血的症状表现为虹膜炎伴或不伴虹膜麻痹、角膜水肿。在大多数情况下，其后遗症很轻微，但严重者可能会导致虹膜萎缩、瞳孔强直、白内障、调节能力丧失和青光眼。急性期的治疗包括使用睫状肌麻痹剂和局部使用皮质类固醇药物。

问题

如何将患者眼前节缺血的风险降至最低？

解答

一种保守的方法是限制成人单眼直肌的手术肌肉不超过 2 条，儿童不超过 3 条。如果需要再次手术，至少应间隔 3～6 个月后，才能对成人进行第 3 条或第 4 条直肌手术，或者对儿童进行第 4 条直肌手术。在具有上述眼前节缺血危险因素的患者中，受累人数会更多。虽然等待会降低眼前节缺血发生的可能性，但不能保证眼前节缺血不会发生。研究表明，直肌离断后虹膜的灌注缺陷可能是永久性的[4]。在再次手术前，可以考虑行虹膜血管造影，如果未见节段性虹膜的灌注缺陷，则表明手术可以安全

进行。此外，在高危患者中，应避免采用角膜缘切口或角膜缘周围血管烧灼。对于垂直直肌手术，最安全的方法是将切口直接置于肌肉附着点上，这是一种改良的 Swan 入路。

进阶知识

结膜下囊肿

结膜下囊肿经常发生在手术肌肉的前部断端和巩膜的交界处，也就是肌肉新的附着点位置[5]。该症状可能发生在手术后数周到多年之后，被认为是上皮细胞随缝线一起被拖入巩膜隧道所致。在临床上，我目睹过直肌后退手术患者 20 多年后出现此症状的情形。从理论上讲，在手术过程中，防止其发生的最重要的一步是主刀医生和手术助手要小心防止 Tenon 囊和周围的结缔组织被拖入巩膜缝合隧道。切除这些囊肿可能很棘手，通常，分离前可见的只是冰山一角，当囊肿被充分分离时，会比预期的要大得多（图 11.1）[5]。更重要的是，当囊肿在肌肉和新的巩膜附着点交界处形成时，肌肉最终只附着在囊肿的后部，通过囊肿间接附着到巩膜（图 11.2）。假肌腱通常在预期的新肌肉附着点和囊肿后面的肌肉之间形成。如果没有意识到这一结构，在切除囊肿后很容易离断肌肉。必须仔细寻找附着在囊肿后缘的肌肉。

事物的表象并不可信，大多数人往往被表象蒙骗，只有少数智者能够察觉深藏的真相。

——费德鲁斯，约公元前 370 年

重点

囊肿的切除很棘手。寻找附着在囊肿后部而不是巩膜的肌肉，并注意形成的假肌腱，它很容易被误认为是肌肉。

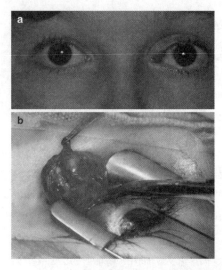

图 11.1 （a）双侧内直肌后退 2 年半后，左侧内眦部出现一个小囊肿（from Kushner[5], with permission. © 1992 American Medical Association. All rights reserved）。（b）在切除时，其比临床检查所预计的要大得多（见彩图）

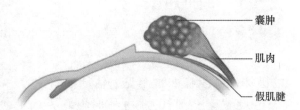

囊肿 —

肌肉 —

假肌腱 —

图 11.2 艺术家对斜视手术后患者结膜下囊肿常见形态的描绘。囊肿附着于预期肌肉附着点位置的巩膜上。假肌腱从该位置延伸到囊肿后方肌肉的下表面，到达后退肌肉的附着点。肌肉只附着于囊肿上

进阶知识

手术中发生肌肉丢失

手术中肌肉丢失主要有几种方式。破损的缝线可能在穿过巩膜隧道或打结时出现磨损和断裂。如果发生这种情况并导致肌肉丢失，肌肉中剩余的缝合材料末端可能有助于找回收缩的肌肉。缝合不牢固，特别是当肌肉挛缩时，可能会导致缝线滑脱。出于这个原因，许多外科医生即使在进行肌肉后退时只使用 1 根缝线，在进行肌肉截除时也会使用 2 根缝线，这是明智的。我更喜欢在肌

肉后退和截除时缝合两条线，这样做非常便利。如果在任何直肌手术中都只使用 1 根缝线，那么在止端后方的肌肉中间打一个方结可以提高安全性；即使缝线的任何一条臂被拉出或断裂，肌肉仍然安全。拉成两截综合征（pulled-in-two syndrome）是一种肌肉突然断成两部分的情况，通常发生在清理周围结缔组织的过程中，甚至可能发生在用斜视钩对肌肉进行正常牵拉的情况下。如果患者有潜在的肌源性疾病，如甲状腺眼病或长期存在的麻痹性肌肉萎缩，则更可能发生这种情况。在尝试 Z 形肌肉切开术时，如果切口太靠近肌肉对面的边缘，肌肉可能会丢失。最后，如果在用缝线固定之前止血钳从肌肉上脱落，肌肉也可能会丢失。在 24 例发生肌肉丢失的病例中，Parks 发现，内直肌有19 例，外直肌 3 例，上、下直肌各 1 例[6]。内直肌是最常丢失的肌肉，因为它比其他肌肉手术的频率更高，接触弧更短，而且不受相邻斜肌的限制。

进阶知识

手术中发生肌肉丢失的治疗

如果不幸在手术中发生一条肌肉丢失，即时反应会对结果产生深远的影响。切勿为了最大限度地暴露而本能地将眼球旋转到丢失肌肉的作用区域之外，例如，为了给丢失的内直肌提供暴露而外展眼球。最初肌肉可能没有完全回缩到眼眶中，可能由纤细的剩余结缔组织等附着物保持在稍微靠前的位置。为了找到丢失的内直肌而外转眼球，可能会导致肌肉松弛并进一步回缩。相反，试着尽可能减少肌肉转动，使用头灯或扩大结膜切口均是明智之举。尽可能努力地找回丢失的肌肉，因为这比其他任何治疗方法结果都好。然而，避免在眼眶深处用镊子盲目穿行，因为这可能会导致严重的瘢痕。如果丢失的肌肉是一条垂直直肌，找到相邻的斜肌或肌腱可能都会有所帮助。有时，斜肌或肌腱与相邻的垂直直肌之间的结缔组织附着可能会限制丢失的垂直直肌进一步收缩。如果找不到肌肉，应该做某种形式的移位手术，以使丢失的肌肉方向产生主动收缩的力量。

经验

在手术中，如果确实丢失了一条肌肉，不要为了最大限度地暴露而本能地把眼球旋转到丢失肌肉的作用区域之外。这样做可能会导致丢失的肌肉进一步向后滑。

进阶知识

既往肌肉丢失的手术治疗

毫无疑问，肌肉丢失的最佳治疗时机就是在发生后即刻。但通常情况下，肌肉丢失的患者在手术后才会被转诊。如果是在最初手术事故发生后的 1 天左右，立即进行手术探查是明智之举。如果已过了数天，最好是等到病情稳定，因为如果在事故发生后的几天内进行干预，此时伤口还没有完全愈合，血管化和出血就会增多，这对手术不利。我会等到第一次手术后 6 周左右再进行处理。

在评估这些患者时，进行眼眶成像非常重要。在临床上，我曾见过一些患者被认为是肌肉丢失，但 CT 或 MRI 结果显示肌肉附着在眼球上，看起来像是一种牢固的结合，处于有些靠后的位置。这些发现为寻找肌肉提供了极大的便利。图 11.3a 中的男孩因眼球震颤面部转向右侧接受了 Kestenbaum-Anderson手术。他接受了右眼内直肌大量后退，右眼外直肌截除，左眼外直肌后退，最后，由另一位眼科医生尝试做左眼内直肌截除。由于缝线从左眼内直肌滑脱，肌肉被认定为"丢失"，努力尝试找回但没有成功。几个月后，当他被转到我的诊所以期做肌肉移位手术时，我见到了该患者。我发现该患者存在大角度的左眼外斜视，左眼内转时略有

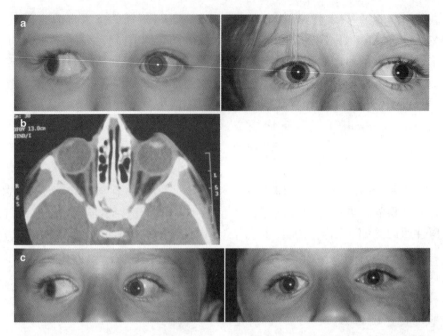

图 11.3 （a）该男孩左眼内直肌在先前的截除手术中"丢失"。左眼内转功能不足。（b）左眼 CT 扫描结果显示内直肌与眼球相连。肌肉似乎有正常的完整性。（c）图 11.3a 所示男孩，左眼内直肌被找到并复位 1 年后的照片。内转良好

不足。然而，左眼 CT 扫描结果显示左眼内直肌与眼球相连，完整性良好（图 11.3b）。我很轻松地找到了内直肌并前徙，改善了患者的左眼外斜视和左眼内转功能（图 11.3c）。

多体位 MRI（也称为动态 MRI）不仅可

以帮助识别肌肉的位置，还可以提供肌肉是否仍然具有收缩性。如果这样，肌肉的重新找回是值得尝试的。如果肌肉不能收缩，那么找回的肌肉可能不会比移位手术获得更好的结果，后者通常不那么复杂。下面的例子说明了这一点：

病例 11.1 我第一次检查这位女性患者是在她 21 岁时。在大约 4 岁时，患者接受了一次肌肉后退 / 截除的内斜视矫正手术。由于缝线从内直肌离断，经过大范围的探查后，肌肉无法复位。这使得患者出现大角度的右眼外斜视，右眼内转功能受限，鼻侧伴有增生性结膜瘢痕（图 11.4a）。18 岁时，她接受了另一位眼科医生的手术。在探查中，由于找不到右眼内直肌，医生对右眼上直肌和右眼下直肌进行了鼻侧转位，并对鼻结膜瘢痕进行了修整。右

眼外斜视得到改善，但没有消除，右眼内转功能仍然有非常有限（图 11.4b，c）。在我初步检查后，我对她进行了眼眶多体位 MRI 检查，结果显示，右眼内直肌附着于鼻侧眶壁上，在尝试内转时表现出良好的收缩功能（图 11.5）。在这些信息的帮助下，我通过开眶方式将右眼内直肌找回，并将其重新固定到眼球上，不仅矫正了外斜视，而且改善了内转功能。在随后 14年的随访中，她的运动功能一直保持稳定（图 11.6）。

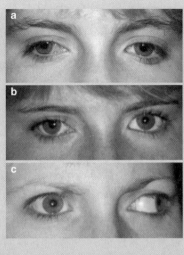

图 11.4 （a）18 岁女性右眼外斜视，继发于右眼内直肌在 14 年前的斜视手术中"丢失"。（b）在垂直直肌鼻侧转位和鼻部结膜瘢痕修复 3 年后，患者右眼外斜视改善，但仍然为显斜。（c）患者内转功能明显不足

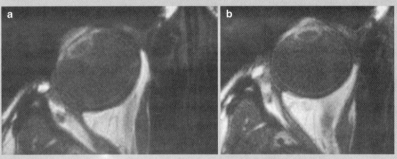

图 11.5　图 11.4 所示患者 21 岁时的多体位 MRI。（a）患者向右注视，右眼内直肌并没有附着在眼球上，而是附着在眼眶内侧壁。（b）尝试右眼内转时，右眼内直肌增厚，表明虽然内直肌丢失已有 17 年，但仍有良好的收缩性

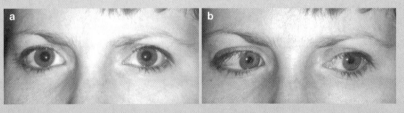

图 11.6　图 11.4 所示患者，右眼内直肌被找回并重新缝合到眼球后 14 年。原在位眼位良好（a），内转功能明显改善（b）

　　然而，如果不知道要找什么，眼眶成像也可能会产生误导。在早期我使用眼眶成像来帮助疑似肌肉丢失的患者制订手术计划时，有时会发现，一些患者眼眶成像显示肌肉仍然通过一缕结缔组织与眼球相连，但在手术中没有发现这种联系。我现在意识到，看起来肌肉与眼球之间的很薄的联系可能是成像的伪影。如果肌肉完全缩回到眼眶后部，邻近肌腹的眼眶组织的两个相对侧相互接触，在图像上形成一个界面（图 11.7）。我们所看到的其实应该是肌肉占据的、已经塌陷的空通道。我把这个现象称为"塌陷的空通道征"（collapsed empty channel sign），这是我从马里兰州的 Lindell Gentry 那里听到的一个术语。尽管它没有肌肉或者肌腱，通道已经塌陷，但仍然可见。

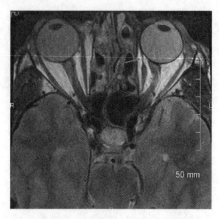

图 11.7 鼻眶穿透性损伤致左眼内直肌丢失患者的眼眶 MRI。影像显示左眼内直肌仍然通过一条细长的结缔组织附着在眼球上（箭头）。事实上，在手术中没有发现这种联系。这是塌陷的空通道征

 经验

在眼眶成像中，可能出现连接丢失的肌肉与眼球的细带，可能是塌陷的空通道征的标志伪影，可能在手术中并不会发现丢失的肌肉和眼球之间的联系。

 进阶知识

复位丢失肌肉的手术技术

如果术前成像显示丢失的肌肉位于眼眶后方，而多体位成像显示它仍处于收缩状态，那么我认为最成功的复位肌肉的方法就是加州大学洛杉矶分校研究小组[7]所描述的方法。该手术最好与眼整形专家联合进行。首先，由眼整形外科医生通过内侧壁来定位肌肉，然后缝合肌肉，并将缝线从结膜瓣下穿出，由斜视手术医生再进行肌肉在球壁的定位。

 进阶知识

斜肌嵌顿综合征

详细的讨论见第 13 章。

 进阶知识

旋转致手术医生定位困难

请记住，在存在严重的斜肌功能障碍和（或）眼底旋转的情况下，直肌附着点将从其预期位置顺时针或逆时针旋转，这可能会导致手术失误。我记得在一位综合眼科医生那里见过一位患者，这位医生相对是个新手。他认为他已经对 $35^{\triangle}$ 的 V 型内斜视进行过双侧内直肌后退 5 mm 和下斜肌后退，但完全没有效果。随后，当我给患者做手术时，我发现他并没有把下斜肌后退，而是不经意间把外直肌（和内直肌）都后退了。对拮抗肌外直肌的手术抵消了内直肌后退的作用。据推测，由于眼球的外旋，外直肌定位于颞下方，被误认为是下斜肌。我一直不明白为什么手术医生在看到纤维在肌肉中的走行后，却没有重新调整定位方向。

 经验

从手术医生的角度来看，巨大的旋转将改变直肌附着点的位置。

 基础知识

巩膜穿孔的发生与预防

已发表的巩膜穿孔发生率从每条肌肉 1% 到高达 12% 不等，这一数字似乎正在下降到 1% 以下[8-9]。这可能是源于更好的器械的应用、手术针的设计和手术医生的培训。此外，发生率可能因缝合技术（与技巧无关）和术中患者-手术医生的相对位置而有很大差异。斜视手术中巩膜穿孔的实际发生率可能是未知的，原因有很多。最重要的是，许多病例在发生时临床上没有察觉，幸运的是通常没有后遗症，手术医生对此并不知晓。每到第一次见到有斜视手术史的患者，我总会散大瞳孔格外注意观察直肌

附着点的视网膜周边部。令人惊讶的是，在那些先前的临床和手术记录没有显示穿孔发生的患者中，我经常看到先前巩膜穿孔的证据。

我认为巩膜缝合是双手操作的过程。如果手术医生用一只手固定肌肉附着点，用另一只手持缝线，那么医生就比助手固定巩膜有更大的控制力。我还觉得，如果把缝线往固定眼球的方向入针，就会有更多的控制力。我喜欢坐在患者手术肌肉的对面，用我的非优势左手固定肌肉附着点，然后，向锁扣镊的方向进针和缝线，用右手固定新的肌肉附着点。因此，对于左眼内直肌的手术，我会面朝患者的左耳坐。我知道，大多数喜欢穹窿切口手术的人也更喜欢 Parks 的"交叉剑"（crossing the swords）缝合技术，即助手固定肌肉附着点。我知道穹窿切口有一些优点，但是我看不出这种缝合方法有什么优点。我认为这会增加巩膜穿孔的发生率。至少，我鼓励那些不想放弃 Parks 缝合方式的读者（例如，总是坐在头部，助手固定肌肉附着点，并将缝线相互传递）至少放弃"交叉剑"缝合方法。Parks 将缝合口重叠的最初原因是源于羊肠线用于斜视手术。这种材料很滑，Parks 发现，如果把缝合口重叠起来（"交叉剑"），当用手打结时，肌肉就不太容易滑。有了合成缝线，以及使用镊子打结的趋势（谢天谢地），实际上没有必要重叠缝线通道。在我看来，"巩膜下重叠"缝线仍然可以让我们使用常规技术，只需稍作修改，就会减少穿孔的发生率。

> 即使喜欢穹窿切口和手术坐在患者头部的位置，缝合时也没有必要用"交叉剑"的缝合方法

当使用穹窿入路时，我会使用我常用的缝合技术，例如，在肌肉上用两条双臂缝线穿过固定的附着点。我发现使用双臂锁扣镊很有用。它不仅能在缝合过程中提供良好的眼球稳定性，还能回缩结膜，以保持视野暴露。

误区

如果使用穹窿入路，必须在助手固定眼球的情况下使用"交叉剑"缝合技术。

事实

只要稍加修改，就可以使用穹窿入路，至于缝合技术，手术医生可以固定眼球，然后将缝线朝固定眼球的锁扣镊的方向缝合。

基础知识

巩膜穿孔的治疗

大多数人都认为巩膜穿孔的局部冷冻治疗可能没有必要。斜视手术后视网膜脱离的发生率非常低，而巩膜穿孔的发生率则要高得多，再加上许多穿孔直到很晚才能在常规眼底检查中发现，这表明不进行治疗是可以接受的。另一方面，在穿孔部位进行冷冻疗法的风险可能很小，这样做不应被诟病，我建议对视网膜脱离风险特别高的患者采取这样的措施。如果怀疑发生了穿孔，应该用间接眼底镜检查视网膜。眼内炎的发生风险高于巩膜穿孔后视网膜脱离的风险。对于手术时发现的巩膜穿孔，我建议术后使用全身抗生素。

重点

如果怀疑在斜视手术中发生了巩膜穿孔，请用间接眼底镜检查确认。

如果确实发生了巩膜穿孔，考虑使用全身抗生素来预防眼内炎。除非是高危患者，否则可能不需要冷冻治疗。

基础知识

肌肉移位，肌肉滑脱，拉长的瘢痕

这三种不同的情况都有一个共同的事实，那就是肌肉没有在预期的巩膜部位形成恰当的粘连。它们各有不同的病因，临床表现略有不同。

肌肉移位

Parks 用这个术语来描述与巩膜形成正常联系，但其位置比预期的稍靠后的肌肉[6]。其原因可能是多方面的，包括对后退肌肉测量不精确——在这种情况下，肌肉实际上并没有移位，由于手术后早期的缝线断裂或缝线毁损，或可能的创伤，可能被认为肌肉移位。在临床上，如果发生在后退的肌肉上，则会出现过矫，如果发生在截除的肌肉上，则会出现欠矫，这种情况在手术后几周内应该会很明显。根据肌肉移位的远近程度不同，受累的肌肉可能只有轻微的功能不足。再次手术时，肌肉及其与巩膜的联系可能看起来正常，唯一的异常是肌肉附着点的位置，它会在预期附着点的后面。眼眶成像除了排除本节讨论的其他问题外，通常不会有任何有用的信息。这对确定肌肉实际附着点的位置并没有帮助，因为通常在眼眶图像上，肌肉附着点位置是在肌肉开始环绕眼球的位置之前，而无法识别实际的肌肉附着点位置。虽然这通常被称为肌肉滑脱，但我更喜欢 Parks 的术语"肌肉移位"（disinserted muscles），以区别于鞘膜囊内肌肉滑脱。

肌肉滑脱（也称鞘膜囊内肌肉滑脱）

这种现象的发生可能是由于缝线没有充分地缝合到肌肉本身，而只是穿过了肌肉鞘膜。详细说明见第 10 章。动态眼眶成像显示的特征性外观可将肌肉滑脱（slipped muscles）（图 11.8）与肌肉移位区分开。当滑脱的肌肉试图进入运动区域时，肌肉的后部呈梭状增厚，表明其具有收缩性，然而，前方空的鞘膜并不增厚。这种动态扫描的外观与拉长的瘢痕难以区分，也可能类似于肌肉丢失的空通道征（图 11.7）。这种差别必须在临床上加以区分。肌肉丢失通常有明显的功能不足（−4 或 −5），而滑脱的肌肉和有拉长瘢痕的肌肉通常会显示出一定的收缩力。

Parks 推测，由于使用更精细的缝合材料和缝合针[6]，现在肌肉滑脱发生的频率更高了。他认为之前的缝合材料和针头比现在更大，很难在缝合时仅仅穿过鞘膜。我认为可以采取一些措施来尽量减少这种并发症的发生。如果使用单线缝合技术，当肌肉还在附着点时，在肌肉中央行全层缝合，并用方结固定，这将是最好的预防措施。如果缝合是全层的，要确定缝合已经包括了肌腱或

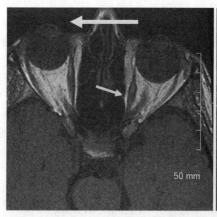
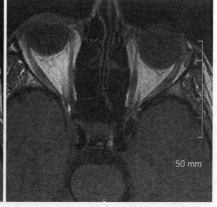

图 11.8 右眼内直肌在其鞘膜内滑动的动态 MRI。在右边的图像中，患者处于右眼注视。右眼内直肌看起来并无异常。在左边的图像中，患者正试图向左侧注视，右眼企图内转时，右侧内直肌后部呈梭状隆起（小细箭头），然而，前面有薄而空的鞘膜，不显示收缩性

肌肉。然后，确保缝合的宽度足以包括肌肉，而不仅仅是鞘膜。最后，在肌肉被离断后，将其反过来，以便看到肌肉的下表面。如果缝线没有缝合到肌肉，则会看到肌肉的中心开始向后滑脱（图10.6）。我经常这样做，如果看到滑脱，我会在肌肉中心以缝线加强，如图所示。

经验

通过在肌止点处肌肉中心的位置全层缝合，并在肌肉离断后检查下表面，可以防止鞘膜囊内肌肉滑脱。如果肌肉不牢固，再予中央位置加强。

拉长的瘢痕（也称为伸展的瘢痕）

Ludwig 描述了一种伤口愈合问题，即在肌肉的断端和巩膜之间形成结缔组织桥，它导致肌肉间接附着到巩膜上，并随着时间的推移而延长[10]。她指出，瘢痕组织在张力下会伸长。详细说明参见第 10 章。

基础知识

斜视手术所致的眼睑改变

上睑和下睑可能会分别受到上直肌或下直肌斜视手术的影响。

下睑退缩

由于下睑缩肌与囊睑筋膜头部相连，在下直肌后退超过 4 mm 后，下睑可能会退缩。这可能是一个严重的美容问题，特别是发生在单侧时。完全分离节制韧带，并充分分离 Lockwood 韧带可以最大限度地减少这种并发症。术中，可以用以下简单的动作确定分离是否足以防止下睑退缩的发生：在上方角膜缘用固定镊抓住眼球，将眼球旋转成上转状态。然后，在观察下睑位置的变化时，使眼球进行被动下转。使用与下睑平行的一条缝线材料作为观察的参考点，以确定眼睑位置的变化。如果连接被充分分离，上下转动时下睑的位置不会发生变化，术后也不会出现下睑退缩现象（图 11.9）。必须注意避免在角膜曲率改变下睑位置时做出这种评估。充分压低眼球，使上方角膜缘低于下睑缘（这就是为什么抓住眼球的位置要远远高于上方角膜缘）。我称之为"弦线试验"（string test）。然而，我发现，特别是在甲状腺眼病患者中，很难在垂直被动运动时达到下睑没有运动这一终点。在甲状腺眼病的病例中，或者在进行超过 4 mm 的下直肌后退的任何病例中，不能消除被动转动时下睑的运动时，我会将囊睑筋膜头部前徙[11]。该手术包括将遮盖在下直肌的组织向后分离至囊睑筋膜头部，其通常位于角膜缘后约

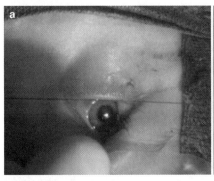
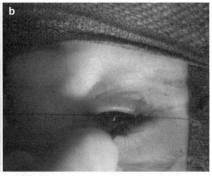

图 11.9 "弦线试验"（string test）：（**a**）手术医生视角对特发性下直肌纤维化患者行下直肌大量后退时的观察。将眼球处于上转位，将一根或一段缝线置于下睑缘水平的位置。（**b**）用镊子使眼球下转。可以看到下睑相对于细线向下移动了几毫米。这说明下睑缩肌分离不完全，如果有较大幅度的下直肌后退，就会发生下睑退缩（见彩图）

15 mm，用可吸收缝线固定囊睑筋膜头部，通过 Lockwood 韧带完成分离，使下直肌后退，然后将囊睑筋膜头部缝合至距角膜缘原始距离处的下直肌处（图 11.10）。由于其附着于下直肌上，这就前徙了囊睑筋膜头部。该手术并没有完全消除下睑退缩，但被发现降低了约 50% 的下睑退缩幅度。

> 术中做的"弦线试验"（string test）对判断是否充分分离了下睑缩肌是有用的

下睑抬高伴眼睑变窄

可发生在下直肌截除和下斜肌前转位时。通常不会发生在小于 4 mm 的下直肌截除术中，但通常发生在下斜肌转位到下直肌水平或更靠前的位置[12]时。此外，下斜肌前转位会导致上方注视时下睑特有的隆起和下睑曲度的改变。如果眼睑的变化是对称的，通常不是一个严重的美容问题。但如果是单侧的，在外观上很难接受。这是一个除了特殊情况，我从不做单眼下斜肌前转位的原因。

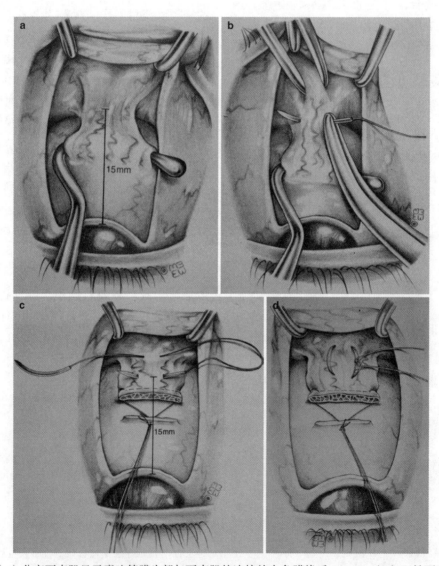

图 11.10 （a）分离下直肌显示囊睑筋膜头部与下直肌的连接约在角膜缘后 15 mm。（b）双针可吸收缝线以水平方式穿过囊睑筋膜头部。（c）下直肌已后退，然后将缝线的另一臂在角膜缘后 15 mm 水平穿过下直肌。（d）在距角膜缘 15 mm 处用缝线将下直肌与囊睑筋膜头部系紧

上睑退缩

这可能发生在较大量的上直肌后退中，但通常可以通过仔细离断上直肌周围的结缔组织来避免，即使在上直肌后退超过 10 mm 的情况下也是如此。然而，我已经看到过，对分离性垂直斜视行下斜肌转位术后复发，行大量上直肌后退后出现上睑退缩。下斜肌手术后，双侧上转有明显限制。上睑退缩是为了把眼球保持在中线的位置而接受过强的神经冲动的结果[12]。

眼睑下垂

这是与上直肌后退后上睑退缩相对的另一种情况。如果上直肌周围的结缔组织没有充分分离，截除上直肌会导致上睑下垂。术中仔细操作可以避免。

基础知识

术后顽固性复视

当然，在某些情况下，术后复视是可以预测的，但不一定难治，例如，如果一位患有外斜视的成年人手术过矫，可以预料他们会出现复视。同样，如果第四脑神经麻痹患者手术过矫，复视也很常见。这些都是手术没有成功地达到术后目标眼位的例子，治疗方法是通过光学手段（使用棱镜）或手术重新使眼恢复正位。但我在这里讨论的是这样一位患者，该患者最终完全符合你的期望眼位，但有持续性无法解决的复视。部分验光师和一些初级从业者有一种普遍的误解，认为这种类型的顽固性复视通常是成人斜视手术造成的[13]。事实上，据我观察这相当罕见[14]。具体地说，在接受斜视手术的 424 名成年人中，只有 3 名（0.8%）发生了顽固性复视。

误区

在长期患有恒定性斜视的成年人中，术后顽固性复视很常见。

事实

在这种情况下，顽固性复视极为罕见。此外，有一项试验对该不良结果具有 100% 敏感性和 100% 阴性预测值。细节详见第 2 章"检查"。

参考文献

1. Ing MR. Infection following strabismus surgery. Ophthalmic Surg. 1991;22:41–3.
2. Gottlieb F, Castro JL. Perforation of the globe during strabismus surgery. Arch Ophthalmol. 1970;84:151–7.
3. McKeown C, Lambert H, Shore J. Preservation of the anterior ciliary vessels during extraocular muscle surgery. Ophthalmology. 1989;96:498–506.
4. Hayreh SS, Scott WE. Fluorescein iris angiography. II. Disturbances in iris circulation following strabismus operation on the various recti. Arch Ophthalmol. 1978;96:1390–400.
5. Kushner BJ. Subconjunctival cysts as a complication of strabismus surgery. Arch Ophthalmol. 1992;110:1243–5.
6. Parks MM. Slipped, disinserted or severed, and lost muscles. In: Rosenbaum A, Santiago AP, editors. Clinical strabismus management. Philadelphia: W. B. Saunders; 1999. p. 529–38.
7. Underdahl JP, Demer JL, Goldberg RL, Rosenbaum AL. Orbital wall approach with preoperative orbital imaging for retrieval of lost or transected extraocular muscles. J AAPOS. 2001;5:230–7.
8. Cibis GW. Incidence of inadvertent perforation in strabismus surgery. Ophthalmic Surg. 1992;23:360–1.
9. Noel LP, Bloom JN, Clarke WN, Bawazeer A. Retinal perforation in strabismus surgery. J Pediatr Ophthalmol Strabismus. 1997;34:115–7.
10. Ludwig IH, Chow AY. Scar remodeling after strabismus surgery. J AAPOS. 2000;4:326–33.
11. Kushner BJ. A surgical procedure to minimize lower-eyelid retraction with inferior rectus recession. Arch Ophthalmol. 1992;110:1011–4.
12. Kushner BJ. The effect of anterior transposition of the inferior oblique muscle on the palpebral fissure. Arch Ophthalmol. 2000;118:1542–6.
13. Kushner B. The efficacy of strabismus surgery in adults: a review for primary care physicians. Postgrad Med. 2011;87:269–73.
14. Kushner BJ. Intractable diplopia after strabismus surgery in adults. Arch Ophthalmol. 2002;120:1498–504.

第12章　甲状腺眼病

一般概念

基础知识

命名

当临床期或亚临床期甲状腺疾病患者眼外肌和眼眶内容物受累时，有多种术语用来描述眼部状况，包括 Graves 病（Graves' disease）、Graves 眼眶病（Graves' orbitopathy）、内分泌性眼病（endocrine ophthalmopathy）、甲状腺眼部疾病（thyroid ophthalmopathy）和甲状腺眼病（thyroid eye disease，TED）。因为它可以发生在甲状腺功能正常或甲状腺功能减退的慢性自身免疫性甲状腺炎患者中，也被称为甲状腺相关眼病（thyroid-associated eye disease）。我使用"甲状腺眼病"这个词。

基础知识

病理生理

TED 常出现急性充血期，其特征是眼眶和眼外肌水肿。肌肉纤维完整，但胶原和糖胺聚糖积聚，伴有炎性单核细胞浸润。这种基质具有很强的亲水性，导致肌肉膨胀得很严重。随后是慢性非活动期，眼外肌开始纤维化，弹性丧失。从某种意义上说，慢性非活动期是指肌肉筋膜间隔综合征（muscle compartment syndrome）的阶段，水肿导致细胞死亡和纤维化。值得注意的是，眼外肌很紧，但力量很弱，肌肉的弹性增加，但收缩力却降低。

基础知识

临床表现和全身评估

典型的 TED 患者通常因以下三种情况来斜视医生处就诊。有时，他们在急性充血阶段出现斜视来就诊，在这种情况下，斜视可能在充血阶段结束后消失。其次，患者也可能以出现限制性斜视，伴有 Graves 病的明显体征，如眼球突出、眼睑迟落、瞬目减少和有临床甲状腺疾病史就诊。这种情况下，诊断 TED 非常容易。最后，一些患者出现限制性斜视，却没有甲状腺疾病的其他征象或症状，这种情况下，诊断较不明确。在这些患者中，眼眶影像学检查有助于揭示伴随 TED 的特征性眼肌肥大（图12.1）。TSH 受体抗体具有较高的敏感性，而且与临床特征及预后相关。我还会检查甲状腺功能，TED 可能发生于甲状腺功能亢进、甲状腺功能减退或甲状腺功能正常的患者。首先我会检查 T3、T4 和 TSH，如果正常，可能还会检查与 TSH 相互拮抗的促甲状腺素释放激素（TRH）。事实上，所有 TED 患者都有抗促甲状腺素受体抗体，这可能是一种自身免疫机制。眼病的严重程度与抗体滴度呈正相关[1]。吸烟是 TED 发展的最强可变危险因素。

> 吸烟是 TED 发展的最强可变危险因素

基础知识

肌肉受累

TED 患者可能有单眼或双眼

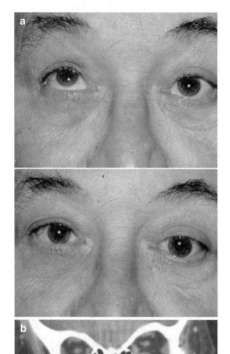

图 12.1（**a**）继发于甲状腺眼病（TED）的限制性左眼下斜视患者。患者没有 TED 的其他外在眼部表现。（**b**）图 12.1a 中所示患者眼眶的冠状成像，显示 TED 特征性左眼下直肌肥大

表 12.1　病例研究中 TED 患者的受累肌肉数

每个患者肌肉受累条数	患者数（N = 53）
单眼	
1 条肌肉	20
> 1 条肌肉	5
双眼 *	
2 条肌肉	9
> 2 条肌肉	19

* 双眼受累肌肉总和（比如，每只眼 1 条肌肉受累，双眼共 2 条肌肉受累）（data from Kushner[2]）

表 12.2　53 例 TED 患者临床受累的肌肉

肌肉种类	肌肉数量 *
下直肌	56
内直肌	31
上直肌	18
外直肌	0

* 总数大于 53，因为有些患者有多条肌肉受累。如果同名肌肉双眼受累，则被计数 2 次（data from Kushner[2]）

一条或多条肌肉受累。临床上甲状腺功能亢进的患者比甲状腺功能正常的患者更有可能发生多条肌肉受累和双眼受累。先前的眼眶减压术易导致多条肌肉受累，尤其是多个眼眶壁减压时。在一组对 53 例患者[2] 的观察中，略多于一半的患者有双眼受累（表12.1）。在该组病例中，下直肌是目前为止最常见的受累部位，其次是内直肌（表 12.2）。虽然外直肌有时眼眶影像检查也能发现肥大，但根据我的经验，这在临床上并不常见。同样，斜肌临床受累也不常见。

 重点

　　虽然 TED 患者有旋转症状并不少见，但通常继发于直肌受累。例如，下直肌挛缩不仅本身会引起相对较小的外旋，还会因为下方的限制导致下斜肌企图向上方注视时需要更多的神经冲动而出现更多的外旋。在大多数情况下，解除直肌限制将矫正旋转。

 经验

　　如果怀疑有明显的斜肌受累，在手术时进行牵拉试验可以帮助做出诊断。镊子固定在 3 点和 9 点的位置（或 6 点和 12 点），然后顺时针及逆时针旋转眼球。观察比较双眼旋转是否对称（图 10.10）。

基础知识

斜视的临床诊断

　　TED 斜视的特点是限制。有典型的眼球运动受限。牵拉试验对确定是否存在限制至关重要。如果存在获得性下斜视，同时上转受限，缺少 Bell 现象，有助于对清醒状态下牵拉试验不合作的患者做出诊

断。主动收缩试验是一种尚未被充分利用但简单易于操作的检查，有助于排除眼外肌麻痹。我对原来的方法做了一定的改良，目前是我进行这项检查的首选技术，如图 2.5 所示。我发现，让患者先看向运动受限的方向，然后我用力拉住对侧结膜使得限制方向的肌肉行等长收缩，结膜撕裂的可能性比抓住眼球然后让患者尝试去运动可能性要小，这种方法对患者来说也更容易。

进阶知识

手术时机

教学中经典的手术时机是等待 6 个月，眼位没有明显变化再行手术操作。如果在疾病活动期做手术，不仅会导致手术效果的不稳定，还会导致严重的炎症反应[3]。然而，对患者来说，等待是极其困难的。根据我的经验，TED 患者经常被综合眼科医生或验光师转诊给我做手术，但他们从未进行过斜视度测量和眼球运动的量化。而患者只知道他们已经复视了好几个月，并不能评估自己眼球运动的稳定性。手术前还要再等 6 个月，这让他们极为不安，特别是实际上可能一直很稳定。我所做的一项未发表的初步研究可能会为这一困境提供一个解决方案。MRI T2 加权像显示肌肉水肿，可能是活动期和不稳定的标志（图 12.2a）。这项研究是会诊时由我见过的一位患者启发的。临床上，患者左眼下直肌挛缩，左眼下斜视，但已经稳定 6 个月（图 12.2b）。眼眶成像如图 12.2a 所示，显示肌肉仍有水肿。因此，我建议推迟手术，然而，由于患者病情稳定，转诊医生做了左眼下直肌的后退手术。手术 6 周后，患者眼位情况良好（图 12.3），但 12 周后，左眼呈下斜视，眼位重新恢复到术前的状态（图 12.4）。在这个患者的启发下，我开始了一项回顾性初步研究，我回顾了 TED 患者，给这些患者做了 MRI 检查，并在手术前至少观察 6 个月。在等待期间，我观察 MRI 图像中肌肉水肿的存在是否预示着病情的不稳定。在 9 例符合标准的患者中，5 例 MRI 显示无水肿，这 5 例患者均保持稳定，其余 4 例患者在 MRI 上表现为水肿，4 例患者在接下来的 6 个月中都有不同程度的眼球运动功能的变化，他们或是原在位出现 5$^\Delta$ 或更大的斜视度变化，或是超过 1 个级别的运动功能改变（幅度从 −4 到 +4）。这提示我，MRI T2 加权像上无水肿的情况可能为施行手术"打开绿灯"。然而，这个假设肯定需要在更大的病例样本中进行验证。

> MRI T2 加权像水肿消失可能是可以进行手术的"绿灯"

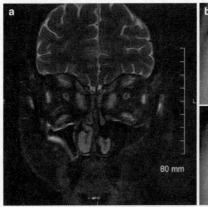
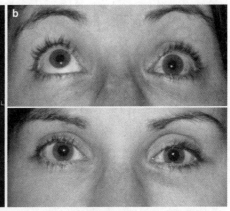

图 12.2 （a）TED 患者眼眶 MRI T2 加权像，双眼外直肌和左眼下直肌显示白色水肿，提示 TED 处于活动期。（b）图 12.2a 行 MRI 检查的患者眼球运动情况，显示左眼上转受限

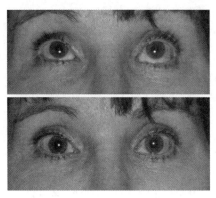

图 12.3　图 12.2a 所示患者左眼下直肌后退术后 6 周眼球运动情况，显示原在位左眼下斜视消失，上转明显改善

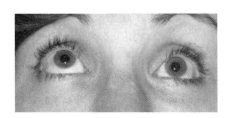

图 12.4　图 12.2b 所示患者左眼下直肌后退 12 周后和图 12.3 所示照片拍摄后 6 周的眼球运动情况。左下斜视已恢复到原来的水平。无法获得原在位的照片，但此图显示，左眼上转时的限制已恢复到术前的程度

 基础知识

手术计划——肌肉的选择

　　首先，成功的结果的取决于正确选择手术肌肉，而在 TED 中有一些类型可能会使这种选择并不明确。

　　在绝大多数 TED 患者中，一眼为注视优势眼，另外一眼则习惯性偏斜。一个常见的错误是如果不对各个注视方向眼球运动进行仔细的评估，就会忽略注视眼肌肉受累较轻的情况。如果另一只眼主要受累的是注视眼受累肌肉相对的直肌，这种情况尤其可能发生。例如，图 12.5 中的患者患有 TED，左眼注视，右眼上斜视，因为继发于右眼上直肌挛缩，出现右眼下转受限。左眼下直肌挛缩的程度较上直肌轻，导致左眼上转受限。如果没有意识到左眼下直肌受累，不后退左眼

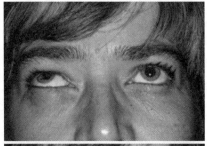
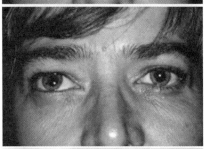
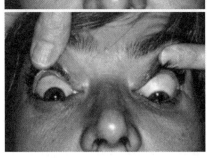

图 12.5　TED 患者因为右眼上直肌挛缩，表现为右眼下转受限，原在位右眼上斜视。因为左眼下直肌也存在较轻度挛缩，表现为左眼上转受限。由于双眼眼眶一定程度上不对称，照片表现为左眼上转得比右眼更高。但是角膜映光显示向上方注视时左眼下斜视，遮盖试验也得到同样发现（from Kushner[2], with permission）

下直肌，仅后退右眼上直肌，会导致手术出现过矫。仔细观察单眼运动、双眼运动和牵拉试验是避免忽略这种情况的关键。

　　第二点容易被忽略的是注视眼和非注视眼同名肌肉同时受累。图 12.6 是一位 TED 患者，左眼下直肌挛缩导致正前方 5$^\Delta$ 垂直斜视（左眼下斜视），转诊的医生计划后退左眼下直肌。在来我的门诊之前 1 年半的时间里，记录显示她存在 25$^\Delta$ 右高左的眼位。患者和转诊的医生都认为其垂直斜视度的减少是病情改善所

原在位垂直斜视度的减小提示双眼受累

173

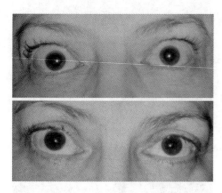

图 12.6 TED 患者左眼下直肌挛缩导致正前方 5$^\triangle$ 垂直斜视（左眼下斜视）（下图）。然而，双眼上转均受限，显示右眼下直肌也很紧（上图）。注意，患者试图向上看时上睑退缩，显示上转已达最大程度

致，在过去的 6 个月，右高左只有 5$^\triangle$。事实上，他们所认为的改善是右眼下直肌挛缩进展所致。原在位的眼位改善了，但是患者上转更差了，患者表现出下颌上抬的头位。当给患者检查时，我发现患者双眼下直肌挛缩的程度不对称，因此正前方的垂直斜视度小。如果没有意识到双侧下直肌同时受累，不后退双侧下直肌，必然导致手术过矫。该患者双侧下直肌行不等量的后退，正前方的复视和下颌上抬头位都消失了，上转也得到了改善（图 12.7）。

第三点容易被忽略的是患者习惯用受累眼注视。图 12.8 中的患者患有 TED 和左眼上斜视。疑有左眼上直肌挛缩。事实上，患者的左眼有正常的下转功能。左眼最佳矫正视力仅为 20/200（因为存在未经治疗的弱视）。患者以 20/20 的右眼注视，而右眼下直肌挛缩。

重点

当患者双眼最佳矫正视力不平衡时，要考虑到他们也许是以受累眼注视。

基础知识

手术指南

TED 患者的手术治疗通常需要后退运动受限的肌肉。传统上，在 TED 患者中应该明确避免肌肉截除，因为肌肉截除后有明显的炎症反应。最近，一些专家一直主张在特定病例中进行小量的截除。然而，我不认为这种操作是必要的，应尽量避免截除。

在 TED 病例中，后退的量不是由公式决定的，而应该是解除限制所需的量。决定后退量多少是经验的问题。而 Traboulsi 推广了一种技术，对 TED 患者肌肉缝合后在眼球再固定的量由眼球处于原在位时肌肉自

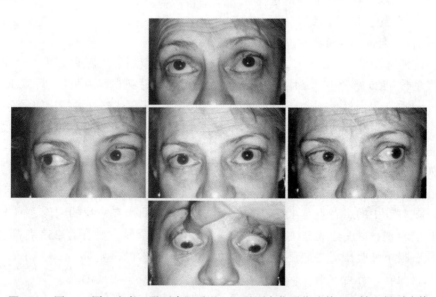

图 12.7 图 12.6 同一患者双眼下直肌后退，显示原在位眼位改善，上转也得到改善

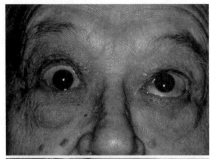

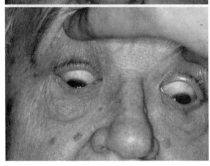

图 12.8 TED 患者左眼大角度上斜视，被认为是由于左眼上直肌挛缩（上图）。左眼具有正常的下转功能（下图）。左眼眼位高是右眼下直肌挛缩所致，实际上患者是以右眼作为注视眼

然所处的位置决定[4-5]。Harper 在 1978 年描述了类似的技术[6]。虽然没有使用这种技术的经验，但我已经确定在许多情况下，这种定位技术非常接近于我在 TED 处理中根据经验定位的肌肉位置。对于没有太多 TED 手术经验的人来说，这项技术在我看来是一种合理的方法。

进阶知识

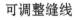

可调整缝线

我对在 TED 患者中使用可调整缝线很感兴趣，但有几点需注意。TED 的肌肉很紧，但不一定有弹性。在某些情况下，肌肉在离断后会迅速收缩，这种情况下，可调整缝线并没有特别的问题。而在其他情况下，没有弹性的肌肉在离断后只收缩几毫米就不再松弛了。

此时，标准的可调整缝线可能不起作用，因为肌肉不会回缩。

> TED 患者的眼外肌非常紧且没有弹性，离断之后可能不会松弛

对于此类患者，如果需要，使用半可调缝线就可以解决这个问题，如图 10.15 所示。采用这种技术将肌肉的两端固定在巩膜上，可以确保肌肉后退到所需的位置。

进阶知识

肌肉滑脱

TED 患者下直肌后退后易发生滑脱，这一点众所周知。有两个因素可导致这一情况的发生。Scott 指出，下直肌的下表面有比其他肌肉更多更厚的 Tenon 层。不去除的话，如果使用悬吊或可调整缝线技术，则可妨碍肌肉与巩膜产生粘连（Alan B Scott，私人交流，2016 年 2 月 4 日）。第二个主要原因是下直肌与眼球的接触弧短。眼眶影像显示，在适度的下直肌后退后，如果肌肉不固定在巩膜上，向下注视时，肌肉将失去与眼球壁的贴合（图 12.9）[7]。使用半可调缝线技术将消除这两个因素所致的肌肉滑脱，这是我的首选技术。有人喜欢用不可吸收缝线和标准的可调整缝线，我不太喜欢那种方法，因为线结经常腐蚀并引起刺激症状。

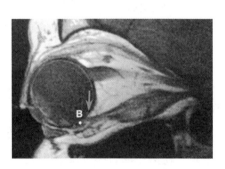

图 12.9 TED 患者使用半可调整缝线技术进行下直肌后退 5 mm 术后 1 天，眼球向下方注视眼眶 MRI 矢状图。橙色箭头和菱形表示肌肉在后退前的附着点，这由从肌肉附着点绘制的直线与眼球相切的位置来确定。B 点是肌肉退后的新附着点。蓝色三角形和箭头表示下直肌球层（后退后）与巩膜脱离接触的位置。B 点和蓝色三角形都在附着点之后，因此肌肉与眼球之间完全没有环绕效应。如果肌肉没有固定在巩膜上，就会失去与眼球的附着（from Chatzistefanou et al.[7]，with permission）（见彩图）

基础知识

术后 A 型斜视

TED 患者需要双侧下直肌大量后退的并不少见。这会导致术后 A 型斜视的产生。这是因为减弱两条下直肌会使上斜肌方向产生的神经冲动增加，导致上斜肌"亢进"并形成 A 型斜视。此外，下直肌后退之后内转的力量会降低，甚至消失。双侧下直肌后退量大于 6 mm 时，应该考虑采取预防性措施来防止 A 型斜视的出现。有些人常规行下直肌鼻侧移位来矫正 A 型斜视。然而，这加剧了伴随这个问题而来的内旋。也有人会为对抗内旋做下直肌颞侧移位，但会加重 A 型斜视。我见过采用这两种方法都有不良后果的患者[8]。在我看来，唯一能防止 A 型斜视出现又不会引起内旋的方法就是减弱上斜肌，在这种情况下，上斜肌后部肌腱切断术是我的首选手术。见第 21 章病例 21.13，这是这些原则的代表性病例。

> 如果双侧下直肌后退量大于 6 mm，要考虑防止 A 型斜视的发生

重点

下直肌鼻侧移位会防止发生 A 型斜视，但会加重内旋，颞侧移位会防止发生内旋，但会导致 A 型斜视加重。

进阶知识

上睑退缩

许多 TED 患者发生上睑退缩是因为上睑提肌的直接受累，但还有其他一些患者是由双侧下直肌挛缩，造成上方肌群接受的神经冲动增加所致。为了判断患者术后是否会出现上睑退缩，应观察手术前上睑退缩的情况。如果是因下直肌挛缩使上方肌群接受的神经冲动增加所致，向下注视时上睑退缩会消失（图 12.10）。而如果向下注视时上睑退缩仍然存在，那么下直肌退后之后，这一现象可能还会存在。

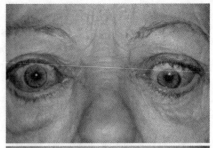
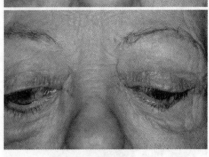

图 12.10 TED 患者原在位双侧上睑退缩（上图），向下注视时双侧上睑退缩消失（下图），提示眼睑退缩是由下方肌肉限制因素导致上方肌群接受的神经冲动增加所致

进阶知识

下睑退缩

下睑退缩通常出现在较大量（大于 4 mm）的下直肌后退之后。在某些情况下，这仅仅是眼球突出的一种表现，手术前向下注视时，这种现象并不明显。但在许多情况下，这是囊睑筋膜头部与下直肌附着在一起所致，下直肌后退之后，将眼睑向下后方牵拉[9]。仔细分离 Lockwood 韧带很重要。有一种方式能减轻术后下睑退缩，即将囊睑筋膜头部前徙（图 11.11）。

经验

眼睑退缩是 TED 的标志。重症肌无力和 TED 有关联。如果 TED 患者有上睑下垂，患者应该先排除肌无力。

进阶知识

术后复视

TED 手术后的一种常见情况是，行单侧下直肌后退时，向下注视时会出

现复视。向下注视时力量不平衡，一侧下直肌被医源性减弱[10]。这种情况的处理需根据患者的视觉和职业需要进行调整。解决办法包括在双光镜上加厚部削薄（slab-off）棱镜（图 9.2）、单目阅读眼镜、双光镜加压贴 Fresnel 棱镜、单眼遮盖双光镜，以及对侧下直肌后固定伴或不伴肌肉后退。

进阶知识

术后不稳定

手术后的过矫随着时间的推移而加重意味着肌肉滑脱或后退肌肉的拮抗肌发生挛缩。通常对肌肉无力和限制的检查，如被动牵拉试验和主动收缩试验，会很有帮助。

如果术后 6 周眼球运动令人满意，除非患者的甲状腺状况有实质性变化，否则运动功能发生重大改变很少见。

问题

我有一位 TED 患者，眼球运动功能异常。用左眼注视时，右高左 75$^\Delta$。奇怪的是，患者的右眼看起来很正常，而左眼上转受限。我想知道右高左的垂直斜视是不是符合 Hering 法则？我在想，是不是应该进行一次左眼下直肌后退联合右眼上直肌后退或右眼下直肌截除。另外，既然是用左眼注视，那么在右眼做一组垂直肌的后退和截除手术合理吗？

解答

这是非常典型的因受累眼注视出现更大的第二斜视角的现象。有一些方面需要考虑：

1. 为什么用左眼注视？右眼的视力更差吗？如果持续用左眼注视，非共同性斜视会非常难修复，甚至不可能修复。如果有机会让患者用右眼注视（光学手段、白内障手术等），患者会好转。

2. 测量右眼注视时的斜视度，将所有的三棱镜度基底向上都放在左眼前。这将是患者的真实斜视度，同时也可以作为手术目标。如果斜视度仍然很大，考虑做左眼下直肌和右眼上直肌后退，而不是右眼下直肌截除。

问题

我接诊了一位女性 TED 患者。左眼 25$^\Delta$ 下斜视，双眼上转受限，运动功能右眼上转 -2，左眼上转 -4，双马氏杆检测右眼外旋 5°，左眼外旋 15°。正前方还有 4$^\Delta$ 内斜视。因为旋转的因素，患者使用三棱镜仍然不能获得融合。MRI 显示左眼下直肌增粗。那么旋转是由下直肌挛缩所致吗？或者你认为可以做下斜肌手术吗？我考虑将右眼下直肌后退 2 mm，左眼下直肌后退 4 mm。需要做内直肌的手术以矫正内斜视吗？

解答

TED 患者下直肌挛缩常会导致外旋，绝大多数患者后退挛缩的下直肌会矫正旋转。然而，如果 TED 患者上斜肌受累，肌肉会变得非常紧，导致内旋。假设患者的外旋与上斜肌麻痹不相关，那有可能是下直肌挛缩所致，或者是下斜肌受累所致。任何情况下，我都会在下直肌手术之前和之后在手术室进行牵拉试验来测试有无旋转的限制（图 10.10）。在内旋和外旋之间寻找平衡点。如果真的很紧，可以处理下斜肌，但是在 TED 患者中我并没有遇到不得不做的病例。对于下直肌后退的量，我并不认为术前对于下直肌后退的量能有确切的数值确定下来，术中需要做牵拉试验确定后退的量。但原在位垂直斜视 25$^\Delta$ 的情况下，我预计需要在左眼比右眼多后退 3～4 mm，才能矫正 25$^\Delta$，左眼下直肌后退 5 mm，右眼下直肌后退 2 mm，或者左眼下直肌后退 6 mm，右眼下直肌后退 3 mm 等，主要取决于术中的发现。而且下直肌的挛缩会导致外转限制，正前方小度数的内斜我不会选择做内直肌手术。

参考文献

1. Bahn RS. Graves' ophthalmopathy. N Engl J Med. 2010;362:726–38.
2. Kushner BJ. Thyroid eye disease. InDortzbach R, editor. Ophthalmic plastic surgery prevention and management of complications. New YorkRaven Press; 1994. p. 381–94.
3. Metz HS. Complications following surgery for thyroid ophthalmopathy. J Pediatr Ophthalmol Strabismus. 1984;21:220–2.
4. Dal Canto AJ, Crowe S, Perry JD, Traboulsi EI. Intraoperative relaxed muscle positioning technique for strabismus repair in thyroid eye disease. Ophthalmology. 2006;113:2324–30.
5. Nicholson BP, De Alba M, Perry JD, Traboulsi EI. Efficacy of the intraoperative relaxed muscle positioning technique in thyroid eye disease and analysis of cases requiring reoperation. J AAPOS. 2011;15:321–5.
6. Harper DG. Topical anesthesia for inferior rectus recession in thyroid ophthalmopathy. Ann Ophthalmol. 1978;10:499.
7. Chatzistefanou KI, Kushner BJ, Gentry LR. Magnetic resonance imaging of the arc of contact of extraocular musclesimplications regarding the incidence of slipped muscles. J AAPOS. 2000;4:84–93.
8. Kushner BJ. Torsion and pattern strabismuspotential conflicts in treatment. JAMA Ophthalmol. 2013;131:190–3.
9. Kushner BJ. A surgical procedure to minimize lower-eyelid retraction with inferior rectus recession. Arch Ophthalmol. 1992;110:1011–4.
10. Kushner BJ. Management of diplopia limited to down gaze. Arch Ophthalmol. 1995;113:1426–30.

第13章 如何做好完美的斜肌手术

下斜肌

📚 基础知识

诊断中的错误

正如第8章"垂直斜视"中所述，不是所有内转合并上转的原因都是下斜肌"亢进"（overaction，OA）。内转合并上转有很多不是由下斜肌"亢进"引起的，对该肌肉行手术减弱并不能获得满意的结果。其他原因包括假性下斜肌亢进[1]、抗上转综合征（anti-elevation syndrome，AES）[2]、分离性垂直斜视（DVD）、Duane综合征、滑车异位[3-4]、对侧眼下方有限制，以及许多伴有颅面综合征的病例。

📚 基础知识

手术意外

下斜肌与外直肌附着点及下直肌的解剖位置非常接近，因此下斜肌特别容易在这些肌肉手术中被意外损伤。

在外直肌截除时

截除外直肌时，必须特别注意将外直肌与下斜肌附着点分开，否则下斜肌可能会被动向前拖动，导致下斜肌粘连综合征[5]。图13.1中的患者因左眼内斜视术中行左眼外直肌截除术。手术后出现左眼下斜视，内转时

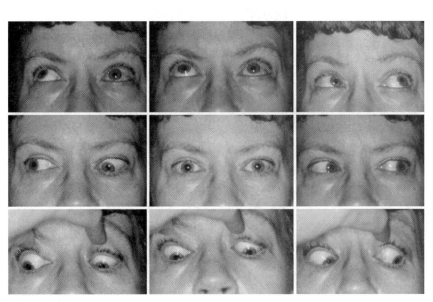

图 13.1 左眼外直肌截除术后出现下斜肌粘连综合征。左眼下斜视，内转时上转受限

上转受限，左眼外旋。牵拉试验阳性，手术探查显示左眼下斜肌在其附着点附近与左眼外直肌粘连。

巩膜扣带术后

如果在进行巩膜扣带术时，手术医生在钩住下直肌时无意中将下斜肌钩在肌肉钩上，环扎带可能会穿过下斜肌反转臂，导致肌肉被折叠（图 13.2）。图 13.3 中的患者在进行巩膜扣带术后，出现了这种内转时上转

受限的情况。随后的手术证实，下斜肌无意中被折叠，如图 13.2 所示。显然，造成这种状况的不是斜视手术医生，但斜视医生有责任修复这种状况。当对巩膜扣带术后有限制性下斜视伴外旋的患者进行手术时，意识到这一点很重要。

下直肌截除术后

由于下斜肌通过 Lockwood 韧带毗邻下直肌，如果截除下直肌，下斜肌会被向前拖拽，就像截除外直肌时可能发生的那样。通常，这会导致限制性下斜视和外旋。手术探查将显示图 13.4 所示的情形。这可以通过在截除下直肌时特别注意使下斜肌保持在其所属的位置来避免。

基础知识

技术问题

尽管下斜肌手术相对好做，但有一些潜在的技术错误应该注意和避免：

肌肉钩取不全

Kraft 等报告，多达 8% 的眼下斜肌有两处肌肉附着点[6-7]。当肌肉被钩住时，这可

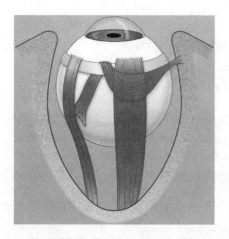

图 13.2 被巩膜环扎带无意中折叠的下斜肌（from Kushner[5]，with permission，© 2007 American Medical Association. All rights reserved）

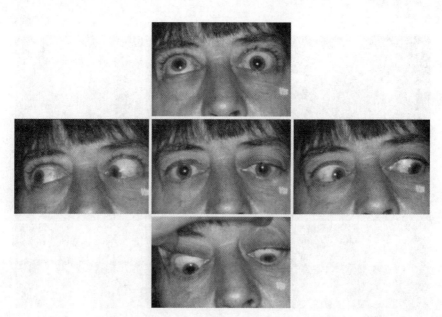

图 13.3 患者左眼巩膜扣带术后出现上转受限。如图 13.2 所示，手术探查证实左眼下斜肌已被环扎带折叠

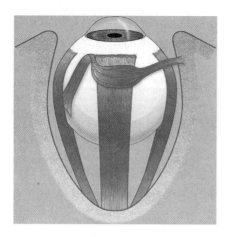

图 **13.4** 下直肌截除术后，下斜肌在下直肌附着点形成瘢痕的典型形态（from Kushner[5]，with permission，）

能会导致肌肉的钩取并不完全。如果钩尖不经意穿过肌腹，正常下斜肌也可能发生钩取不完整的情况。通常在肌肉和眼眶结缔组织之间有清晰的交界。斜视钩穿过下斜肌下面钩取它之后，分离组织，使钩尖正好在该交界处（图 13.5）。这样做可以防止破坏脂肪垫。钩取肌肉并露出钩尖后，检查下斜肌的两个反转臂之间的三角（图 13.6）。沿着裸露的巩膜三角向后仔细观察，看是否有丢失的肌纤维。如果有，可以看到它们水平地沿着巩膜或在对应的结膜囊中走行。

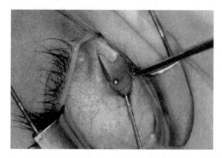

图 **13.5** 钩住下斜肌后，分离组织，使钩尖恰好位于肌肉和结缔组织的交界处（如上图所示），然后向下暴露钩尖或将其向上抬起，即可完成肌肉钩取。防止不经意间破坏脂肪垫（见彩图）

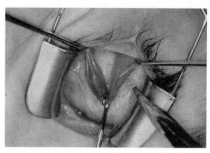

图 **13.6** 在钩住肌肉并露出钩尖后，检查下斜肌两个反转臂之间的三角。沿着裸露的巩膜三角向后仔细观察，看是否有丢失的肌纤维。如果有，可以看到它们水平地沿着巩膜或在对应的结膜囊中走行（见彩图）

 重点

如果下斜肌"亢进"，我们通常会对下斜肌进行手术，而下斜肌"亢进"会导致外旋。这会改变解剖结构，导致外直肌位于颞下象限。我曾见过一些患者，当医生打算给其下斜肌做手术时，无意中做了外直肌手术。请仔细注意肌肉纤维的走行方向。我也见过眼球外旋导致医生很难定位外直肌。

周围组织损伤

 基础知识

下斜肌手术周围组织损伤的 5 种主要并发症是：①粘连综合征；②出血；③外直肌损伤；④虹膜麻痹；⑤眼球穿孔。

粘连综合征

斜视钩穿过肌肉后面的结缔组织，而不是恰好在肌肉和结缔组织的交界处（图 13.5），是术后粘连综合征的最常见原因。

 经验

识别涡状静脉

谨慎地寻找并定位涡状静脉是为了最大限度地避免无意中损伤该静脉。有时涡状静脉会妨碍对肌肉周围结缔组织的分离，但更常见的情况是，其靠近下斜肌后退要缝合的部位。涡状静脉损伤出血是下斜肌手术出血过多的最常见原因。

外直肌损伤

下斜肌附着点非常靠近外直肌，可能会在离断下斜肌时切断外直肌。可以通过离断下斜肌时使用斜视钩或牵引缝线全程标定外直肌并将其拉开来避免。

虹膜麻痹

对下斜肌牵引力过大会使睫状神经节受牵拉，导致虹膜麻痹。在下斜肌去神经切除之后更有可能发生，这种操作通常需要对肌肉进行更有力的牵拉。避免这种情况的最好方法是认识到它可能会发生，然后轻轻地牵拉。

后退时发生眼球穿孔

做下斜肌手术时，下斜肌的附着点是在一个深腔隙中，靠近黄斑。在进行后退手术时，许多医生更喜欢离断之前在肌肉附着点附近进行缝合——这是 Marshall Parks 推广的一种技术。我认为在附着点附近的肌肉上放置止血钳，然后与巩膜附着处切断再将止血钳取出会更安全。夹住肌肉断端的止血钳可以从深腔隙中取出，再安全地缝合肌肉断端。这项技术消除了黄斑附近眼球不慎穿孔的风险。

基础知识

减弱手术的选择

传统上，下斜肌要么通过后退，要么通过肌肉切除术来达到减弱的目的。大多数医生对其中一个术式有很强的偏好。我个人偏好肌肉后退。每当可以在可逆和不可逆的手术之间做出选择时，我都会选择可逆的手术，在其他条件相同的情况下，后退是可逆的。如果产生的效果太强，可以"复位"，如果效果不足，可以很容易地

转为功能更强的术式。每当对以前切除的下斜肌进行再次手术时，我都觉得这是一次冒险——永远不知道会找到什么。如果必须做双侧手术，并希望获得对称的效果，但之前只有一眼下斜肌进行过肌肉切除术，那么这就特别成问题。另一方面，下斜肌手术往往相当容易，通常会"得到需要的东西"。然而，我发现，当涉及治疗侧方注视不对称的下斜肌亢进时，对下斜肌的手术更具有"自我调节"性，而不是在原在位获得不对称的效果来消除上斜视。如果原在位存在上斜视，在我的经验中，双侧不对称下斜肌后退优于肌肉切除。一般说来，大量下斜肌切除术可能比最大量后退效果更强一些。表13.1列出了下斜肌后退术和肌肉切除术的相对利弊。参见第21章病例21.29，该病例是这些原则的代表性例子。

> 对称的下斜肌切除可以平衡不对称的下斜肌亢进，但通常不会消除原在位上斜视。为此，需要做双侧不对称的下斜肌后退

重点

如第8章所述。治疗 DVD 合并"下斜肌亢进"最有效的方法是下斜肌前转位术，下斜肌切除术后不能获

表 13.1 下斜肌后退术和切除术的优势和劣势

后退	切除
可以分级后退产生非对称效果	不能预测分级效果
可逆	不可逆
再次手术可预测性高	再次手术可预测性低
接下来可以做前转位	不能再做前转位
手术时间相对长	手术快
缝线有巩膜穿孔的可能	无缝合过程及巩膜穿孔的可能
效果可能会弱一些	效果可能更强
通常有效	通常有效

得可预测的效果。因此，我建议婴幼儿内斜视患者千万不要施行下斜肌切除术。后退是首选，因为如果出现 DVD，可以二次手术转换为前转位。

问题

您如何对下斜肌后退定量，特别是想进行不对称的后退时？您会选择多大的量进行后退？

解答

Parks 推行了将下斜肌后退在下直肌附着点颞侧端后方 3 mm 和侧方 2 mm 的做法，他认为这是一个 8 mm 的后退[8-9]。在随后的解剖学研究中，Apt 和 Call 表明，Parks 的后退实际上是 10.4 mm 的后退和 1 mm 的前转位[10]。他们还给出了下斜肌后退 6～12 mm 不同手术量缝合的位置指南，如表 13.2 所示。如果我需要对称或非对称"下斜肌亢进"的标准（平均）减弱效果，并且原在位没有上斜视，我通常默认使用 Parks 点，因为我在该方法上有长期的成功经验。如果我真的觉得需要最大的效果，特别是在上斜肌麻痹，原在位垂直斜视很大的情况下，我会用 Apt 和 Call 的数据作为指导进行 12 mm 的后退。如果有不对称的"下斜肌亢进"和中度上斜视，我会根据上斜视的大小，在高位眼做 12 mm 的后退，在另一眼做 6 mm 或 8 mm 的后退。

特殊的或不常用的下斜肌手术

基础知识

下斜肌前转位

该手术最先由 Elliott 和 Nankin 描述，将下斜肌重新定位于旋转中心前，从而将其从上转作用转换为抗上转作用[11]。这是一个非常有效的手术，目前看来是治疗"下斜肌亢进"合并 DVD 的最佳方法。然而，它确实在下斜肌力矢量中产生了重大的变化，因此，它对眼球运动的共同性方面有重要的、也许是不可预测的影响。因此，我从来不会用它来治疗有主觉复视的具有双眼中心凹融合的患者。我知道有人提倡用这种方法治疗单侧上斜肌麻痹。然而，我不知道有任何研究表明其对双眼单视野之外的偏心注视人群的影响。虽然这一手术对下斜肌的垂直作用有深刻的影响，但对旋转的影响却不那么重大。下斜肌转位在短期内会引起内旋，但到手术后 10 周，这种影响就会消失[12]。事实上，如果该手术以抗上转综合征的形式产生过度影响，那么外旋就会增加[13]。

下斜肌前转位对睑裂有明显影响，会导致直视时睑裂变窄，向上注视时下睑隆起，下睑弧度变平[14]。当做对称手术时，这些通常不是问题。但是，如果做单眼手术，可能会导致明显的美容问题。这也是我不主张用这种方法治疗单侧"下斜肌亢进"的另一个原因，无论是特发性的还是与上斜肌麻痹相关的。此外，之前因 DVD 行上直肌后退后再做下斜肌前转位，或再次做上直肌后退，可能会由于需要更多的神经冲动而严重削弱上转功能，导致上睑退缩[14]。如果先前行上直肌后退，则应计划较弱程度的下斜肌前转位。反过来，如果之前已有下斜肌前转位，则应减少后续上直肌后退量的大

表 13.2　下斜肌分级后退的新附着点[10]

后退量（mm）	下直肌附着点颞侧端至下方毫米数	下直肌附着点颞侧端至外侧毫米数
6	5.0	6.4
7	5.0	5.4
8	4.0	4.4
9	4.0	3.4
10	4.0	2.4
11	4.0	1.4
12	4.0	0.4

小。最后，下斜肌前转位在单眼手术时可引起明显的上转限制和同侧向上注视时下斜视。参见第 21 章病例 21.10 和病例 21.20，以获得这些原则的代表性例子。

下斜肌前转位之前或之后联合上直肌后退会削弱上转功能，导致上睑退缩。应减少手术量

问题

您如何避免抗上转综合征的发生？

解答

大概有两个因素可促成抗上转综合征的发生。一种是在下直肌附着点之前缝合下斜肌，另一种是下斜肌的后外侧角向颞侧展开[2]。然而，我发现患者接受手术的时间越久，这种综合征的发生率越高。有一些我做过下斜肌前转位手术的患者在我描述这个问题时，还没有发生抗上转综合征，但是几年后发展为抗上转综合征。我首选的技术是将下斜肌缝在新的肌肉附着点处，并且绝不把它缝合在下直肌附着点的前面，但仍有一些患者出现了抗上转综合征。10 多年前，我改用下斜肌的前鼻侧角缝合于下直肌附着点的颞侧角，让后颞侧角向后垂，如图 13.7 所示。我推断，因为抗上转综合征似乎是由转位下斜肌的侧方纤维绷紧引起的，减少其紧绷将有助于防止抗上转综合征。我从来没有遇到过使用这种技术后出现抗上转综合征的病例。就像生活中的许多事情一样，这的确是一个权衡的问题。就不导致抗上转综合征而言，这种方法更好。然而，与我之前的方法相比，这是一种治疗 DVD 不太有效的方法。

经验

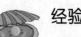

为最大限度减少抗上转综合征的发生，应将下斜肌的前鼻侧角缝合到下直肌附着点的颞侧角，并让后颞侧角向后垂。

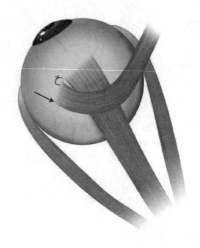

图 13.7　前转位缝合下斜肌的首选技术。前鼻侧角缝合到下直肌附着点的颞侧角，并允许后角（箭头）向后垂

问题

如何治疗抗上转综合征？

解答

虽然我最初用下斜肌去神经切除来治疗这种综合征，但很快就意识到这样的切除手术是不必要的。将下斜肌前转位转变为简单的后退，对于消除抗上转综合征是相当成功的。然而，如果最初存在 DVD，则必须为其复发做好准备，并进行相应的治疗。当面对明显的单侧抗上转综合征时，很难判断是该眼抗上转综合征，还是对侧眼"下斜肌亢进"。这是一个非常重要的区别，因为如果是对侧眼下斜肌亢进，就应该减弱内转时过度上转的下斜肌；而如果是抗上转综合征，应该对外转时上转功能不良的眼进行手术。有一些征象有助于解决这一问题。如果是对侧眼"下斜肌亢进"，则该眼眼底应该有外旋，手术时牵拉试验会显示出下斜肌紧张。如果是抗上转综合征，外转时上转功能不良的眼眼底可能有明显外旋，并且患者试图抬头看时下睑有明显的隆起。

区分单侧抗上转综合征和对侧眼下斜肌亢进可能很棘手

重点

为了鉴别单侧抗上转综合征和对侧下斜肌亢进，应评估眼底旋转。在抗上转综合征中，受累眼通常会有实质性眼底外旋。对于对侧眼下斜肌亢进，则该眼眼底有外旋。

重点

牵拉试验在抗上转综合征中通常是正常的

我认为，抗上转综合征中上转的限制是我所谓的"神经支配限制"，而不是机械限制。下斜肌的抗上转力矢量只在下斜肌接受神经支配的方位，即向上注视时产生。在静息状态下或麻醉状态下，感觉不到机械限制。

问题

我给一位女性患者做了左眼 25△ 上斜视的手术，看起来像是典型的左眼上斜肌麻痹。我在标准的左眼下斜肌后退和前转位之间进行了折衷，将其缝合在左眼下直肌附着点颞侧后方 1 mm 和侧方 1 mm 的位置，并做了右眼下直肌后退 3 mm。患者在术后 1 周出现过矫。不仅有 3△ 左眼下斜视，而且整个上方视野都有左眼下斜视所致的复视。我认为这是隐匿性双侧上斜肌麻痹。应该怎么处理？

解答

虽然通常不会因此次缝合的左眼下斜肌的位置导致抗上转综合征，但我怀疑这种状况正在发生。对于隐匿性双侧上斜肌麻痹来说，这么早就在整个上方视野都出现复视，而不是只出现在右眼下斜肌的作用范围（对于此病例），这是不常见的。观察右眼有没有旋转。如果不存在旋转，则说明是抗上转综合征或限制因素导致的左眼上转受限。

进阶知识

下斜肌断腱或 Z 形切开术

当需要相对较小的效果，但想要一定程度的垂直矫正和旋转矫正时，在下斜肌附着点进行简单的断腱或 Z 形切开术可能会很有用。就像肌肉切除术一样，它往往具有一定的自我调节能力，但比肌肉切除术或后退的作用要小得多。

进阶知识

当需要非常强力的手术时

去神经切除术是一种非常有效的减弱下斜肌的手术。我从来不觉得有必要做这个手术。如果从下斜肌附着点到下斜肌出下直肌的位置进行完整的肌肉切除，切断下斜肌的神经应该不会增加太多的效果。换言之，做没有去神经的下斜肌切除。这也最大限度降低了因去神经而导致虹膜麻痹的风险。

对于反复发作或顽固的下斜肌"亢进"，Stager 等描述了一种鼻侧肌肉切除术[15]，Rosenbaum 等描述了如何将下斜肌缝合到眶壁[16]。这两种手术都是有效的，在技术上有些困难，在我的经验中很少需要用到。

当不仅需要下斜肌的垂直力矢量的减弱效应，还需要显著的旋转效应时，Stager 等所描述的下斜肌前徙鼻侧转位是有用的[17]。下斜肌前转位有抗上转作用，鼻侧的位置变化使其由外旋肌变为内旋肌，这一手术操作并不比标准的前转位困难，在一些特殊的病例中可能会有用。

进阶知识

与旋转有关的特殊的下斜肌手术

由于下斜肌同时具有垂直和旋转效应，因此标准的减弱将同时影响垂直和旋转力矢量。然而，与上斜肌一样，前部纤维有更多的旋转作用，而后部纤维有更多的垂直作用。可以选择性地减弱前部或后部纤维以只影响这两个力矢量中的一个。如图 13.8 所示，要减弱下斜肌的外旋矢量，须离断下斜肌的前部纤维。首先将可吸收缝线缝合在下斜肌靠近肌肉附着点的前角。然后离断前面 7/8 的肌肉。最后，将缝线绕着下斜肌扎紧，这样就像荷包线一样防止前部纤维在巩膜上留下瘢痕。不与巩膜缝合。我发现单独做这个手术时，对垂直斜视没有影响，可预测产生约 3°～5° 内旋。相反，削弱下斜肌的后 7/8，在不影响旋转的情况下可获得小的垂直斜视度的矫正（图 13.9）。可在不影响旋转的情况下矫正大约 3^{Δ}～4^{Δ} 垂直斜视。关于

这些原则的代表性病例，参见第 21 章病例 21.13 和病例 21.30。

上斜肌和肌腱

基础知识

解剖方面的考量——系带

当眼处于原在位时，上斜肌肌腱的前缘在上直肌附着点后 4 mm 处。为便于手术暴露将眼向下旋转时，上斜肌肌腱向后滑动，使其前缘位于上直肌附着点后

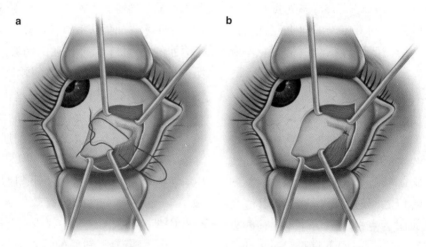

图 13.8 下斜肌前 7/8 离断。（a）在肌肉附着点附近用缝线固定下斜肌前角，并将前 7/8 的肌肉离断。缝线以荷包的形式绕过下斜肌。（b）将缝线扎紧，将组织捆扎起来，以防止前部纤维粘在巩膜上

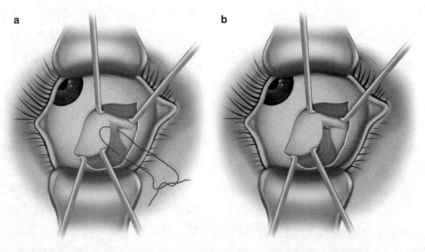

图 13.9 下斜肌后 7/8 离断。（a）在肌肉附着点附近用缝线固定下斜肌后角，并将后 7/8 的肌肉离断。缝线以荷包的形式绕过下斜肌。（b）将缝线扎紧，将组织捆扎起来，以防止后部纤维粘在巩膜上

约 8 mm 处。上斜肌肌腱通过结缔组织与上直肌下表面松散黏附，被称为"系带"（图 13.10）[18]。当系带保持完好时，上斜肌肌腱将与上直肌一起移动。因此，如果上直肌后退，并且系带完整，上斜肌肌腱不仅会随着上直肌一起向后移动，而且如果上直肌后退超过 10 mm，上斜肌肌腱（通过系带）将约束上直肌，阻止其到达预期的位置。反过来，如果系带完好无损，在上直肌截除过程中，上斜肌肌腱将会向前拉伸。此外，当在颞侧行上斜肌减弱手术时——见于离断或悬吊（后退），完整的系带将限制上斜肌肌腱达到最大甚至是所需的后退量。值得注意的是，当上斜肌肌腱在附着点处被钩住并从上直肌下方伸出以暴露时，上斜肌系带很容易被不经意地剥离。在手术中，人们对这种操作往往没有给予足够的重视，而且无意中不对称地进行这种操作可能导致双侧手术中不等的后退效果（图 13.11）。此外，在上直肌

颞侧移位过程中，如果不剥离系带，上斜肌肌腱将被横向拖曳，这可能是为了治疗第六脑神经麻痹、Duane 综合征，或者是为了矫正外旋斜视。未能将上斜肌肌腱与上直肌分离可导致上斜肌嵌顿综合征[19]。

问题

您能列出在做上直肌或上斜肌手术时处理系带的具体指南（以及理由）吗？

解答

这些指南是在离断和不离断系带的情况下对上斜肌肌腱和上直肌进行的一些特定在体研究的结果[18]。

1. 对于 10 mm 或更小量的上直肌后退，保持系带完整。这将使上斜肌肌腱保持在新的上直肌附着点之后，减少上斜肌嵌顿综合征发生的概率[19]。

2. 对于超过 10 mm 的上直肌后退，切断上斜肌系带以允许上直肌达到所需的后退量。如果计划使用悬吊术，这一点尤其正确。然而，请注意，新的上直肌附着点可能覆盖在上斜肌肌腱上，这可能导致上直肌不能与巩膜粘连。如果看到后退的上直肌覆盖在上斜肌肌腱上，应该从悬吊术改为使用固定巩膜缝线，或者使用不可吸收缝线进行悬吊。

3. 在所有上直肌截除术中均切除上斜肌系带，以防止上斜肌肌腱并入新的上直肌附

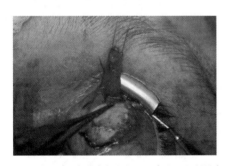

图 13.10 从下方看手术视图。上直肌通过预先的缝线缝合后离断。上斜肌肌腱用镊子固定，通过系带附着在上直肌下表面（见彩图）

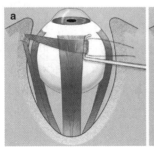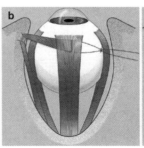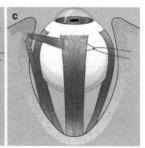

图 13.11 上斜肌离断或悬吊（后退）。（**a**）将上斜肌在颞侧钩住至手术区。系带剥离的程度直接影响暴露的上斜肌肌腱的量。（**b**）后退伴系带少量剥离。（**c**）比图 13.11b 中看到的后退量更大，这是由于系带剥离的量更大（from Iizuka and Kushner[18]，with permission）

着点，导致上斜肌嵌顿综合征。

4.对于所有双眼颞侧上斜肌减弱手术（例如，离断、悬吊后退、肌腱切除），请确保对称地剥离系带。如图13.11a所示，这是通过在上直肌颞侧暴露等量的上斜肌肌腱来实现的。未能做到这一点是造成不对称反应的最常见原因。

5.对于所有双眼或单眼颞侧上斜肌减弱手术，要产生最大矫正效果，须最大限度地剥离系带，如图13.11所示。然而，最大限度地剥离系带可能会导致肌腱向前滑动并黏附在上直肌附着点的鼻侧角，导致上斜肌嵌顿综合征。而且，最大的矫正效果不如可预测的效果重要。如果需要最大的矫正效果，这是我选择鼻侧减弱手术的原因之一。

6.对于所有的上直肌水平移位手术，要分离至少超过几毫米的系带。

重点

　　未能分离上斜肌系带是上直肌水平移位后意外发生垂直斜视的主要原因。

基础知识

减弱手术和加强手术概述

　　上斜肌有两个主要功能，即下转（更多是内转时）和内旋（更多是外转时），还有第三个功能程度较轻，即外转。任何涉及整个上斜肌肌腱（前部纤维和后部纤维）的外科手术都会影响所有这三个功能。如果需要选择性的手术效果，手术必须局限于前部纤维的旋转，或后部纤维的垂直效应。

基础知识

加强手术影响所有三个力矢量

　　1.折叠（tuck）。上斜肌的经典加强（收紧）手术是在上直肌颞侧进行折叠。在我的经验中，这个手术不能用公式来定量，而是通过"感觉"完成的。我认为没

有必要使用肌腱折叠器。我用钩子将肌腱拉起，用止血钳（蚊式）顺着肌腱两端滑动，固定在需要的位置。然后，我在止血钳下方缝合一条临时的不可吸收缝线，并进行牵拉试验。我想要的效果是当角膜下缘达内外眦水平时感觉到阻力。根据这个标准，如果达到了适量的折叠，我会将缝线系紧。对于是否应该将折叠组织的顶端缝合到巩膜，存在不同的意见。从理论上讲，可以通过向前和向颞侧缝合来获得更多的旋转矫正，而通过向后和向颞侧缝合来获得更多的垂直效应。在实践中，我并不觉得这有什么区别，而且顶端我经常不缝合到巩膜上。

　　2.截除。截除手术的效果应该和折叠手术完全相同。

　　3.折叠（plication）。plication手术的效果应该和折叠（tuck）完全相同。

　　4.前徙。从理论上讲，将上斜肌肌腱向外直肌方向前徙会比上述任何一种方法都有更强的效果。它可以一毫米一毫米地将肌小节拉伸成与折叠相同的长度，从而使收缩力也有相同的增加。但它也会增加接触弧，从而进一步增加力臂。

问题

　　我习惯于用折叠来加强肌肉。如果前徙效果更强，我应该换成那种术式吗？

解答

　　不一定。上斜肌往往是不太好操作的肌肉，手术经验很重要。可以通过做大量折叠来增加效果。此外，做更强的手术不一定是最优的。更重要的可能是，你要对其中一种手术方式更自信和顺手——不管是哪一种。

重点

　　虽然上斜肌折叠经常被描述为可逆的手术方式，但事实并非总是如

此。在我的经验中，折叠往往很难逆转。大多数时候，折叠的两臂会粘连在一起，再手术时，找不到一个界面能把它们分开，然后打开折叠。同样，上斜肌截除也不能逆转。上斜肌前徙可能是加强手术中最能达到可逆效果的。

基础知识

减弱手术影响所有三个力矢量

减弱手术是有等级的，也有其利弊。以下手术方式大致按从弱到强的顺序列出：

1. 离断。离断上斜肌肌腱是一种简单的轻度减弱手术，对只需要一点效果就可以的患者适用。不利的一面是，这个手术的效果是可变的。我认为造成这种可变性的最大原因是，我们通常没有充分注意到，当我们钩住系带时，把系带从上直肌下面拉出来的距离有多远，而这就导致了系带剥离造成的不同影响。以最小的牵拉力将上斜肌离断会导致较小的离断效果；更多的牵拉力会产生更大的效果，因为肌腱会进一步回缩（后退）。

2. 悬吊后退。当然，悬吊后退功能的效果部分取决于后退的程度。如果后退是在悬吊基础上做的，那么在剥离系带时也要注意同样的问题。如果想要大量后退，但是系带被剥离的程度很低，那么肌腱可能就不会收缩到想要的程度。另一方面，如果想要大量后退，系带已经被实质性地分离，那么上斜肌肌腱附着在上直肌鼻侧端的可能性就会增加，从而导致上斜肌粘连综合征[20]。这是我倾向于回避这个手术的一个原因。

3. 后退固定在巩膜上。这可能是一个比悬吊后退更容易预测的手术，因为它消除了剥离系带的可变性。

重点

还有一个问题值得关注，即后退是用悬吊术还是用固定巩膜缝线。如果按照正常的方向后退上斜肌肌腱，

即使是轻度后退，也会导致新的肌肉附着点位于旋转中心的前方，这将改变上斜肌的垂直力，使其外转时上转。这往往导致外转时下转受限。从某种意义上说，它是前转位后发生的抗上转综合征的镜像表现。因此，无论是固定巩膜缝线还是悬吊术，我都避免上斜肌沿着正常解剖路径后退。为了防止外转时下转受限的并发症，Prieto-Diaz 主张将上斜肌后退至上直肌鼻侧 3 ~ 4 mm，但同时距角膜缘[21]后方 12 ~ 13 mm。这是一个强大的减弱手术，但没有分级减弱的优势。因此，当需要更强的效果时，我更喜欢鼻侧减弱术。我对 Prieto-Diaz 所倡导的手术毫无经验。

4. 鼻侧断腱。当人们期望减弱上斜肌所有三个作用的矢量时，这是一个有效的减弱手术。当在双侧手术时，可能会产生不希望出现的不对称效果，因为简单的肌腱切断术并不能控制肌腱两端的分离程度。出于这个原因，我喜欢用一根不可吸收缝线来填补缝隙，也就是 Knapp 所说的 "chicken 缝线" "在双侧病例中使用此方法确实有助于确保对称效果。

重点

肌腱切断的位置也会影响手术的效果，越靠近滑车，效果越强。所以如果想达到双侧对称的效果，就要注意在每只眼肌腱的同一位置做切断术。很长一段时间内我都在想，为什么肌腱切断的位置不同效果会有所不同。毕竟，如果肌腱被完全切断，那么无论在哪里切断，似乎都不会有任何收缩力传递到眼球上。然而，Helveston 发现，在肌腱的整个鼻侧端，肌腱与眼球[22]之间存在间接的结缔组织附着。切口离上斜肌附着点越近，这些附着结缔组织就越完整；距离滑车越近，这些附着的结缔组织就会越多地从收缩的上斜肌处分离。

5. 肌腱延长术——硅胶带植入及肌腱劈开延长术。这两种方法有相似的效果和功

效，也有相对的优缺点。由 Wright[23] 描述的硅胶带植入是通过植入一条长度等于所需延长量的硅胶带，将上直肌鼻侧端的上斜肌肌腱延长。上斜肌肌腱劈开延长能达到同样的效果，如图 13.12 所示[24]，将上直肌鼻侧端的上斜肌纵向劈开，将所劈开一半的上斜肌肌腱鼻侧端和另一半的颞侧端缝合。这两种方法都具有保持原来的上斜肌附着点的优点，与颞侧的方法相比，至少在理论上，不太可能引起上斜肌粘连综合征，如果是双侧手术，可以定量产生不对称的效果。我发现

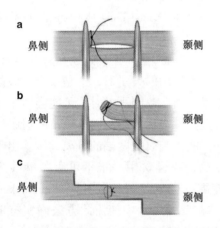

图 13.12 上斜肌肌腱劈开延长术。（a）蚊式钳放置在上斜肌鼻侧端的肌腱上。止血钳之间的距离等于所需的延长量。止血钳之间的肌腱由 Stevens 钩纵向劈开。双臂不可吸收缝线穿过靠近蚊式钳的一半劈开的肌腱的鼻侧端。（b）将缝合的一半肌腱在蚊式钳内侧进行切开，然后将缝线穿过蚊式钳内侧劈开的另一半肌腱的颞侧端。（c）从另一止血钳的鼻侧端切断其余半条肌腱。缝线结扎，连接鼻侧半条肌腱和颞侧半条肌腱。注意，也可在颞侧缘缝合切断后半条肌腱，在鼻侧缘缝合切断前半条肌腱

就正常来说，这两种手术都可以定量治疗双侧不对称的"上斜肌亢进"。然而，对我来说，与非对称肌腱劈开延长相比，使用非对称硅胶带植入治疗非对称"上斜肌亢进"在消除原在位垂直斜视方面的成功率较低。从技术上讲，硅胶带植入更容易，因为缝合整个肌腱比缝合一半肌腱容易，后者可能是有挑战性的。然而，硅胶带要求保持鼻侧肌间膜的完整性，否则可能会有硅胶粘在巩膜上的风险。这可能具有挑战性，因为肌间膜很容易被无意中破坏。采用肌腱劈开延长术时，保持肌间膜的完整性可能不那么要紧，因为唯一的异物是缝线上的一个结，它比硅胶带的颞侧结离上直肌更远。由于它离巩膜更远，不太可能形成粘连。权衡两种手术的利弊，我更喜欢肌腱劈开延长术。表 13.3 列出了这两种手术方式的优点。参见第 21 章病例 21.19，该病例为这些原则的代表性例子。

6. 断腱。这是最强的减弱手术，总会导致上斜肌麻痹。我把它的使用限制在上斜肌纤维颤搐的治疗上，此病症需要消除上斜肌功能[25]。我总是通过同时做大量的下斜肌截除来治疗不可避免的上斜肌麻痹。

问题

我的患者有双侧不对称的上斜肌亢进（右侧+2，左侧+4），同时伴有间歇性 A 型外斜视。由于不对称的上斜肌亢进，患者在原在位有 8$^{\Delta}$ 右眼上斜视。面向右转能获得融合，因为这使其离开了左

表 13.3 硅胶带植入和肌腱劈开延长术的优点

两种手术相对于其他减弱手术的优点	肌腱劈开延长术相比硅胶带植入的优点	硅胶带植入相比肌腱劈开延长术的优点
保留正常的肌肉附着点	异物较少（只有线结）	可能更容易：不需缝合劈开的半侧肌腱
保留正常的肌腱走行	没有挤压的风险	
潜在的可逆手术	感染 / 炎症风险更低	
可能由于非对称效果而达到定量目的	可能更容易：不需保留肌间膜	

眼上斜肌亢进的作用区域，面向右转抵消了上斜视。我该如何处理其上斜肌来消除垂直斜视？

解答

我曾见过一些非对称上斜肌亢进患者，原在位上斜视，但随着面转而消失。多年来，我一直在寻找一种可预测的方法不对称地减弱上斜肌来治疗这些患者。在早期的实践中，我会对亢进程度较轻的一侧眼做上斜肌离断，较重的一侧眼做上斜肌鼻侧断腱术。然而，我从未觉得我有足够的能力来定量想要的效果。我早期使用硅胶带植入的经验在消除原在位上斜视方面并不令人满意，尽管它可以有效地平衡双侧不对称。我发现在这种情况下，非对称肌腱劈开延长术效果很好。另一种选择是对称减弱上斜肌，然后后退垂直直肌解决原在位的高低。

问题

我有一位患者，上斜肌亢进＋2伴A型外斜视。我想在上斜肌做50%的Z形肌腱切开术来治疗上斜肌亢进和A型斜视。您认同这个方案吗？

解答

说到50% Z形肌腱切开术，我认为你指的是在50%肌腱宽度处进行两次切割的手术（图10.20）。一个切口在后缘，另一个在前缘。但是，Helveston的研究表明，只有当切口相互重叠（如超过宽度的50%），且延长的量与重叠的量相等时，肌肉切开术或肌腱切开术才会对肌肉或肌腱产生有意义的延长。所以50%的Z形肌腱切开术不会有明显的效果。但更重要的是，他还指出平行肌腱纤维之间很少交错。如果切口的宽度大于50%（这对于任何明显的减弱效果都是必需的），那么就不会有完全连续的纤维，从而导致手术后肌腱断裂的巨大风险，造成完全的自由断腱术。Bardorf和Baker[24]所

描述的Z形肌腱延长术不同于简单的Z形肌腱切开术，在这种情况下是有效的。然而，对于上斜肌亢进＋2，也可以考虑后7/8肌腱切断术[26]，这是我个人的偏好。

问题

我有一位成年患者，左眼为40^{Δ}内斜视，双侧上斜肌亢进＋4。左眼弱视，同时在原在位有10^{Δ}左眼下斜视。应该如何处理左眼下斜视？因为我不奢望患者会发展出高级融合功能，所以打算忽略A型斜视的处理。

解答

在非交替性斜视合并斜肌功能障碍的病例中，原在位可能有垂直斜视，这仅仅是由斜视眼处在亢进的斜肌作用区域内所致。这位患者左眼内斜，这就使得左眼处于上斜肌功能区域，会导致下斜视。如果这确实是导致下斜视的原因，那么获得水平正位后，下斜视就会消失，因为眼位将不再在上斜肌作用区域中。为了测试这一点，需把三棱镜分放在两眼测量水平斜视。然后测量垂直斜视，如果有，大概就是水平斜视手术后会残余的垂直斜视。这就是需要矫正的垂直斜视的量。我怀疑在这位患者身上，这个量微乎其微。

> 对于非交替性斜视，原在位垂直斜视可能反映了眼处在斜肌功能异常的位置，可能会在水平斜视矫正手术后消失

基础知识

选择性减弱上斜肌垂直矢量的手术

在某些情况下，我们会想要减弱上斜肌的垂直作用，但又不影响旋转矢量。最常见的例子是针对双眼中心凹有潜在融合力、轻度上斜肌亢进但无旋转的患者。减弱整体上斜肌就会有导致旋转的风险。在这种情况下，Prieto-Diaz描述的后7/8肌腱切除术是

有效的[26]。该手术包括离断（大致）后 7/8 的上斜肌肌腱，然后切除包含整个后 7/8 的肌肉附着点附着纤维的梯形组织，向鼻侧延伸约 7 ～ 8 mm（图 13.13）。这是一个相对温和的减弱手术，在上斜肌亢进为 +1 或 +2 时非常有效。

📚 基础知识

选择性减弱上斜肌旋转矢量的手术

该手术或多或少是后 7/8 肌腱切除术的镜像手术，也可以做前 7/8 肌腱切除，如图 13.14 所示。这将纠正 5° 左右内旋，而不会明显改变垂直眼位。

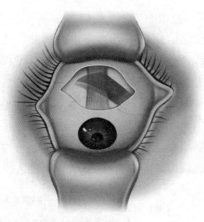

图 13.13 上斜肌后 7/8 肌腱切除。梯形阴影表示被切除的组织

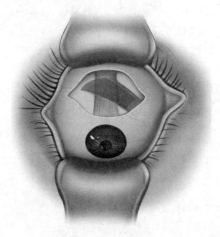

图 13.14 上斜肌前 7/8 肌腱切除。梯形阴影表示被切除的组织

📚 基础知识

选择性加强上斜肌旋转矢量的手术

Harada-Ito 手术可加强上斜肌的前部纤维，增加其旋转矢量[27]。大多数人对原手术进行了改良，将前 1/4 ～ 1/2 的上斜肌纤维离断并转位到外直肌的上缘，即在肌肉附着点[28]后 7 ～ 8 mm 处。这可预测矫正多达 10° 的外旋斜视。传统上，医生对所有的上斜肌肌腱手术都使用不可吸收缝线，但近年来有报道称，使用可吸收缝线[29]取得了良好的效果。在我看来，随着时间的推移，在使用可吸收缝线的病例中发现了更多的效果的损失，这可能很重要。当然，可吸收缝线的一个优点是不会留下明显的结。如果想要双侧不对称的效果，可以通过在需要矫正量更多的一眼中钩取更多肌腱或者切除一小部分肌腱来达到这个目的；也可以通过需要矫正量更少的一眼减少转位的纤维，并将肌腱转位于外直肌上缘几毫米来获得不对称的矫正效果。有些人喜欢使用可调整缝线技术[29]，有些人喜欢通过直接观察眼底旋转的变化来定量手术室内上斜肌转位的量。在这个过程中，我一直避免使用可调整缝线，部分原因是它通常是自我调节的（可以得到需要的东西），也因为它有术后回退的趋势。同样，通过观察手术室内眼底旋转的变化来测量加强手术量，对我来说似乎并不必要，我并不认为会改善最终结果。但是，这样做可能会给一些医生带来安全感。我发现这个手术的主要指征是：①上斜肌麻痹患者纠正垂直斜视后的残余旋转；②双侧上斜肌麻痹患者在原在位注视时有大量外旋，且垂直斜视很小。

🦪 经验

任何影响上斜肌或下斜肌旋转作用的手术都会导致散光轴旋转 5° ～ 10°，因为手术是围绕 Y 轴旋转的[30]。具有双眼中心凹融合和复视的散光患者会报告戴旧眼镜视物模糊。然而，对于低于正常融合的弱视患者，散光度数大的眼通常为非主导眼，患者可能不会注意到视物模糊。重要的是要牢记这一点，尤其当对任一手术眼有大度数散光的患者施行斜肌手术时，这种变化会在术后 6 周后永久存在。

重点

为高度散光患者做斜肌手术时，术后 6 周要重新验光，特别要注意散光轴向的变化。

参考文献

1. Kushner BJ. Pseudo inferior oblique overaction associated with Y and V patterns. Ophthalmology. 1991;98:1500–5.
2. Kushner BJ. Restriction of elevation in abduction after inferior oblique anteriorization. J AAPOS. 1997;1:55–62.
3. Clark RA, Miller JM, Rosenbaum AL, Demer JL. Heterotopic muscle pulleys or oblique muscle dysfunction? J AAPOS. 1998;2:17–25.
4. Demer JL. The orbital pulley system: a revolution in concepts of orbital anatomy. Ann N Y Acad Sci. 2002;956:17–32.
5. Kushner BJ. The inferior oblique muscle adherence syndrome. Arch Ophthalmol. 2007;125:1510–4.
6. De Angelis D, Makar I, Kraft SP. Anatomic variations of the inferior oblique muscle: a potential cause of failed inferior oblique weakening surgery. Am J Ophthalmol. 1999;128:485–8.
7. Deangelis DD, Kraft SP. The double-bellied inferior oblique muscle: clinical correlates. J AAPOS. 2001;5:76–81.
8. Parks MM. A study of the weakening surgical procedures for eliminating overaction of the inferior oblique. Tr Am Ophth Soc. 1971;69:163–87.
9. Parks M. The overacting inferior oblique muscle. Am J Ophthalmol. 1974;77:787–97.
10. Apt L, Call NB. Inferior oblique muscle recession. Am J Ophthalmol. 1978;85:95–100.
11. Elliott RL, Nankin SJ. Anterior transposition of the inferior oblique. J Pediatr Ophthalmol Strabismus. 1981;18:35–8.
12. Santiago AP, Isenberg SJ, Apt L, Roh YB. The effect of anterior transposition of the inferior oblique muscle on ocular torsion. J AAPOS. 1997;1:191–6.
13. Kushner BJ. Torsion as a contributing cause of the anti-elevation syndrome. J AAPOS. 2001;5:172–7.
14. Kushner BJ. The effect of anterior transposition of the inferior oblique muscle on the palpebral fissure. Arch Ophthalmol. 2000;118:1542–6.
15. Stager DR Jr, Wang X, Stager DR Sr, Beauchamp GR, Felius J. Nasal myectomy of the inferior oblique muscles for recurrent elevation in adduction. J AAPOS. 2004;8:462–5.
16. Ela-Dalman N, Velez FG, Felius J, Stager DR Sr, Rosenbaum AL. Inferior oblique muscle fixation to the orbital wall: a profound weakening procedure. J AAPOS. 2007;11:17–22.
17. Stager DR Jr, Beauchamp GR, Wright WW, Felius J, Stager D Sr. Anterior and nasal transposition of the inferior oblique muscles. J AAPOS. 2003;7:167–73.
18. Iizuka M, Kushner B. Surgical implications of the superior oblique frenulum. J AAPOS. 2008;12:27–32.
19. Kushner BJ. Superior oblique tendon incarceration syndrome. Arch Ophthalmol. 2007;125:1070–6.
20. Prieto-Diaz J. Fate of the superior rectus in "hangloose" suspension-recession operations. Binocul Vis Strabismus Q. 1990;5:8–9.
21. Prieto-Diaz J, Souza-Dias C. Strabismus surgery. In: Prieto-Diaz J, Souza-Dias C, editors. Strabismus. Boston: Butterworth-Heinemann; 2000. p. 465–512.
22. Helveston EM. The influence of superior oblique anatomy on function and treatment. The 1998 Bielschowsky lecture. Binocul Vis Strabismus Q. 1999;14:16–26.
23. Wright KW. Superior oblique silicone expander for Brown syndrome and superior oblique overaction. J Pediatr Ophthalmol Strabismus. 1991;28:101–7.
24. Bardorf CM, Baker JD. The efficacy of superior oblique split Z-tendon lengthening for superior oblique overaction. J AAPOS. 2003;7:96–102.
25. Agarwal S, Kushner BJ. Results of extraocular muscle surgery for superior oblique myokymia. J AAPOS. 2009;13:472–6.
26. Prieto-Diaz J. Poseterior partial tenectomy of the SO. J Pediatr Ophthalmol Strabismus. 1979;16:321–3.
27. Harada M, Ito Y. Surgical correction of cyclotropia. Jpn J Ophthalmol. 1964;8:88–96.
28. Bradfield YS, Struck MC, Kushner BJ, Neely DE, Plager DA, Gangnon RE. Outcomes of Harada-Ito surgery for acquired torsional diplopia. J AAPOS. 2012;16:453–7.
29. Nishimura JK, Rosenbaum AL. The long-term torsion effect of the adjustable Harada-Ito procedure. J AAPOS. 2002;6:141–4.
30. Kushner BJ. The effect of oblique muscle surgery on the axis of astigmatism. J Pediatr Ophthalmol Strabismus. 1986;23:277–80.

第14章 异常头位

家长："我女儿的老师说她在向上看时总是把头转向左侧。她认为 Susie 只用她的右眼。"

医生："事实上，她把头转向左边可能是因为这样可以更好地使用双眼，而不是因为只想用右眼。实际上，如果她只用一只眼，向左转通常意味着使用的是左眼。"

异常头位成因概述

基础知识

大多数初级保健医生倾向于认为异常头位（abnormal head posture，AHP）是出于肌源性原因，如肌性斜颈。所有的斜视医生都知道，有些患儿因为第四脑神经麻痹而被送去接受物理治疗。相反，斜视医生可能倾向于认为所有AHP 的患者都有眼部原因。真相介于两者之间。在一项对 63 名就诊于初级保健医生的 AHP 儿童进行的前瞻性多学科研究中[1]，导致 AHP 的原因骨科为 35 例（56%），眼科25 例（40%），神经科 5 例（8%），其余 8例（13%）患者未发现具体原因（由于一些患者有多种病因，总数超过 100%）。先天性肌性斜颈是骨科病因中最常见的，共 31 例（49%）。眼科方面最常见的病因是上斜肌麻痹，占 19%（12 例）。2 例（3%）第四脑神经麻痹患者中，有继发性颈部肌肉挛缩，提示存在骨科原因。

重点

并非所有儿童 AHP 都与眼部原因有关。

基础知识

AHP 眼部原因

1979 年，我发表了一系列因眼部原因导致 AHP 的 188 例连续病例的文章[2]。该系列病例的病因分类如表 14.1 所示，其中一些数字在我随后了解 DVD 和 AHP 之间的关系后进行了更新，这实际上是非共同性的一种形式[3]。在最初的报告中，我提到这些患者具有 Lang 所描述的"眼性头位"。虽然我确定了 7 种不同的眼部原因，但绝大多数原因要么是非共同性斜视（69%），要么是眼球震颤（20.2%）。非共同性斜视造成的

表 14.1 188 个连续病例造成异常头位的眼部原因

病因	人数（%，占全部人数的百分比）
非共同性斜视	130（69）*
眼球震颤	38（20.2）
为达到中心凹注视	10（5.3）
外观（自愿）	4（2.1）
眼球运动失用	3（1.6）
点头痉挛	2（1）
散光	1（0.5）

* 来自 Kushner 的数据[2]，但也包括 12 名非共同性 DVD 患者，这些患者之前被标记为具有"眼性头位"，如 Lang 所描述的那样

AHP 的患者中，伴发第四脑神经麻痹者 46 例（占全部 188 例患者的 24%，占非共同性斜视患者的 35%），合并 Duane 综合征者 31 例（占非共同性斜视患者的 24%，占 188 例患者的 16%）。10 名患者为达到中心凹注视采用 AHP，要么是由于限制因素（眼外肌纤维化、甲状腺眼病、瘢痕形成等）而无法将眼移至原在位，要么是由于早产儿视网膜病变造成注视眼黄斑牵拉。4 名成年患者自愿采取 AHP，要么是为了掩盖美容上不可接受的结膜瘢痕，要么是因为尽管双眼视功能没有改善，但其非共同性斜视在 AHP 位置看起来外观更好些。

基础知识

AHP 患者概述

如上所述，绝大多数由于眼部原因而采取 AHP 的患者，要么存在非共同性斜视，在他们偏好的头位上存在某种形式的融合——可能是周边的和（或）低于正常的，要么在 AHP 的位置眼球震颤得到抑制。不太常见的是，有半侧视野缺损的患者将脸转向有缺损的视野一侧。评估 AHP 患者的首要任务是确定 AHP 是否确实有眼部原因。

眼球震颤

在许多情况下，可以观察到患者在 AHP 位置上眼球震颤明显被抑制。在另一些情况下，眼球震颤的幅度可能非常细微而无法做出判断。如果是这样，我们应该在双眼条件下检查视力，患者头部挺直检查，并在 AHP 位置上检查视力。AHP 视力的提高有力地说明了中间带的作用。然而，反过来不一定是这样。有时，眼球震颤的抑制会带来视觉上的好处，但并不能提高视力。患者可能会使得中心凹的注视时间延长，从而改善"视觉效率"，例如阅读速度和舒适性，这是常规的诊室检查无法检测到的。幸运的是，在大多数患者中，眼球震颤在 AHP 位置的减轻

是很明显的。有时，用直接检眼镜在观察双眼中心凹时，比较左右侧注视时眼球震颤的幅度很有用。

重点

当眼球震颤患者采用他们偏好的 AHP 位置，视力虽然没有改善，但并不能排除眼球震颤中间带的存在是 AHP 的原因。

非共同性斜视

许多病例中，非共同性斜视会导致出现 AHP，AHP 和斜视之间的关系显而易见。患者可以通过 AHP 改善他们的复视或抑制，从而获得更加正常的融合。然而，许多非共同性斜视患者如果斜视度减少到允许周边融合的程度——通常是 10$^\Delta$ 或更少，他们就会采用 AHP。这在 A 型或 V 型斜视患者中尤为常见，说明了患者从周边融合中获得了难以定义的主观收益。许多具有双眼中心凹融合潜力的患者可能会采用 AHP，因为他们是将明显的斜视减少到可以更容易地用融合控制的大小。这在第四脑神经麻痹患者中尤其常见。

重点

由非共同性斜视引起的 AHP，采用头位时斜视度数会减小，但显性斜视不会消失。有一些有用的诊断步骤可以帮助确定是否是非共同性斜视导致了 AHP：

1. 遮盖单眼后（分别遮盖）观察。如果遮盖单眼后 AHP 消失，可以确定非共同性是导致 AHP 的原因。如果在诊室没有观察出结果，让患者（或其父母）在家遮盖一眼几个小时，换个时间或另一天再遮盖另一眼，通常是有帮助的。应注意单眼遮盖对 AHP 的影响。如果非共同性斜视在 AHP 位置融合改善，则应通过遮盖非主导眼来消除 AHP。在大多数情况下，通过遮盖主导眼也

可以消除 AHP。然而，特别是如果非主导眼存在弱视，当主导眼被遮盖时，AHP 可能会持续存在，就像一些弱视患者用弱视眼难以看清一样，可能会转动或倾斜头部。与人们普遍认为的相反，当主导眼被遮盖时，头部持续倾斜通常不是由非主导眼的旋转引起的。伴随第四脑神经麻痹的头部倾斜是由上斜视减少引起，而非旋转所致[4]。

经验

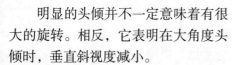

由非共同性斜视所致的 AHP 会通过遮盖非主导眼消除，但是遮盖主导眼，AHP 偶尔仍会存在，特别是当非主导眼存在弱视时。

重点

明显的头倾并不一定意味着有很大的旋转。相反，它表明在大角度头倾时，垂直斜视度减小。

2. 当有疑问时，特别是如果同时存在眼球震颤和非共同性斜视时，诊断性使用三棱镜可以帮助对 AHP 的病因进行分类。例如，一位患者有 25$^\Delta$ 的 A 型内斜视，下方注视时内斜视降至 10$^\Delta$ 以下，有明显的眼球震颤和下颌上抬的代偿头位。当患者采用下颌上抬的 AHP 时，眼球震颤似乎更轻。产生 AHP 的潜在原因有三个。解决这个问题很重要，因为每个情况的处理方式都不同。三棱镜可以用来确定 AHP 的病因，要么在诊室使用三棱镜试镜片，要么在家里以 Fresnel 压贴棱镜短期试验的方式进行。

（a）AHP 可能是由非共同性斜视所致，因为下方的斜视度小，故在下方可以获得融合的改善。在这个病例中，任一眼使用底向外的 25$^\Delta$ 三棱镜都可以消除头位，但是双眼前加底向上三棱镜却不会改善头位。对于该病例，手术消除 25$^\Delta$ 内斜视（理论上，但不一定）解决 A 型斜视会消除 AHP。

（b）眼球震颤在下方注视时可能有一个中间带。在这种情况下，两只眼前面放置底向上三棱镜将消除 AHP，但底向外三棱镜却不会。以垂直 Kestenbaum-Anderson 手术做中间带移位术（双眼下直肌后退和双眼上直肌缩短）将纠正 AHP。

（c）患者有可能在原在位注视时有显隐性眼球震颤，向下注视时，该眼球震颤会转变为隐性眼球震颤。在这种情况下，任一眼前放置 25$^\Delta$ 底向外三棱镜或双眼前放置底向上三棱镜都会消除 AHP。对于这个病例，手术消除 25$^\Delta$ 内斜视（理论上，但不一定）解决 A 型斜视会消除 AHP。

经验

当存在眼球震颤和非共同性斜视时，三棱镜可以用来诊断性区分这两者中的哪一个是导致 AHP 的原因，并可以指导治疗。

经验

少数情况下，头倾可能会减少内斜视。这种头倾依赖型内斜视的机制尚不清楚，而且这一发现似乎仅限于唐氏综合征患者[5]。

进阶知识

一些颅缝早闭的患者表现出似乎与垂直斜视有关的 AHP，但在垂直斜视手术矫正成功后 AHP 仍然存在。根据医学博士 Linda Dagi 的说法，"一些开颅手术患者有 AHP，最初可能有眼部原因，后来已经不是了。原因可能是多方面的，包括头部的重量和形状不对称"（未发表的个人书面交流，2016 年 3 月 21 日）。根据 Ken Nischal 的说法，其中一些患者头部倾斜向颅底和第一椎骨之间的界面（未发表的个人书面交流，2016 年 5 月 29 日）。对于这些患者，观察 AHP 是否因单眼遮盖而消失是有用的方法。如果没有消失，它很可能不是（或不再是）眼性的。

进阶知识

有一种综合征，儿童出生时患有严重的单侧黑矇，或在婴儿时期有一只眼被摘除，注视眼出现明显的眼球震颤，内转时出现中间带，导致 AHP[6]。这似乎是一种单侧显隐性眼球震颤，在有婴儿型斜视阳性家族史的患者中不成比例地发生（但并非唯一）。据推测，这些患者遗传了低于正常融合的遗传倾向，导致形成婴儿型斜视。眼球摘除或黑矇眼的作用类似于单眼遮盖，使隐性眼球震颤变成显性。

问题

我有一位患者患有包括单眼失明、眼球震颤和 AHP 的综合征。在两次本该解决这个问题的手术后，其面转和头倾仍然存在。我如何判断 AHP 是否由眼部因素所致？

解答

医学博士 Lionel Kowal 描述了一种解决这一问题的有用方法（未发表的个人口头交流，2016 年 4 月 9 日）：让患者坐起来，闭上眼。将其头摆正，头部直立。如果患者闭眼时头是直的，睁眼时头发生倾斜，那么 AHP 是眼部因素引起的。如果闭上眼 AHP 仍然存在，说明是前庭问题，不能通过眼外肌的手术解决。

参考文献

1. Nucci P, Kushner BJ, Serafino M, Orzalesi N. A multi-disciplinary study of the ocular, orthopedic, and neurologic causes of abnormal head postures in children. Am J Ophthalmol. 2005;140:65–8.
2. Kushner B. Ocular causes of abnormal head postures. Ophthalmology. 1979;86:2115–25.
3. Bechtel RT, Kushner BJ, Morton GV. The relationship between dissociated vertical divergence (DVD) and head tilts. J Pediatr Ophthalmol Strabismus. 1996;33:303–6.
4. Kushner BJ. The influence of head tilt on ocular torsion in patients with superior oblique muscle palsy. J AAPOS. 2009;13:132–5.
5. Lueder GT, Arthur B, Garibaldi D, Kodsi S, Kushner B, Saunders R. Head tilt-dependent esotropia associated with trisomy 21. Ophthalmology. 2004;111:596–9.
6. Kushner BJ. Infantile uniocular blindness with bilateral nystagmus. A syndrome. Arch Ophthalmol. 1995;113:1298–300.

第 15 章　Brown 综合征

基础知识

当眼处于内转位时，上斜肌收缩，由于上斜肌附着点位于眼球旋转中心的后方，故眼球会下转。反过来，在上斜肌功能正常眼，当眼球内上转时，上斜肌（松弛）附着点向后移动，会牵拉上斜肌肌腱通过滑车。如果上斜肌很紧，由于肿胀或解剖变异，则不能通过滑车，或者如果附着点异常，眼球不能在内转时上转。此为 Brown 综合征的临床表现。

基础知识

表现

Brown 综合征常为先天性，也可为获得性。获得性病例是由于外伤导致上斜肌滑车复合体受累、眼眶肿瘤侵及这一区域，以及鼻窦炎或自身免疫性疾病所致。先天性病例可能是无症状的，如果原在位没有斜视，就不会被注意到。有时患儿父母会注意到，患儿眼在上转时，未受累眼似乎上转过度，于是认为这就是有问题的眼。在轻度病例中，唯一可以看到的不平衡是内转时企图上转时出现的下斜视。如果肌腱非常紧，可能在原在位患眼下斜视和（或）内转时下射。如果在原在位出现下斜视，先天性病例通常会采用下颌上抬和（或）面转向未受累侧获得融合。在眼球运动检查中，Brown 综合征可能与下斜肌麻痹混淆。有三个重要的特征来区别两者：

1. Brown 综合征由于上斜肌的限制，眼球不能向上转动，所以眼在向上方注视时会开散，形成 V 型斜视，而下斜肌麻痹则会伴有 A 型斜视，原因见第 7 章。

2. 由于第 8 章"垂直斜视"所述的原因，下斜肌麻痹患者在 Bielschowsky 试验（歪头试验）中应具有明显的斜视度差异，但 Brown 综合征患者头部倾斜后斜视度差异通常很小。

3. Brown 综合征内转时企图上转时牵拉试验呈阳性，下斜肌麻痹时牵拉试验正常。

先天性 Brown 综合征通常是单侧的，但也可双侧发生。通常是散发的，但有些患者似乎与遗传有关。

经验

内转时上转受限存在 V 型斜视或 Y 型斜视可能是 Brown 综合征。如果存在 A 型斜视，则很可能是下斜肌麻痹。

在没有外伤或眼眶肿瘤的情况下，获得性病例通常由炎症性疾病引起。它们通常与滑车区域的压痛有关。如果肌腱上有炎性结节，穿过滑车时会被"卡住"，一些患者会感觉到或听到企图上转时的"咔哒"声。

基础知识

临床病程

绝大多数先天性 Brown 综合征患者病情稳定，但我也见过一些病例随着时间的推移而恶化，可能是与同侧下直肌发生挛缩有关。最近也有先天性 Brown 综合征自愈的报道，其中一个系列报道了 32 名患者中有高达 75% 的自愈率[1]。这并不是我的临床经验，我通常只是用观察的方法保守治疗轻度 Brown 综合征病例，很少看到缓解。我的经验与爱荷华州的报告相似，在那里，他们发现只有 3% 的 Brown 综合征患者痊愈，12% 的患者好转但没有痊愈，76% 的患者没有变化，5% 的患者病情恶化[2]。继发于系统性自身免疫性疾病的病例可能会随着全身情况的变化而加重或改善。

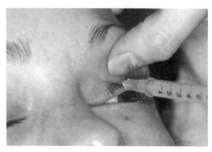

图 15.1　为了治疗炎症性 Brown 综合征，通过上眼睑将 1 ml 的类固醇注射到鼻上象限的滑车区域

进阶知识

获得性 Brown 综合征的研究进展

滑车类似于滑膜关节，因此易患腱鞘炎。这可能导致炎症性 Brown 综合征。当一位有已知炎症病史的患者出现炎症性 Brown 综合征时，不需要进一步检查。如果没有已知的自身免疫性疾病病史，则需要进行基本的类风湿性疾病或自身免疫性疾病的检查。然而，根据我的经验，绝大多数患者很少出现阳性。同样，滑车是一个影像学很难成像的区域，我很少发现眼眶成像对这些患者的诊断有帮助。然而，在某些患者中，这可能是值得做的，特别是当怀疑眼眶肿瘤时。

进阶知识

炎症性 Brown 综合征的治疗

有口服非甾体抗炎药获得成功的报道。虽然我通常一开始都会试一试，但无一例外地对结果感到失望。我在滑车区域注射类固醇取得了相当大的成功。通常我会对准鼻上象限，通过上眼睑注射 1 ml 的曲安奈德或倍他米松（Celstone Soluspan）（Merck & Co，Whitehouse Station NJ，USA）。我的目标在滑车的这一区域，但不做任何专门针对滑车的尝试（图 15.1）。通常 1 天左右就会有阳

性反应——通常能完全缓解。对于没有反应的病例，我会在 1 个月左右重复注射，有些病例在再次治疗后有很好的反应。在某些情况下，1 次注射具有完全和持久的效果。另一些情况下，药物效果在几个月后就会消失，此时，我会再次注射治疗。到目前为止，我从未对同一患者进行过 3 次以上的注射。举个例子，我给一名 22 岁的男子滑车区域注射了药物，完全缓解持续了 2 个月。再次注射后接下来 6 个月又得到了完全缓解。第 3 次注射也得到了缓解，在过去的 18 年里患者再未出现症状。

我的印象中，类固醇注射对隐匿性炎症性 Brown 综合征的病例更有效，而对于可识别的自身免疫疾病相关的病例则不那么有效。一些继发于鼻窦炎的 Brown 综合征在鼻窦炎治疗后可能会消失。

经验

类固醇注射到滑车区域通常（但不总是）对炎症性 Brown 综合征有效。

基础知识

先天性和获得性 Brown 综合征的手术治疗

我将 Brown 综合征的治疗限定在那些原在位眼位呈下斜视并伴有异常头位（先天病例）或复视（后天病例）的患者。如果仅是

向上和向内出现运动异常，我不建议手术干预，部分原因是有报道显示该疾病有自愈的可能，也因为 Brown 综合征的手术比其他类型斜视有更高的并发症发生率。

最初，人们认为 Brown 综合征是由上斜肌肌鞘异常引起的，治疗应该包括手术剥离肌鞘[3]。这通常不成功。现在已经认识到，挛缩的上斜肌肌腱必须被切断或延长。早期关于上斜肌肌腱切断术的报道描述可想而知，频繁在患眼出现医源性的严重上斜肌麻痹。这使得 Parks 提倡同时进行上斜肌肌腱切断和同侧下斜肌后退[4]。他发现，这种方法在治疗 Brown 综合征和避免医源性上斜肌麻痹方面都很有效。我进行上述两条肌肉的手术取得了不错的效果，但我改用了上斜肌肌腱劈开延长术（图 13.12）。我觉得保守地行上斜肌肌腱切断术（使用 chicken 缝线）或使用硅胶条悬吊也能获得同样好的效果。基于第 13 章的描述，我更喜欢肌腱延长术。

参考文献

1. Dawson E, Barry J, Lee J. Spontaneous resolution in patients with congenital Brown syndrome. J AAPOS. 2009;13:116–8.
2. Larson SA, Weed M. Brown syndrome outcomes: a 40-year retrospective analysis. J AAPOS. 2015;19:e14.
3. Brown HW. True and simulated superior oblique tendon sheath syndromes. Doc Ophthalmol. 1973;34:123–36.
4. Parks MM, Eustis HS. Simultaneous superior oblique tenotomy and inferior oblique recession in Brown's syndrome. Ophthalmology. 1987;94:1043–8.

第 16 章　Duane 综合征

上帝和撒旦正走在街上，他们看到地上有一个闪闪发光的物体。上帝俯身捡起来说："啊，这是真理。"撒旦说："哦，是的，给我吧，我来整理分类。"

——拉姆·达斯讲述的故事

Duane Duane，快走开……

——改编自 16 世纪末的童谣

基础知识

概述

Duane 综合征是最常见的异常神经支配形式。它是第六脑神经不发育或发育不良的结果，导致试图外转时外直肌功能缺失或严重不足[1-2]。此外，第三脑神经的分支被重新定向，异常支配外直肌，导致外直肌的异常活动，最典型的表现是在试图内转时。一般是本该支配内直肌的神经纤维被重新定向支配外直肌。根据有多少正常的内直肌纤维以这种方式被重新定向，内直肌的神经支配和强度可能分为基本上正常、略低于正常或明显异常[3-4]。因此，外直肌异常神经支配的量往往与内直肌正常神经支配的量成反比。当 Duane 综合征是孤立存在而非作为某个综合征的一部分时，大约 90% 是散发的。偶尔是家族性的。Duane 综合征通常是单侧的，但据报道，双侧发生的病例在 10% 到 20% 之间[5]。基于对沙利度胺胚胎病成人（Duane 综合征高发人群）的出色研究，Miller 确定，在受孕后大约 21 ～ 26 天存在早期敏感期，在此期间易导致 Duane 综合征的发生[6]。

基础知识

临床表现

大多数类型的 Duane 综合征的特点是企图外转时外直肌完全或部分功能不足。在内转时，外直肌会不同程度地共同收缩，这取决于外直肌异常神经支配的数量。因为外直肌与内直肌共同收缩，可能会导致眼球后退，进而导致睑裂变窄，眼球上射和（或）下射，以及内转部分受限。这些发现的严重程度取决于外直肌异常神经支配的数量、外直肌相对于眼球顶部的解剖路径、外直肌沿着眼球表面上下滑动的容易程度，以及内直肌是否受到神经支配等因素的影响。根据内直肌神经支配和外直肌异常神经支配的平衡关系，原在位可能存在内斜视、外斜视或正位。大多数病例为内斜视，原在位斜视通常在 35$^\triangle$ 以下。在单侧病例中，通常会为获得融合而采取代偿头位，并且如果不合并弱视，通常会在代偿头位的位置获得正常的融合。在单侧病例中，内斜视的患者会将脸转向患眼一侧，如果是外斜视，则脸转向健眼。大多数 Duane 综合征患者否认在日常生活中有复视的经历，即使当他们的眼处于斜视状态时。然而，在感觉检查或复视检查中，复视反应会在眼位偏斜的位置上出现。这说明，抑制与复视不是非此即彼的现象，但复视有不同的深度和性质。

> 大多数 Duane 综合征患者尽管很少主诉复视，但在复视检查中会有复视反应

divergence），也称为"分离"（the splits）[3, 8]。Souza-Dias 正确地指出，术语"协同分开"并不令人满意，因为术语"分开"本身意味着两只眼沿着相反的水平方向向颞侧转动[4]。他更喜欢"协同外转"（synergistic abduction）这个词，我也认为这个词更合适。

基础知识

自然病史

Duane 综合征的异常神经支配是先天性的，不会随时间而改变。然而，肌肉可能会发生继发性改变，从而导致临床外观的改变。Jampolsky 认为外斜视型 Duane 综合征在成人中更为常见，因为随着时间的推移，外直肌会发生挛缩[3]。我见过患有内斜视型 Duane 综合征的儿童，随着时间的推移，因为出现了内直肌挛缩，眼位会变得更加向内偏斜。

基础知识

外直肌异常神经支配的不同表现

Duane 综合征的特征是外直肌来自第六脑神经的神经支配缺失和接受第三脑神经的异常神经支配。如果外直肌异常神经支配程度较轻，内转时可能很少或根本看不到眼球后退。异常神经支配越多，眼球后退越明显，或 Jampolsky 所说的"逃逸"就越明显[3]。最常见的逃逸是眼球在内转时的上射和（或）下射。这是由于共同收缩的外直肌作为对抗收缩的"逃逸阀"，为避免产生眼球后退，在眼球上下滑动[7]。第二种逃逸方式是限制内转，特别是在内直肌神经支配不足的情况下。为对抗导致眼球后退的共同收缩的力量，内直肌力量不足，内转功能更差。最后，如果共同收缩的外直肌在试图内转时力量完全超过内直肌，眼球实际上会外转，导致所谓的协同分开（synergistic

基础知识

Duane 综合征患者的检查

除了常见的斜视方面的检查，对于 Duane 综合征患者，还有一些额外的指标需要评估，这些指标对于制订手术方案非常重要。

1. 外直肌共同收缩的程度和特征如何？是表现为眼球后退、上射和（或）下射，还是内转受限？程度如何？这通常可以通过简单的观察来评估。下文关于上射和下射的部分将进一步讨论。

2. 在水平方向企图外转时外直肌是否有功能？如果有，达到什么程度？在向上和（或）向下注视时有没有外转运动？如果有，并且超过了在水平方向上看到的，则在上转和（或）下转时外直肌的参与有所增加。手术计划中应该考虑到这一点。仅仅在原在位出现外斜视并不是可以外转的证据。这可能是外直肌紧张的功能体现，不会参与外转。外转的定义为当对侧眼从原在位向内转时，眼球向颞侧的运动。相反，紧张的内直肌可以限制外转。Duane 综合征患者内直肌常出现不同程度的挛缩。这种紧张虽然通常程度相对较轻，但足以掩盖外转时轻微的外直肌功能。要解决这一问题，须进行主动收缩试验。

3. 外转的限制在多大程度上是由内直肌的紧张所致，而不是源于外转时外直肌功能不足？需要被动牵拉试验来解决这一问题，这个试验可以推迟到手术室进行。

4. 内转是否受限？如果有，程度如何？原因是什么？是因为内直肌功能不足、外直肌紧张，还是与外直肌的共同收缩？为了解

决这个问题，我建议将被动牵拉试验和主动收缩试验相结合进行（图 2.6）。

（a）进行内转被动牵拉试验。如果为阳性，则外直肌紧张。如果阴性，要么是内直肌神经支配不足，要么是与外直肌共同收缩限制了内转。

（b）进行主动收缩试验来确定企图外转时外直肌的功能。即使在临床上看起来没有任何外转功能，也应该这样做，因为内直肌的紧张足以掩盖轻微的外直肌功能。

（c）让患者在原在位和外转位之间用非 Duane 综合征眼（以下简称非 Duane 眼）进行注视。患者在不同方向注视下，观察 Duane 综合征眼（以下简称 Duane 眼）注视时，是否有轻度内转功能。如果外直肌共同收缩，会感觉到它主动收缩产生的力量。如果这个力很小，但内转的限制相对严重，那么很可能会存在内直肌功能不足。然后在不改变镊子方向的情况下，让患者将非 Duane 眼转到内转位。假设在 Duane 眼，外直肌企图外转时没有主动收缩力量，你会感觉到之前共同收缩的外直肌的力量在下降。这是对 Romero-Apis 所描述的肌力测试的修定，已经得到 Romero-Apis 的确认[9]。

（d）确认内直肌是否功能不足，对内转时内直肌进行主动收缩试验。

5. 注意内转时 Duane 眼是否有小度数的内斜视和小度数的外斜视。这在计划手术方案中很重要，内转时的外斜视可能是与外直肌共同收缩或内直肌功能不足的结果。

6. 评估偏好的头位。

7. 患者是不是以 Duane 眼注视？在单侧病例中，这可能会导致非注视眼的眼球运动非常不稳定，看起来很奇怪。特别是如果 Duane 眼不注视就会有上射或下射的情况下，非 Duane 眼会因为 Duane 眼的注视而产生的异常神经冲动，出现指数级更大的垂直运动。在双侧病例中，顾名思义，患者必然用 Duane 眼进行注视。这可能会夸大另一眼垂直的问题，因为由于一眼注视，另一眼神经

冲动增加会导致垂直斜视度显得更大。

8. 有没有上射或下射？如果有，确定它们是否可能是由外直肌向上滑和（或）向下滑所致，或者其他原因（参见下文关于上射和下射的部分）。

9. 垂直肌是否有继发性改变？在大多数情况下，Duane 综合征的垂直斜视是由外直肌的功能异常引起的。然而，有时可能会有一条或多条垂直肌的继发性挛缩或亢进，最常见的是上直肌。根据我的经验，当非 Duane 眼处于原在位时，通常表现为上斜视。如果上斜视仅发生在企图内转时，很可能不是由继发性垂直直肌改变引起的。

10. 是否存在需要注意的相关神经或发育问题，例如听力障碍和 Goldenhar 综合征？当患者是婴儿时，一定要特别询问可能出现的听力问题。我治疗过一些婴儿，我对 Duane 综合征的诊断使得他们早期发现了意外的听力问题。

上述临床参数汇总见表 16.1。

经验

当看到患有 Duane 综合征的婴儿时，一定要询问和（或）检查父母可能不知道的听力障碍。提醒初级保健医生注意可能的听力问题。

基础知识

上射和下射

Duane 综合征中出现的上射和下射类似于下斜肌和（或）上斜肌功能亢进，然而，根据我的经验，这通常不是由斜肌功能异常引起的。Jampolsky 指出，这是对抗内转时内、外直肌共同收缩的逃逸机制[3]。如果在试图内转时，共同收缩的外直肌停在（与内直肌对应的）眼球的顶部，那么就只会导致眼球的后退。但是如果外直肌滑至顶部以上，逃逸机制表现为眼球的刀刃样上射；

表 16.1　Duane 综合征患者的检查

临床参数	评估方法	评论
外直肌共同收缩的程度和影响	观察	上射，下射，后退？
外转时外直肌起作用的程度	观察加主动收缩试验	原在位外斜视不意味着能外转
内直肌紧张对于外转受限有多大影响？	牵拉试验	
内转是否受限？为什么？	被动牵拉试验结合主动收缩试验，具体参考正文	可以是外直肌紧张、外直肌共同收缩，或内直肌功能不足
内转时的眼位：内斜视还是外斜视？	观察	
偏好头位	观察	
可以用 Duane 眼注视吗？	观察	
是否存在上射或下射？什么机制？	观察	通常是外直肌向上滑动和（或）向下滑动
任何垂直肌肉的继发改变	原在位注视有无上斜视？	
任何伴随的神经或发育问题	检查，病史	对于婴幼儿要询问是否听力丧失

如果滑至顶部以下，就会有下射（图 16.1）。Souza-Dias、Scott 和 Jampolsky 已经很好地描述了这种缰绳效应[3-4, 10]。图 16.2 是这些逃逸机制的临床示例。

问题

我如何判断上射和下射是由缰绳效应引起的，还是由斜肌亢进或继发性垂直直肌改变引起的？

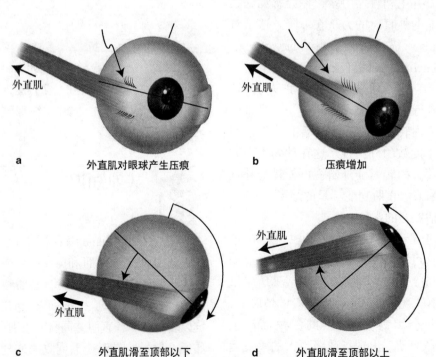

图 16.1　（a）如果共同收缩的外直肌停在（与内直肌对应的）眼球顶部，则企图内转时眼球会后退。（b）如果外直肌共同收缩增加，外直肌对眼球的压痕增加，后退会加重。（c）如果外直肌滑至顶部以下，则企图内转时会发生下射。（d）如果外直肌滑至顶部以上，则企图内转时会上射

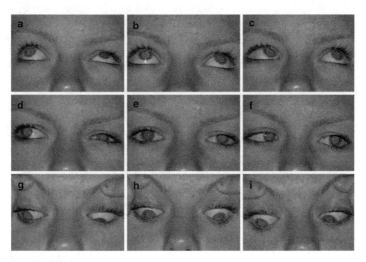

图 16.2　左眼 Duane 综合征伴有外直肌严重共同收缩患者的眼球运动。（**a**）右上；（**b**）正上；（**c**）左上；（**d**）右中；（**e**）正前方；（**f**）左中；（**g**）右下；（**h**）正下；（**i**）左下。企图内转时，转动至中线上方有上射，转动至中线下方有下射，而在水平侧方注视时，则有相当显著的眼球后退

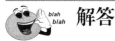 ## 解答

　　如果患者眼球内转至中线以上时出现上射，在眼球内转至中线以下时出现下射，那么可以肯定的是，由缰绳效应机制所致的内、外直肌共同收缩是其原因。然而，并不是所有表现出缰绳效应的患者都有上射和下射。此外，如果患者有上射，让其内转至中线以上，以引出上射，然后从内转位转为注视内下方，上射不仅可能持续，而且会变得更糟，因为一旦外直肌向上滑，如果再从那个位置引导眼向下转，那么外直肌除了进一步向上，别无选择。相反，当试图从内下方再上转时，下射的情况会变得更糟。这一发现如果存在，即是对缰绳效应的诊断，但没有这一发现并不能排除缰绳效应。

　　在没有上述发现的情况下，应该考虑存在相对不太可能的其他原因。真正的斜肌亢进的特点是内转时比缰绳效应引起的刀刃样垂直运动更缓慢的上升或下降。然而，这种区别在临床上可能很难分辨，可能是细微的。我发现眼底有明显的旋转有助于将诊断向真正的斜肌亢进倾斜，然而，即使这样也可能会产生误导。许多人认为 Duane 综合征的一些病例对垂直直肌有异常的神经支配，可能会在内转时共同收缩。这在很大程度上是基于肌电图研究显示上直肌参与了上射[11-12]。Jampolsky 强烈认为 Duane 综合征中垂直直肌从来没有异常的神经支配，并指出肌电图的发现表明，可能是由于其他原因，当眼球抬高或下降时，记录到了肌肉的被动变化[3]。他认为，由于缰绳效应机制，眼球的反复抬高或下降可导致垂直直肌继发性挛缩和亢进。我很难接受那个解释。大多数 Duane 综合征患者的大部分时间都是双眼处于获得融合的位置，并且倾向于避免将眼反复转至内转位。所以，我不清楚挛缩是如何发生的。此外，如果确实发生了垂直直肌挛缩，我认为内转时的垂直偏斜会比接近原在位时要小；然而，我意识到可能有来自缰绳机制的叠加效应。尽管如此，有些患者似乎有垂直直肌的挛缩 / 亢进反应。如前所述，他们往往有垂直偏斜，并不仅限于内转时。

 ## 重点

　　Duane 综合征的大多数上射和下射不是由斜肌亢进引起的，而是由

内、外直肌共同收缩引起的。

问题

我有一位 2 岁的患者，原在位为 30^Δ 内斜视，双眼外转 -4。没有眼球后退，也没有上射或下射。他太小，不适合进行主动收缩试验。我如何区分双侧第六脑神经麻痹和双侧 Duane 综合征？

解答

如果外转受限的程度与预计的内斜视大小不匹配，那么可能不是双侧第六脑神经麻痹。如果双侧第六脑神经麻痹引起双眼外转 -4，原在位内斜视应该很大，约为 60^Δ 或更大。

进阶知识

传统上，Duane 综合征分为 1 型、2 型和 3 型，仅基于原在位是否存在内斜视或外斜视，以及主要的注视限制是外转、内转，还是两者兼有。有些人在这个分类中增加了 4 型和 5 型，但对于这两个增加的类别是什么还没有达成共识。一般来说，如果分类系统明确了不同的潜在病理生理学机制——或许更重要的是表明了不同的治疗方法——那么分类系统是有用的（想想 Knapp 对第四脑神经麻痹的经典分类[13]）。在这方面，我不认为现有的 Duane 综合征分类是有用的。正确的治疗选择包括许多现有分类方案中没有纳入的变量，例如，外直肌的共同收缩程度，是否存在上射或下射，是否存在来自第六脑神经支配的外直肌功能，内转时斜视度的大小和方向（内斜视与外斜视），以及上述其他因素。任何有用的分类方案都应该考虑到这些因素。事实上，我认为 Duane 综合征的传统分类有相同的潜在病理生理学机制，只是程度不同。我没有把内

斜视型 Duane 综合征、正位型 Duane 综合征和外斜视型 Duane 综合征视为不同的情况，而是把它们仅仅作为严重程度谱上不同的点。内斜视型 Duane 综合征是一种较温和的形式，在这种情况下，外直肌的共同收缩足够轻微，在眼向内偏斜之前，它不会发挥作用并限制内转。正位型 Duane 综合征伴有更多的外直肌共同收缩，在眼企图内转之前阻止内直肌的收缩。外斜视型 Duane 综合征伴有更严重的外直肌共同收缩，即使当眼处于外转位或原在位时，也会限制内转。可想而知，外斜视型 Duane 综合征患者的后退、上射和下射最为严重。对于内斜视型 Duane 综合征来说，内斜视越大，人们发现的后退、上射和下射越轻。因此，1 型和 3 型 Duane 综合征代表了严重程度谱上的不同点。2 型 Duane 综合征有些不同。这种类型的外直肌至少有适度的正常神经支配，同时也有大量到达内直肌的纤维对外直肌进行异常神经支配。因此，其有一些外转功能，但内转受限是由内直肌神经支配不足和外直肌在企图内转时共同收缩所致。

重点

矛盾的是，内斜视越大，Duane 综合征就越轻。

进阶知识

特殊类型的 Duane 综合征

如第 7 章所述，Y 型斜视伴假性下斜肌亢进是 Duane 综合征的变异。外直肌与上直肌共同收缩，导致向上方注视时眼位向外开散[14]。

进阶知识

协同外转

这种情况被称为协同分开或"分离"[15]。共同收缩的外直肌力量大于同侧的内直肌

力量，以至于正常眼球本该内转时会出现外转。假设左眼协同外转，当注视眼右眼向右看（外转）时，左眼也会外转，因此被称为"分离"。协同外转可以是特发的，在这种情况下，可能是由外直肌的大量异常神经支配所致，也可能是由同侧内直肌先天功能不足或神经支配不足所致。它也可以发生在先前手术后，手术为对外直肌有大量异常神经支配的 Duane 眼的内直肌过度减弱或同侧外直肌经过截除所致。

基础知识

手术建议

手术建议受表 16.1 中的因素影响。对于一些临床情况，我可能会给出几种治疗方案，在它们之间进行权衡。在许多这样的病例中，对不同治疗方案的优缺点和利弊进行充分的解释之后，患者或其父母有权做出选择［假设患者或其父母具有做出选择和（或）希望做出选择的智力能力］。对我来说，Duane 综合征中的这种选择比在其他任何疾病中都更常见。我觉得 Duane 综合征有几种类型，我可能会做双侧内直肌后退，或者垂直直肌移位（可能伴同侧内直肌后退），并且发现两者都是可以接受的。两者之间的选择是一个权衡的问题。我认为移位手术效果最好，但更容易产生副作用，例如出现垂直偏斜。双侧内直肌后退更安全、更简单，更少出现副作用。但即使在最好的情况下，该术式也很少像转位手术一样能扩大双眼单视野。所以如果我觉得患者或其父母适合讨论，我会告诉他们：有一种方法，一旦成功，就会产生最佳效果，但这种方法更棘手，更有可能需要二次手术；还有另一种方法可以获得较好的结果，不容易引起并发症，但不会产生同样好的结果。因此，如果你的底线是尽可能获得最好的结果，愿意接受需要更多次手术的可能性，我建议进行移位手术。但是，如果底线是避免再次手术，愿意接受不像肌肉移位那样多的改善，那就选择双侧内直肌后退。两者都是可以接受的选择。

经验

许多情况下，双侧内直肌后退和垂直直肌移位都是不错的选择，风险-收益比不同。如果患者或其父母能够在知情的情况下做出选择，那么选择应该属于他们自己。

基础知识

Duane 综合征不同手术方式的探讨

同侧内直肌后退

这是内斜视型 Duane 综合征最常见的手术方式，但在大多数情况下并不是最好的选择。它之所以受欢迎，是因为具有诱人的吸引力。该术式几乎总能消除原在位的主要症状——头位，安全、简单、快捷，并且相对来说没有严重的早期并发症。当患儿父母看到内斜视的解决和头位的改善时，立即会感到高兴。问题是，如果有明显的共同收缩，会进一步限制内转，缩小双眼单视野。

> 虽然同侧内直肌后退安全且简单，通常可以改善 Duane 综合征的异常头位，但它可能不是最好的选择

双侧对称性内直肌后退（更多见于非 Duane 眼）

这是我治疗内斜视型 Duane 综合征的方案中最常用的两种治疗方案之一。它允许我将 Duane 眼的内直肌后退限制在 4 mm 或 5 mm，并且不像试图用一次内直肌后退纠正所有内斜视时那样限制内转。为了获得最佳效果，非 Duane 眼的内直肌后退应该非

常大——7 mm 或更多。Jampolsy 推荐的是 10 mm，事实上，我观察到他为一名 4 岁的女孩做了这种手术，患者在手术后的第 1 天就表现出了该眼内转功能完全正常[3]。因为 Duane 眼没有外转功能，这样做永远不会在 Duane 眼的外直肌区域引起外斜视。此外，非 Duane 眼向原在位转动时因达到注视位需要更多的神经冲动，导致 Duane 眼内直肌的神经支配受到抑制。因为 Duane 眼内直肌的神经支配受到抑制，这将允许 Duane 眼内直肌后退量较小的情况下获得更大的内斜视校正。这也防止了内直肌挛缩的发生。

非 Duane 眼内直肌后固定

这一术式假定的基本原理类似于在非 Duane 眼中进行大量内直肌后退——具体来说，是要在 Duane 眼外直肌方向产生比正常情况更多的神经支配需求。然而，在我看来，这种方法效果较差，因为眼球在进入肌肉作用区域 30° 之前，后固定对减少肌肉力矩的影响不会发挥作用。其对原在位眼位的影响很小，因此在减少 Duane 眼原在位的内斜视或抑制 Duane 眼内直肌功能方面，不会比大量后退更好[16-17]。一般来说，因为其改善的方面很少，我不推荐这个术式。

上直肌和下直肌移位到外直肌处伴或不伴后固定缝线

转位手术可以在几种类型的 Duane 综合征中获得最好的结果[18-19]。权衡的结果是，这个手术比简单的内直肌后退要复杂得多，出问题可能也更多。有导致垂直斜视和（或）上斜肌嵌顿的风险。防止不良后果的关键是在手术过程中反复进行牵拉试验，并相应地调整肌肉的位置。两条垂直直肌移位联合后固定缝线可以矫正轻中度内直肌挛缩。但如果内直肌相当紧，就需要后退。如果是这样，将颞侧一半或 3/4 的垂直直肌移位是一种保留眼前节循环的选择。

Duane 眼上直肌移位到外直肌处联合后固定缝线

该手术目前用于替代两条垂直直肌移位[20-21]。虽然直觉上这应该会引起垂直和旋转的问题，但似乎在绝大多数情况下效果都良好。它的优点是可以同时做内直肌后退，降低眼前节缺血的风险。进一步的讨论请参阅第 10 章"斜视手术"。

Duane 眼外直肌后退

如果出现明显的眼球后退、上射或下射，标准的外直肌后退量通常是不够的。但在缺乏这些发现的情况下，如果共同收缩导致内转时外斜视，有时在 Duane 眼宜行外直肌后退。如果是这样，外直肌后退应该结合双侧内直肌后退。

Duane 眼外直肌后退 Y 字劈开

如果存在中度上射和（或）下射，这个手术是有帮助的。我发现它很少能消除问题本身，但可以提供实质性改善[3, 22]。正如 Jampolsky 所描述的，外直肌在肌肉止点处被纵向劈开，尽可能地靠后。上半部分向上方移位 10 mm，下半部分向下方移位 10 mm，因此它们之间有 20 mm 间距。虽然一些作者没有强调是否做外直肌后退，但 Jampolsky 认为这很重要，我也同意[15]。我通常会根据牵拉试验对上下两半外直肌做 7～9 mm 的后退。此过程使外直肌离开眼球的顶部。图 16.3 显示了当外直肌共同收缩时，其将如何防止外直肌上下滑动。

Duane 眼外直肌后固定治疗上射和下射

这一手术一直被认为是一种防止外直肌向上或向下滑动，从而防止上射和下射的术式[10]。我认为，因为上射和下射是防止眼球后退的"逃逸机制"，这个过程似乎是以增加眼球后退为代价来减少上射和下射。我不推荐这种手术方式。

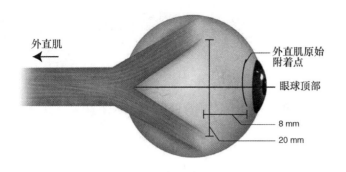

外直肌

外直肌原始
附着点

眼球顶部

8 mm

20 mm

图 16.3　外直肌 Y 字劈开，劈开的两半之间间隔 20 mm，后退 8 mm。在 Y 字劈开和后退之前，共同收缩的外直肌导致眼球上射或下射，如图 12.1 所示。在 Y 字劈开和后退之后，将分开的两半外直肌分别固定，使其不会向上或向下滑动

外直肌眶骨膜固定术

当由于严重的共同收缩、眼球后退、上射和（或）下射，需要将外直肌最大限度减弱，将外直肌固定到眼眶外侧壁骨膜（如第 10 章所述）是最有效的选择[23]。

垂直直肌后退

如果原在位出现垂直斜视，而这种斜视似乎不是由外直肌滑动引起的，则可以将上直肌后退，特别是当牵拉试验显示其挛缩时。但这种情况很少发生。

外直肌上移位

如第 7 章所述，假性下斜肌功能亢进伴发 Y 型斜视（Duane 综合征的变异型），在原在位无斜视的情况下，可能不需要治疗。如果原在位有斜视，并且需要手术，外直肌全肌腱上移位可以有效地矫正这一体征[14]。

Duane 眼外直肌截除术

传统的教学是永远不在 Duane 眼做外直肌截除，因为这样做会加剧共同收缩和眼球后退，并有引起协同外转的风险。尽管最近一些作者报道了外直肌截除术在部分 Duane 综合征病例中取得良好的效果，特别是那些有轻度后退的病例，但我认为没有必要这样做。

根据企图外转时没有正常外直肌功能的单侧 Duane 综合征的不同表现，手术的具体建议见表 16.2。对于企图外转时有一些正常外直肌功能的单侧 Duane 综合征患者，请遵循表 16.2 中的指南及附加说明。不管是内斜视、正位还是外斜视，如果外直肌有任何程度的共同收缩，相应地，内斜视手术量要减小或外斜视手术量要增加。不要在对侧眼内直肌做较大量后退而造成向 Duane 眼外直肌方向注视时神经冲动增加。

重点

决定同侧内直肌可以安全后退的量的最重要因素是同侧外直肌异常神经支配的数量。

重点

Duane 眼存在一定程度的正常外直肌收缩力，则须缩减内斜视手术量或增加外斜视手术量。

问题

一位 18 岁女性患有单侧 Duane 综合征（右眼）。原在位正位，没有头位。但右眼外转−4，内转时，睑裂明显变窄伴上射下射。我能为这位患者做些什么？

解答

这是一个追求完美可能得不偿失的例子，一个可以提出很好的理由不做手术的案例。但如果想要干预，首先须确定

表 16.2　企图外转时没有正常外直肌功能的单侧 Duane 综合征的手术治疗建议

原在位或斜视类型	外直肌共同收缩	附加说明	手术建议
内斜视	轻度	内斜视小（≤20$^\triangle$）	同侧内直肌后退 3～5 mm（牵拉试验无限制）
内斜视	轻度	内斜视大（>20$^\triangle$），内转时内斜视≥10$^\triangle$	同侧内直肌后退 6～7 mm
内斜视	轻度	内斜视大（>20$^\triangle$），内转时内斜视<10$^\triangle$	同侧内直肌后退 4～5 mm（牵拉试验无限制）& 对侧内直肌后退 6～9 mm
内斜视	中度：明确但轻度的后退，和（或）轻度上射和（或）下射	内斜视小（≤20$^\triangle$），内转时内斜视≤10$^\triangle$	同侧内直肌后退 3～5 mm 对侧内直肌后退 6～9 mm[a] 或[b] 同侧上直肌移位到外直肌处后固定加强及同侧内直肌依牵拉试验后退[a] 或[b] 如果内直肌仅轻度挛缩，同侧上直肌和下直肌移位到外直肌处后固定加强[a]
内斜视	中度：明确但轻度的后退，和（或）轻度上射和（或）下射	内斜视小（≤20$^\triangle$），内转时内斜视>10$^\triangle$	同侧内直肌后退 3～5 mm 同侧外直肌后退 7～9 mm 对侧内直肌后退 7～10 mm 或[b] 同侧上直肌移位到外直肌处后固定加强及同侧内直肌依牵拉试验后退[a] 或[b] 如果内直肌仅轻度挛缩，同侧上直肌和下直肌移位到外直肌处后固定加强
内斜视	显著：显著的后退及（或）上射和（或）下射	原在位内斜视常<20$^\triangle$	同侧外直肌后退 7～9 mm 伴 Y 字劈开，或同侧外直肌固定在眶骨膜上获得更多效果 以及 同侧上直肌移位到外直肌处后固定加强[a] 及同侧内直肌依牵拉试验后退 或[b] 如果内直肌仅轻度挛缩，同侧上直肌和下直肌移位到外直肌处后固定加强
正位到外斜视 ≤20$^\triangle$	非常显著：显著的后退及（或）上射和（或）下射	被动牵拉试验和主动收缩试验显示内直肌功能差	同侧外直肌后退 6～8 mm 伴 Y 字劈开[c]
正位到外斜视 >20$^\triangle$	非常显著：显著的后退及（或）上射和（或）下射	被动牵拉试验和主动收缩试验显示内直肌功能差	同侧外直肌后退 7～9 mm 伴 Y 字劈开 & 后退对侧外直肌 或 同侧外直肌固定在眶骨膜上以获得更大的效果，对侧外直肌大量后退[c]

（续表）

原在位或斜视类型	外直肌共同收缩	附加说明	手术建议
原在位上斜视或下斜视合并以上任何一种情况		如果垂直斜视不是由外直肌滑动引起的，是由垂直直肌活动，或下斜肌亢进引起的（不常见——寻找眼底外旋）	除上述合并手术方案外，后退同侧上直肌或等量的下直肌，或减弱同侧下斜肌
协同外转			同侧外直肌固定在眶骨膜以及同侧上直肌移位到外直肌附着点联合后固定加强
假性下斜肌亢进合并 Y 型斜视	常很轻微	原在位没有斜视不需要手术	如果是外斜视，常常行双眼外直肌后退，如果是内斜视，行双眼内直肌后退；外直肌全肌腱向上方移位
任何类型，尤其是外斜视	任何类型		
内斜视、正位或外斜视	任何度数	在外转时无论外直肌功能达到任何程度	遵循上述方案，但相应地缩减内斜视手术量或增加外斜视手术量。具体来说，不要在对侧眼内直肌做较大量后退而造成向 Duane 眼外直肌方向注视时神经冲动增加

[a] 假设后退、上射或下射都很轻微，可以忽略。否则将需要同侧外直肌后退。

[b] 有能力的患者或家长参与手术选择（见正文）。

[c] 如果同侧内直肌功能较弱，应避免垂直直肌移位，因为这通常会导致持续性外斜视

是什么在困扰患者。是后退、睑裂变窄、上射和下射，还是外展受限？如果是前者，那么外直肌 Y 字劈开以及轻度的后退将有所帮助，变得更糟的可能性很小（但不是零）。为了获得更大的效果，可以做更大量的外直肌后退合并 Y 字劈开，同时内直肌使用可调整缝线同时后退。如果你觉得既需要增加外转功能，又需要使改善共同收缩的逃逸机制达到最大效果，可以将外直肌固定在眶骨膜上，并将同侧上直肌移位到外直肌附着点上。这样做不良结果的风险也将达到最大。

问题

　　我的一位患者患有右眼 Duane 综合征。原在位右眼有 20^Δ 内斜视。患者更喜欢面向右转 30°，这种头位下

眼位是正位。20^Δ 大约是 10°，所以我不明白为什么患者的面转要比这个角度大。我想如果面部转 10°，双眼的视轴就会达到正位，患者就会获得融合。

 ## 解答

　　通常情况下，Duane 综合征的面转大于原在位斜视度出于以下原因：假设一名患者，其右眼 10° 的内斜视是共同性的，不同于伴随 Duane 综合征的内斜视。如果这位假设的患者保持视远时左眼注视，并将脸向右转，那么两只眼都会进入向左注视状态，移动的角度与面部转向的角度相同——这就是共同性斜视的定义。两只眼视轴永远不会在侧方注视时平行。另一方面，如果右眼在眼眶中眼球运动被限制，在面部

转动时完全不动，当面部转动时，视轴会与面部转动角度完全相同，等于10°。Duane综合征介于这两个极端例子之间。上述这位患者将面向右转时，左眼会进入左侧注视状态，移动的角度与面转的角度完全相同。患Duane综合征的右眼也会进入左侧注视，但不会像左眼那样多，因为外直肌共同收缩，阻止了进一步内转。在外转的左眼与右眼达到双眼单视之前，因为右眼内转的程度较小，面部转向必须大于原在位斜视度。

……Duane永远不会相遇。
—— 改编自 Rudyard Kipling1892年的诗集《营房谣》（"试图平衡双侧Duane综合征的矫正方式"）

进阶知识

双侧Duane综合征

这是斜视手术医生面临的最棘手的问题之一。因为两只眼都有异常的眼球运动，任一眼的运动，在注视的情况下，可能会由于需要更多的神经冲动而指数级复加于另一眼的运动上。计划手术时，重要的是考虑所有的相关因素，包括正常的外直肌神经支配的量（如果有）、异常外直肌神经支配的量和内直肌的力量。我同意Jampolsky的观点，将双侧Duane综合征分为伴或不伴融合功能[3]是有意义的。

1. 双侧Duane综合征合伴融合功能

如果双侧Duane综合征患者的原在位能获得融合或接近融合，并且没有明显的代偿头位，通常最好忽略轻度至中度的后退和（或）上射和下射。手术破坏融合的可能性很高，可能不值得去冒险。正如Jampolsky所说："手术指征越少，术后并发症发生的可能性就越大"[3]。尽可能使用三棱镜纠正异常头位。然而，如果这些"逃逸现象"很明显，可以考虑手术。同样的原则也适用于单侧Duane综合征。注视眼的力矢量的任何变

化都会在另一眼放大。例如，患者可能有字母型内斜视（A型、V型、Y型或λ型），正前方有内斜视。如果外直肌没有正常的神经支配，将内直肌后退以矫正内斜视可能是安全的。然而，如果外直肌有任何正常的神经支配，将内直肌按照标准量后退可能会造成术后显著的外斜视。

手术指征越少，术后并发症发生的可能性就越大。

——Art Jampolsky，医学博士

2. 双侧Duane综合征不伴融合功能

这些患者因为注视眼有异常的眼球运动，往往斜视度很大（内斜视或外斜视），导致非注视眼的配偶肌受到更多神经冲动的影响。同样，类似的原则也适用于治疗单侧Duane综合征。但是，需要意识到杠杆效应，即在注视眼所做的任何操作都会对非注视眼产生更大的影响。

参考文献

1. Hotchkiss MG, Miller NR, Clark AW, Green WR. Bilateral Duane's retraction syndrome. A clinical-pathologic case report. Arch Ophthalmol. 1980;98:870–4.
2. Miller NR, Kiel SM, Green WR, Clark AW. Unilateral Duane's retraction syndrome (type 1). Arch Ophthalmol. 1982;100:1468–72.
3. Jampolsky AJ. Duane syndrome. In: Rosenbaum AL, Santiago AP, editors. Clinical strabismus management: principles and surgical techniques. Philadelphia, PA: Saunders; 1999. p. 325–46.
4. Souza-Dias C. New considerations about Duane's syndrome. Rev Bras Oftalmol. 2009;68:107–13.
5. Kraft SP. A surgical approach for Duane syndrome. J Pediatr Ophthalmol Strabismus. 1988;25:119–30.
6. Miller MT, Stromland K. Ocular motility in thalidomide embryopathy. J Pediatr Ophthalmol Strabismus. 1991;28:47–54.
7. Jampolsky A. Surgical leashes and reverse leashes in strabismus management. In: Transactions of the New Orleans Academy of Opththalmology, vol 251. St. Louis: Mosby; 1978. p. 44–68.
8. Wilcox LM Jr, Gittinger JW Jr, Breinin GM. Congenital adduction palsy and synergistic divergence. Am J Ophthalmol. 1981;91:1–7.
9. Romero Apis D, Herrera-Gonzales B. Some considerations with regard to Huber's classification of Duane's retraction syndrome. Binocular Vis Eye Muscle Surg

Q. 1995;10:13.

10. Scott AB. Upshoots and downshoots. In: Souza-Dias C, editor. Smith-Kettlewell Symposium on Basic Sciences in Strabismus Annex to Congreso del Consejo Lattinamericano de Estrabismo (CLADE). São Paolo: Oficinas das Edicoes Loyola; 1978. p. 60.

11. Huber A. Electrophysiology of the retraction syndromes. Br J Ophthalmol. 1974;58:293–300.

12. Scott AB, Wong G, Jampolsky A. Pathogenesis in Duane's syndrome (abstract). Invest Ophthalmol Vis Sci. 1970;9:83.

13. Knapp P. Classification and treatment of superior oblique palsy. Am Orthopt J. 1974;24:18–22.

14. Kushner BJ. Pseudo Inferior oblique overaction associated with Y and V patterns. Ophthalmology. 1991;98:1500–5.

15. Jampolsky A. Strategies in strabismus surgery. In: Pediatric ophthalmology and strabismus: transactions of the New Orleans academy of ophthalmology. New York: Raven Press; 1985. p. 363–8.

16. Scott AB. The Faden operation: mechanical effects. Am Orthopt J. 1977;27:44–7.

17. Kushner BJ. Evaluation of the posterior fixation plus recession operation with saccadic velocities. J Pediatr Ophthalmol Strabismus. 1983;20:202–9.

18. Rosenbaum AL. Costenbader lecture. The efficacy of rectus muscle transposition surgery in esotropic Duane syndrome and VI nerve palsy. J AAPOS. 2004;8:409–19.

19. Britt MT, Velez FG, Velez G, Rosenbaum AL. Vertical rectus muscle transposition for bilateral Duane syndrome. J AAPOS. 2005;9:416–21.

20. Mehendale RA, Dagi LR, Wu C, Ledoux D, Johnston S, Hunter DG. Superior rectus transposition and medial rectus recession for Duane syndrome and sixth nerve palsy. Arch Ophthalmol. 2012;130:195–201.

21. Yang S, MacKinnon S, Dagi LR, Hunter DG. Superior rectus transposition vs medial rectus recession for treatment of esotropic Duane syndrome. JAMA Ophthalmol. 2014;132:669–75.

22. Rogers GL, Bremer DL. Surgical treatment of the upshoot and downshoot in Duanes' retraction syndrome. Ophthalmology. 1984;91:1380–3.

23. Velez FG, Thacker N, Britt MT, Alcorn D, Foster RS, Rosenbaum AL. Rectus muscle orbital wall fixation: a reversible profound weakening procedure. J AAPOS. 2004;8:473–80.

第17章　各类斜视综合征

单眼上转缺陷

📚 基础知识

概述

该疾病的原始术语是双上转肌麻痹，因为它被认为是同侧上直肌和下斜肌同时麻痹所致。我们现在认识到，它可由下直肌单独的限制[1-2]、核上性原因[3-4]，或不伴同侧下斜肌无力的上直肌麻痹引起[2-4]。同侧上直肌麻痹也可继发下直肌限制。其特征是在所有水平注视的视野中，上转均不过中线。

📚 基础知识

临床检查

不同病因的单眼上转缺陷（monocular elevation deficiency，MED）通常可以单独通过临床检查进行分类。

在上直肌麻痹或下直肌限制伴上直肌麻痹的病例中，通常在原在位有下斜视，依据融合潜力，患者有下颌上抬的头位。患者常出现真性上睑下垂。有核上性病因的患者可能是原在位正位或下斜视。患者没有上睑下垂，但如果有，则可能是假性上睑下垂。通常存在感觉融合，而缺乏感觉融合更能说明上直肌麻痹。单独的下直肌限制的患者原在位可以是正位或者有下斜视。如果原在位正位，患者无上睑下垂；若为下斜视，则应为假性下垂。牵拉试验是做出正确诊断的关键，根据患者的年龄，可能需要推迟到手术室进行。通常，纤维化导致的单独的下直肌限制，牵拉试验呈显著阳性，如果同时伴有上直肌麻痹，由下直肌继发性挛缩导致的限制，牵拉试验反应仅呈轻至中度阳性。如果可能，应该试着评估垂直扫视或测试上直肌的主动收缩力。核上性MED或者单纯的下直肌限制的病例，从中线以下到中线都是正常的。如果有上直肌麻痹，主动收缩会更差。许多下直肌限制的患者在试图向上注视[1]时，下眼睑折痕会增加。

🦪 经验

真性上睑下垂提示上直肌无力，假性上睑下垂原在位有下斜视提示下直肌限制或核上性原因，原在位是正位的情况下，两者均不提示核上性原因。

🦪 经验

当试图向上看时，下眼睑的折痕会增加，这是下直肌限制的有力证据。其可能更常出现在单独的下直肌限制中，而不是继发于上直肌麻痹的下直肌限制。

🦪 经验

单独的下直肌限制，牵拉试验明显阳性，如果下直肌限制是上直肌麻痹导致的继发性挛缩，牵拉试验更倾向于轻度或中度阳性。

经验

先天性核上性 MED 更可能存在感觉融合。感觉融合缺失在上直肌麻痹患者中更为常见。

基础知识

先天性 MED 的鉴别

由于相关的检查结果或眼球运动因素，大多数先天性上转受限的原因很容易与 MED 区分。Brown 综合征更表现为内转时上转受限比外转时上转受限明显。Duane 综合征在极少数情况下可能会有上转受限，可能与 MED 混淆，但 Duane 综合征的其他症状应该很明显。颅面综合征可能有上直肌发育不全或功能不足，但在这些病例中，颅面综合征的表现应是明显的。第三脑神经麻痹，如果是完全性，会有其他肌肉受累，也可能有瞳孔受累。先天性脑神经支配异常综合征（以前称为先天性眼外肌纤维化综合征）通常涉及其他肌肉和其他注视方向。

基础知识

获得性 MED 的鉴别

包括所有导致下直肌限制的获得性原因，如眼眶骨折、甲状腺眼病（TED）、眼眶肌炎、麻醉毒性[5-6]、眼眶肿瘤、巩膜扣带术后或房水引流物，或眼肌手术导致的斜肌嵌顿综合征[7-8]。还包括导致上直肌功能不足的获得性原因，如神经原因导致的第三脑神经不全麻痹、慢性进行性眼外肌麻痹，或重症肌无力。此外，脑血管意外可导致核上性 MED。

基础知识

治疗

并非所有的 MED 病例都需要治疗。如果原在位仅有很小的下斜视或者没有下斜视，也没有明显的下颌上抬头位，且患者无症状，观察为宜。如果需要治疗，应该根据是否存在下直肌限制、上直肌功能不足的程度、是否存在 Bell 征以及是否为核上性病因来选择治疗方案。

如果 Bell 征正常，可能是核上性病因。如果异常，需要确定下直肌限制和上直肌麻痹的程度。

如果下直肌严重限制，则应进行后退。在肌肉后退后，应更多地通过术中牵拉试验和回弹试验来确定后退的程度，而不是术前下斜视量的大小。通常需要后退下直肌 5 ～ 10 mm，将眼球位置中心定位于中线以下 5° 的位置，如果结膜很紧，可能需要后退。Metz 发现，73% 的 MED 患者在下直肌限制解除后出现上转完全恢复[2, 9]。

如果下直肌紧张继发于上直肌麻痹（轻度至中度限制），那么仅行下直肌后退后会有残余的下斜视和（或）上转受限。如果能在手术前同时诊断出上直肌麻痹，最好在一次手术中纠正这个问题。从下方注视到原在位上直肌的主动收缩试验是决定性测试，但在低龄患者中很难做到。其他可能有帮助的体征如下：

1. 存在下直肌限制，没有明显的下眼睑折痕，说明下直肌限制是继发性的。

2. 存在下直肌限制，原在位无下斜视，排除上直肌麻痹。然而，反过来则不正确。原在位下斜视的存在可以是单独发生的，也可以是继发于下直肌限制。

3. 在下直肌限制的情况下，从向下注视到原在位快速扫视，或许加上垂直视动性眼球震颤的检查，将排除上直肌麻痹。

4. 若无上直肌麻痹，真性上睑下垂的可能性较小；如果原在位有下斜视，单纯的下直肌限制可伴有假性上睑下垂。

如果你在术前很有把握地确定正在处理的是继发的下直肌限制和上直肌麻痹，并且想在一次手术解决所有问题，可以将下直肌后退和部分 Knapp 手术结合起来[10]。一个完整的 Knapp 手术不仅有眼前节缺血的风险，而且如果同眼下直肌也后退，会导致过矫。在这种情况下，我更倾向于将内直肌和外直肌的一半向上直肌移位，而不是全部移位。

Struck 观察到，Knapp 手术常常出现向下注视时运动受限。他更喜欢做对侧上直肌后退 10 mm，同时将同侧下直肌后退 5 mm，已经取得了良好的结果（Michael C. Struck, MD，私人交流，2015 年 5 月 21 日）[11]。如果术前不确定是否同时存在下直肌限制和上直肌麻痹，最好计划分步手术。首先是下直肌后退，如果有残余的下斜视和上转受限，可以进行对侧上直肌后退 10 mm 或部分 Knapp 手术。在这种情况下要非常小心，不要施行完整的 Knapp 手术，因为很可能会导致过矫。我见到过对侧上直肌后退的良好效果，我更喜欢这种方法。

> 一个完整的 Knapp 手术，无论是同期联合同眼下直肌后退还是在下直肌后退之后施行此术式，都有很高的过矫可能性

如果上直肌麻痹伴随轻度或不伴下直肌限制，最常推荐的是完整的 Knapp 手术。但在这里，Struck 医生将对侧上直肌后退 10 mm 的方法效果很好，而且不太可能像 Knapp 术式那样向下方注视产生限制。如果向下注视时没有下斜视，最初手术应该行对侧上直肌后退。然而，如果向下注视时有下斜视，应该增加同侧眼下直肌后退。

对于原在位没有下斜视的核上性 MED，通常不需要手术。然而，有些患者原在位有下斜视，需要手术治疗。如果 Bell 征阳性，牵拉试验会显示下直肌轻度限制或没有限制。如果原在位下斜视很小或者几乎没有下斜视，Knapp 手术极有可能导致过矫。这种情况下，对侧上直肌后退 10 mm 效果很好。根据 Struck 的报告，约有 20% 的患者表现出轻度回退，这种情况下，他建议患者同侧下直肌后退 5 mm；80% 的患者不需要加强手术。如果原在位下斜视很大，Knapp 手术是一种有效的术式，但比上述垂直直肌手术更有可能产生向下注视的限制。表 17.1 总结了这些发现。

表 17.1　MED——临床表现及手术建议

病因	上直肌力量（扫视或主动收缩试验）	上转牵拉试验	Bell 征	原在位斜视	推荐手术方案
上直肌麻痹	下降	如果继发下直肌挛缩，则正常或轻度阳性	缺失或减弱	下斜视	Knapp 手术 或 对侧上直肌后退 10 mm，如果下方注视有下斜视，同侧下直肌后退 5 mm
单纯下直肌限制	从下方向上方注视正常	显著阳性	缺失	正位或下斜视	同侧下直肌后退 5～10 mm
继发于上直肌麻痹的下直肌限制	下降	轻度至中度阳性	缺失	下斜视	同侧下直肌后退 4～5 mm 和部分 Knapp 手术 或 同侧下直肌后退 4～5 mm 和对侧上直肌后退 10 mm
核上性 MED	从下方向上方注视正常	正常	存在	正位或下斜视	如果原在位正位，对侧上直肌后退 10 mm 或 如果原在位下斜视，同侧下直肌后退 5 mm 和对侧上直肌后退 10 mm 或 如果原在位下斜视，行同侧 Knapp 手术 [a]

[a] Knapp 手术会很可能会产生向下注视的限制

肌肉板层撕裂

基础知识

概述

Ludwig 指出该疾病发生在眼球外伤之后[12-14]。在钝挫伤后，直肌（通常为下直肌）会出现眶层与球层的创伤性分离。眶层肌肉板层撕裂可能会与周围的结缔组织粘连形成瘢痕。大多数情况下，在临床上表现为肌肉无力或功能落后，但在某些情况下，它会导致相反方向的运动限制。虽然 Ludwig 认为这是一种常见的现象，但我发现其相对并不常见。我很可能偶尔会漏诊。然而，我使用标准手术（减弱拮抗肌或配偶肌）治疗创伤后肌肉无力或受限已经取得了足够的成功，因此识别和治疗大多数肌肉板层撕裂可能并非至关重要。

基础知识

诊断

人们需要高度怀疑肌肉板层撕裂的发生，因为客观发现可能并不明显。在手术中，可看到部分肌肉的球层变薄或变窄，而正常的肌肉包膜不明显。虽然高分辨率 MRI 有时会显示肌肉板层撕裂，但在一般的眼眶成像中通常看不到。

基础知识

治疗

如果能识别出肌肉板层撕裂，修复是有意义的。肌肉应该仔细地从周围的结缔组织中分离出来，然后缝合到正常的解剖位置，Ludwig 建议使用不可吸收缝线。

眶下壁骨折

基础知识

概述

眶下壁骨折后因下直肌嵌顿于骨折部位，典型的斜视表现为限制性下斜视。在许多情况下，既存在限制造成的上转受限，也存在下直肌功能不足引起的下转受限[15]。过去，这被认为是由于骨折部位支配下直肌的神经受损。我认为，在大多数情况下，要么是由于后方骨折改变了下直肌运动力矢量（图 17.1），要么是如上所述发生了下直肌肌肉板层撕裂。

基础知识

处理

通常修复骨折可以矫正斜视，但有时斜视会持续存在。如果骨折已经得到充分修复，则需要进行斜视手术。最常见的情况是残余性下斜视，需要将限制的下直肌后退。后退的量应该由术中牵拉试验和回弹平衡试验来决定，而不是一个固定的公式。如果后退需要超过 5 mm，之后向下注视时常会有下转落后，导致上斜视。如果不能用光学手段处理（例如，图 9.2 所示的 slab-off 三棱镜、单目阅读眼镜），可能需要施行对侧下直肌后退或后固定。如果最初下直肌后退量非常大，我认为有必要提前预测术后的上斜视，并在最初的斜视手术中对对侧下直肌一并手术。见第 21 章病例 21.3 和病例

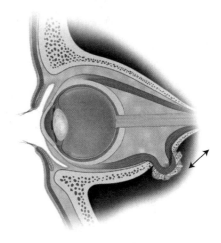

图 17.1　眶下壁骨折不仅限制上转，还改变了下直肌运动力矢量，减弱了其下转作用

21.12，这是这些原则的代表性病例。

问题

我的患者在 6 个月前接受了眶下壁骨折的修复。患者有下斜视，而且受累眼上转受限。影像学检查显示骨折修复良好，然而，在下直肌与植入物之间有许多粘连。我应该做眼整形手术修复植入物吗？

解答

根据我的经验，再返回修复也不可能成功地恢复眼球运动。最好像对待所有其他下直肌限制的病例一样治疗斜视。

问题

我的患者接受了眶下壁骨折的修复手术，现在的临床表现是下直肌限制和麻痹（或假性麻痹）并存。原在位有小度数下斜视，其中上方注视上转功能−3，呈下斜视，下方注视下转功能−2，呈上斜视。我该如何处理？

解答

我认为首先需要通过手术探查来确定是否有肌肉板层撕裂导致了假性麻痹。如果是这样，应修补撕裂的肌肉并将紧张的下直肌后退。如果这不能纠正向下注视时的落后，下一步就是将对侧下直肌后固定。如果没有肌肉板层撕裂，我会后退同侧下直肌和上直肌[15]，也的确获得了成功。但是，我在这些已发表结果的基础上增加了对侧下直肌后固定手术，我认为这样更加完善。

布比卡因肌肉毒性

基础知识

概述

在第一例眼周麻醉后肌肉毒性的病例被报道后[5]，斜视医生开始关注到这种情况的发生率迅速增加[16-19]。有证据表明，不慎将麻醉剂直接注入眼外肌会导致损伤。最初出现麻痹，随后是肌肉纤维化和肥厚。布比卡因是最有可能导致这个问题的原因。随着白内障手术越来越少采用球后麻醉或球周麻醉，这种情况越来越少见。

基础知识

临床表现

眼外肌肌肉毒性的临床表现在最初损伤后几周至几个月稳定下来。眼位向受累肌肉方向偏斜，如下直肌受累会出现下斜视。下直肌最常受累，但上直肌也可能受到影响。Capo 和 Guyton 的研究表明，如果针头从眼球的下方和后方穿过，则在下方进行注射可在眶尖附近刺穿上直肌[18]（图17.2）。这种情况有时表现为限制性斜视，在与受累肌肉相反的注视方向斜视度增加，例如，下直肌受累会引起向上方注视时下斜视。但在许多情况下，确实存在肌肉亢进的情况，例如，如果上直肌受累，向上方注视时上斜视增加。我已经观察到，在上直肌受累的情况下，更有可能表现为肌肉亢进，而那些下直肌受累者更可能表现为限制性斜视[19]。根据 Capo 和 Guyton[18] 的观察，我推测，如果上直肌受累，肌肉受累更有可能在眶尖附近，因为眼球阻碍了从下眼睑进入的针刺入

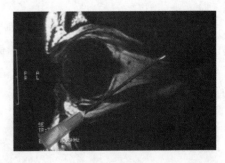

图 17.2 将 22 号针头叠加在眼眶 MRI 上。如 Capo 和 Guyton[18] 所描述的，为了使针穿过眼眶下缘和眼球底部，它只能刺穿眶尖附近的上直肌（from Kushner[19]，with permission）

上直肌的中部或前部。限制出现在上直肌后部，后部纤维化会使肌肉的前部处于拉伸状态，因此起到了加强作用。但是，如果下直肌受累，一根穿过下眼睑的针头可以刺穿下直肌全长的任何位置。因此，损伤更可能贯穿整个肌肉。

不管这种肌肉毒性是以肌肉限制还是肌肉亢进的形式出现，在影像学研究中都可以看到肌肉肥大，这与甲状腺眼病中的肌肉外观非常相似[5]。在这两种类型中，牵拉试验都是异常的，然而，在限制性形式中更是如此。

基础知识

治疗

在这两种情况下——肌肉限制或亢进——治疗方法是后退受累的肌肉。在肌肉亢进的情况下，后退受累的肌肉结果通常很好。手术后通常运动完全正常。在肌肉限制的情况下，结果与甲状腺眼病相似。如果需要大量后退来解除这种限制，在手术后肌肉经常功能不足，在肌肉作用方向落后。为了防止或纠正这种情况，可能需要对其他的肌肉进行手术。

巩膜扣带术后的斜视

基础知识

概述

巩膜扣带术后由于眼眶或肌肉水肿、出血，或视物模糊而导致短暂性斜视和（或）复视，大多数情况下都能自行缓解。没有文献报道巩膜扣带术后持续存在的斜视和（或）复视的发生率，但可能在 1% 至 10% 之间。大多数病例的眼球运动限制源于粘连或对植入物的反应。如果斜肌中的任何一条被扣带卡住或被折叠，肌肉路径和运动矢量可能会发生改变[7-8]，这种情况不太常见。如果出现了非常大的旋转，且在偏斜相反的注视方向旋转增加（例如，向下注

视时上斜视和内旋增加，意味着上斜肌已经被前徙或折叠），那么应该怀疑这一点。缺血也可能造成永久性肌肉损伤，导致节段性虹膜萎缩。最后，诱导屈光参差、视物变形和黄斑问题可能导致融合丧失。较大的垫压物，特别是放在肌肉下的放射状海绵或子午线位置的垫压物，大大增加了术后斜视的风险。参见第 21 章病例 21.7，该病例为这些原则的代表性病例。

经验

如果怀疑巩膜扣带术造成复视而导致融合被破坏（例如，当用棱镜抵消斜视后仍然没有获得融合），一定要怀疑旋转这一原因。即使没有上斜视，也要检查是否有旋转[20]。进一步讨论参见第 2 章。

基础知识

一般处理原则

当然，小度数的共同性斜视可以用三棱镜获得矫正。如果斜视度太大，不能用三棱镜处理，但表现出相当大的共同性，可以对另一眼进行斜视手术。这样做的优点是相对容易得多，而且不会引起视网膜再脱离。不幸的是，大多数巩膜扣带术后斜视的病例都是非共同性的，最好是对受累眼进行手术治疗。此外，还有很多患者不愿意接受他们的"好眼"做手术。

基础知识

手术治疗概述

精准的手术设计基于准确的牵拉试验以及主动收缩试验来确定斜视是限制性因素还是麻痹性因素所致，绝大多数病例原在位有限制。我总是尽力获得视网膜手术的记录，这样就能准确地知道使用了什么外科植入材料，以及放置的位置。我还想知道固定环扎带的卡子放在哪里。如果没有记录，一些需要的信息可以通过仔细的间接眼底镜检查来确定。考虑到这一点，我发现在

大多数情况下，斜视可以在不拆除环扎带的情况下成功获得矫正（见下文），然而，我总是喜欢听取视网膜外科医生的意见（最好是放置环扎带的医生），即如果发现拆除环扎带对斜视手术有利，那么拆除环扎带是否安全。

问题

我有一位左眼行巩膜环扎术后限制性斜视的患者，正前方 10^Δ 左眼下斜视，向下方注视斜视度增加。患者有复视症状。视网膜外科医生建议直接取下环扎带。成功的可能性有多大？

解答

这是一个非常常见的问题，因为拆除环扎带是视网膜外科医生治疗的第一步。然而，根据我的经验，这并不能充分矫正斜视。如果斜视伴眼球运动受限已经出现了几个月，那么眼外肌总会出现挛缩，必须予以解除。

基础知识

手术处理细节

巩膜扣带术后的斜视手术是斜视医生面临的技术挑战之一。需要根据术中发现的情况做出决定，包括术中反复牵拉检查。以下原则可能会有所帮助：

1. 我通常更喜欢角膜缘入路，因为有时结膜收缩变短，需要后退。

2. 某些情况下，在扣带上方的整条肌肉完全萎缩，看起来好像肌肉止于扣带的后缘。在另一些情况下，似乎在扣带上方存在有活性的肌肉，但已经通过瘢痕跟扣带粘在一起。偶尔，扣带上方的肌肉是有活性的，并在肌肉和扣带之间有一个可以分开的界面。在前两种情况下，需要钩住扣带后面的肌肉，只有在最后一种情况下，能在最初的肌肉附着点位置钩住肌肉。一开始，可以试着用通常的方式钩取，但如果钩不到，就从后面钩取。

3. 如果扣带上方的整条肌肉都萎缩了，就把扣带后的肌肉前缘当作肌肉的附着点来处理。把萎缩的组织留在扣带上。如果扣带上出现有活性的肌肉瘢痕，必须决定是否应该将其作为肌肉的一部分保留下来，并将缝线缝在原始肌肉附着点附近，或者是否应该像之前的情况那样放弃该组织。不管是选择分离还是保留扣带上的肌肉组织，我先自肌肉附着点缝合，然后将其离断并评估肌肉完整性后，再决定是否继续这个方案。

4. 一旦做出上述决定，肌肉缝合后离断，就需要通过牵拉试验来评价离断的肌肉。如果牵拉试验正常，通常不需要考虑拆除硅胶带。如果仍然受限，应继续剥离粘连，直到牵拉试验正常为止。请记住，粘连可能会导致缰绳样限制以及反向缰绳样限制[21]。例如，如果一眼被限制在向下注视的位置，那么这种限制可能是在下方。在我的实践中，只有在那些不能使牵拉试验恢复正常的情况下，我才会考虑去掉部分或全部的硅胶带。

5. 如果想要使后退的肌肉缝合在扣带上，需决定是否使用不可吸收缝线。我采用以下指南：如果在解剖过程中，能够完整地保留围绕在扣带周围的纤维囊，可吸收缝线将会取得令人满意的结果，肌肉会粘连在囊膜上。无论是固定缝合还是可调整缝线缝合（例如，悬吊）都是如此。但是，如果解剖需要打开纤维囊膜，而看到的是裸露的硅胶，肌肉就不会形成牢固的粘连，则需要不可吸收缝线。

6. 我发现在这些情况下使用可调整缝线是有帮助的。上文已经讨论过，在某些情况下需要不可吸收缝线。

经验

如果怀疑有很多瘢痕，如想避免从扣带分离肌肉的困难，可以把切口做得更靠后，把肌肉钩钩在所有扣带材料和瘢痕的后面，就像肌肉附着点在扣带的后缘一样。这样基本上就放弃了前面所有的肌肉。

重点

肌肉不会与裸露的硅胶形成牢固的粘连，但会与围绕扣带的纤维性囊膜形成牢固的粘连。如果要将一条后退的肌肉缝合在裸露的硅胶上作为新的肌肉附着点，请使用不可吸收缝线。

问题

有人告诉我，如果巩膜扣带已经固定大约 1 年，把它取下来是安全的，是这样吗？如果不是，把扣带分离或剪断来减轻牵引力怎么样？

解答

在许多情况下，1 年后可以拆除扣带，但不能一概而论，应该经常听取视网膜外科医生的建议。根据我的经验，许多年轻的视网膜外科医生没有很多关于巩膜扣带的经验，因为他们通常用玻璃体切除术来修复视网膜脱离。因此，他们默认的立场是让扣带留在原处，以免冒险。所以应该咨询有巩膜扣带手术经验的视网膜外科医生。我有经验的视网膜外科同事认为，不管扣带存在的时间长短、血管增殖量、对玻璃体基底的牵引力，再加上视网膜的厚度，决定了扣带拆除的风险。在许多情况下，可能更安全的做法是直接切断扣带，而不是将其拆除，因为之后仍会有一些扣带效应。斜视外科医生面临的问题是，仅仅切断扣带对减少导致限制的影响通常作用甚微。我很少发现这样有用。如果确实需要拆除扣带，知道袖套放在哪里非常有帮助。如果知道，可以剪断袖套旁边的扣子，然后拉动袖套，整个扣带就会从里面出来。但是如果没有找到并抓住袖套，就不能用这种方法

> 即使扣带已经在一个位置放了很长时间，也可能不安全。咨询有巩膜扣带手术经验的视网膜外科医生

拆除，因为袖套会防止扣带滑出来。如果觉得扣带本身对限制有影响，切除一段扣带可能会解决问题，可能不需要拆除整个扣带。这不同于仅仅分离或切断扣带。

房水引流装置植入后斜视

基础知识

概述

房水引流装置植入后斜视的发生率并不明确。可能与所用引流装置的类型、引流装置的位置、外科医生的手术技巧和患者潜在的融合功能有关，因为许多患者视力较差，外周视野丧失，从而影响了周边融合。

基础知识

处理

这种疾病的治疗在许多方面类似于巩膜扣带术后斜视的治疗。这是因为这两种情况通常在本质上是限制性的，常由外部植入物的占位效应引起，可能涉及缺血或创伤导致的肌肉无力，并经常与视力不良有关。有一些原则可以帮助指导处理：

1. 如果眼球运动没有明显受限（即不存在限制），或者眼球运动受限，但牵拉试验和主动收缩试验显示轻度麻痹而非限制，截除与偏斜方向相反的肌肉（例如，如果存在上斜视，则截除下直肌），或对另一眼的配偶肌施行手术，优于操作有房水引流装置的眼。在有房水引流装置的部位做手术可能会导致眼压失控。

2. 如果眼球运动有限制，询问青光眼手术医生是否愿意去除引流装置，并在另一区域更换一个更小的引流装置。与拆除巩膜扣带不同，拆除房水引流装置通常能矫正斜视。我认为其原因是引流装置的占位效应往往大于巩膜扣带。

3. 如果引流装置不能取出，并且存在限制，应将手术切口尽可能向后做，以避免伤及滤过泡。关于这些原则的代表性病例，见第 21 章病例 21.16。

鼻窦手术后的斜视

基础知识

概述

这可能发生在鼻内镜息肉手术或筛窦切除术后，如果手术器械侵及筛骨纸板并进入眼眶，可能会损伤内直肌，有时还会损伤上斜肌眶部。这可能是一种破坏性的并发症，很难修复，取决于剩余肌肉的完整性。

基础知识

诊断

鼻窦手术后肌肉损伤最典型的表现是大角度外斜视，内转受限或内转功能丧失。主动收缩试验显示内直肌功能减弱或缺失。由于缰绳和（或）反缰绳样牵拉，对外转和内转也可能有重要的限制因素。动态眼眶成像对正确的手术设计至关重要。影像检查通常会显示内直肌严重损伤，可能会被完全切断，部分可在眶内侧壁医源性缺损处出现瘢痕。

基础知识

治疗

如果影像学显示内直肌后部完整，并且动态成像显示其在企图内转时能收缩，那么很有可能可以通过斜视手术获得满意的结果（图 11.4 ~ 11.6）。在这种情况下，根据 Goldberg、Rosenbaum 等[22] 描述，眼眶入路修复内直肌后段可获得最佳结果。如果影像学显示在眶尖部没有完整的内直肌，或者动态成像显示其没有收缩功能，唯一的选择是垂直直肌鼻侧转位。这将比找

到并重新复位具有收缩功能的内直肌得到的结果要差。顺便说一下，我强烈建议医生自己阅片，然后亲自与经验丰富的神经放射学专家一起阅片。以我的经验来看，许多神经放射学专家在评估眼外肌方面接受的正规培训非常有限。默认情况下，通常特定的亚专业才读取这些扫描结果。他们习惯于阅读头部和大脑影像，而眼眶这些研究超出了他们的学习范畴。如图 11.7 MRI 所示，一所优秀医学院的神经放射学专家给出了"正常眼外肌"的报告。我曾见过由委员会认证的神经放射学专家报告眼外肌扫描正常，而实际上上斜肌几乎不存在。我还记得另一个病例，也报告正常，其中内直肌在鼻窦手术后基本上消失，手术导致了眼眶的严重破坏。

先天性脑神经异常支配综合征（前称先天性眼外肌纤维化）

基础知识

概述

这是一种常染色体显性遗传疾病，以限制性斜视和上睑下垂为特征[23-24]。下直肌受累最严重，因此眼位固定在向下注视位且上转受限。其已被证明与第三脑神经[24] 发育不全有关。散发病例更可能是单侧的，或只涉及部分眼外肌。

基础知识

处理

与所有限制性斜视一样，成功的关键是解除限制。这种疾病通常需要非常大量的下直肌后退。在这种情况下，下直肌后退 8 mm 或更多并不罕见。即使这样做一开始看起来效果不错，但由于后退的肌肉变得松弛并进一步挛缩，复发很常见，部分原因是其拮抗肌功能较弱。

问题

我发现在这些非常紧的肌肉中进行如此大量的后退在技术上很困难。我现在只能做肌肉自由断腱手术。但我最近这么做后，基本上没什么效果。发生了什么？

解答

由于在狭窄的眼眶中对如此挛缩的肌肉进行大量的后退在技术上很困难，许多手术医生要么采用自由断腱术，要么采用悬吊术来进行后退。在这种情况下，我两种都不喜欢。这些肌肉很紧，但也缺乏弹性。它们在离断时不会回缩。如果使用自由断腱术或悬吊术，并且眼位确实立即达到更高的上转位，肌肉可能会向前粘连，几乎不会有后退的效果。我记得我曾经给一名患儿做过手术，该患儿之前因为单侧下直肌纤维化接受过四次下直肌减弱手术。前三次只是暂时的改善。最后一次为双侧下直肌自由断腱术，未见改善。当做第五次手术时，我发现在下直肌断腱后，下直肌与角膜缘后 8 mm 的巩膜粘连。如果在这些患者下直肌后退 8 mm 或更后方行巩膜固定缝线时感到操作不适，可以使用悬吊（向后悬吊）技术，但也可以用牵引缝线将眼向上固定 1 周左右。这样可以防止肌肉向前粘连。然而，术后牵引缝线对患者来说是非常不适的。这些原则的代表性病例见第 21 章病例 21.4 和病例 21.9。

重点

下直肌自由断腱可能导致很小量的后退。如果眼位保持向下注视，下直肌可能粘连在前部巩膜。

斜视和颅面综合征

基础知识

概述

颅面综合征是一大类异质性疾病，具有多种眼科表现。该疾病谱系的一端是轻微的非综合征性颅缝早闭，可能是轻度的，无症状的，眼部异常很少。谱系的另一端是严重畸形，如 Crouzon 综合征和 Apert 综合征。最常见的是，与这些综合征相关的斜视包括字母型斜视（V 型比 A 型更常见），往往伴有严重的眼球运动异常。

基础知识

诊断

斜视通常依照临床检查来诊断，然而，治疗计划应该相当依赖于眼外肌成像研究。有助于斜视诊断的常见发现包括：

1. 滑车的位置异常，无论是向前移位还是更常见的向后移位：这可能是先天性的，也可能继发于颅面手术。滑车的复位可以改变上斜肌力矩矢量，从而减小其垂直力。

2. 肌肉缺失或发育不全，最常见的是上直肌。这可能是由上直肌所属的受累眼到达注视位需要更多的神经冲动而导致的对侧下斜肌明显亢进的原因。

3. Harlequin 形眼眶（图 17.3）。

4. 所有眼外肌都外旋。这将导致 V 型斜视、过度上转和内转时下转不足，如图 7.2 所示。

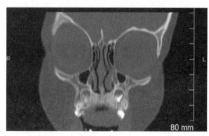

图 17.3 颅缝早闭患儿 Harlequin 形眼眶。右上斜肌也发生了萎缩

5. 肌肉路径的其他异常，如单侧颅缝早闭时上直肌向上外侧移位，可出现类比同侧下斜肌亢进的体征[25]。

基础知识

治疗

正确的治疗是基于对每位斜视患者发病的潜在机制的理解。最重要的是要认识到，在大多数情况下，内转时上转并不是简单地由亢进的下斜肌引起。基于 Dagi 在第一届 Kushner 网络研讨会（Linda R. Dagi，医学博士，私人交流，2016 年 1 月 20 日）中所做的陈述，我们对这些患者的治疗方法是基于以下指标的评估：

1. 是否存在融合？如果不存在，那么矫正眼底旋转，甚至选择可能会加重眼底旋转的手术方案，也就无关紧要了。

2. 如果存在斜颈，是否为眼性斜颈？遮盖测试有助于回答这个问题。Dagi 表示："一些开颅手术的患者可能有异常头位，本质上不是眼性的。原因可能是多方面的，可能包括头部重量和形状不对称"（Linda R.Dagi，医学博士，私人交流，2016 年 3 月 21 日）。她的观点是，一些患者可能开始时有眼性斜颈，丧失融合，但仍保留头位。Nischal 指出，许多患者在颅底和第一颈椎之间有异常倾斜的结合。这会导致斜视得到纠正后仍会出现持续的非眼性头倾（Ken K. Nischal，医学博士，私人交流，2016 年 5 月 29 日）。

3. 眼眶异常的严重程度、不对称性和性质。

4. 从影像图中能观察到的眼外肌的外旋量。

5. 上斜肌肌腱松弛的程度。

6. 任何一条眼外肌发育不良的程度。

7. V 型斜视在向上注视还是向下注视时眼位更差？

8. 颅面手术中是否有植入物？

治疗原则包括以下几点：

1. 如果上斜肌完好无损，则将其折叠。可能会发现肌腱非常松弛，需要大量的折叠。

2. 眼外肌外旋可以通过重新定位眼外肌来治疗字母型斜视，但这样做会加重旋转。在不能融合的患者中可以这样做。

3. 手术计划必须考虑到肌肉未发育或发育不全。

4. 斜颈可以是非眼性的。

见第 21 章病例 21.10，这是这些原则的代表性病例。

早期老视引起的内斜视失代偿

基础知识

概述

Guyton 等观察到，曾成功治疗内斜视的患者，接近老视时，特别是在 30 ～ 50 岁时，内斜视的复发率增加[26]。许多内斜视患者调节幅度降低。这可能是发展成内斜视的最初原因。另外，从理论上讲，这可能是因为儿童时期戴了全矫远视眼镜，而且可能是双光镜。因为调节性集合是努力调节的结果，这些患者可能会付出比正常更多的调节努力，以便在视近时看得更清楚，但那时还没有老视。此外，根据我的经验，这些患者中的许多人都是由综合眼科医生或验光师进行随访，他们在这个年龄段经常不进行睫状肌麻痹验光，而且通常有更多远视，是他们的眼镜无法完全矫正的。

基础知识

处理

我会告诉这个年龄段所有以前有内斜视的患者，要仔细注意老视的早期症状，不要等到在阅读上有很大的困难时才使用双光镜（很多患者都有这种倾向）。至少在理论上，早期使用双光镜可以防止失代偿。此外，我总是既做显然验光又做睫状肌麻痹验光，并密切注意是否存在明显的潜在远视。如果潜在远视超过 0.50D，我将尽力让患者接受更多的远视矫正。

经验

有内斜视治疗史的成年人在出现老视的早期症状时，应进行双光镜治疗。任何明显的潜在远视都应予以识别并进行光学治疗；如果患者能够耐受，使患者接受下加镜片治疗。

重症肌无力

基础知识

概述

肌无力是一种自身免疫性疾病，导致神经肌肉接头处乙酰胆碱的传递和接收障碍。其可能会导致可变化的上睑下垂和（或）任一眼外肌的无力。一般而言，它具有全身性表现，但在眼部，可能仅在临床上影响眼外肌和上睑提肌。大多数全身型患者首先出现眼部症状。反过来，大多数仅出现眼部症状的患者会继续发展成全身性疾病，然而，如果仅是眼部症状持续 3 年，通常不会出现全身症状。对于患有肌无力的母亲，大约每 7 个孩子中就有 1 个会出现新生儿肌无力。这只是暂时性的，几周内就会痊愈。儿童和成人都可能出现更为慢性的肌无力。青少年型比成人型肌无力更有可能进入缓解期。

基础知识

诊断

重症肌无力的诊断通常基于变化的斜视病史，这种变化的斜视体现在类型、程度和频率方面，随着疲劳加重而改变。通常在斜视检查过程中会出现肌肉疲劳等变化。上睑下垂常出现，瞳孔不受累。上睑下垂随着上睑提肌的疲劳而加重。Cogan 眼睑抽搐的出现是一个有用的诊断信号。当眼从下方注视到原在位注视时，眼睑会过度抬高，然后稳定在适当的位置。约

5%～10% 的肌无力患者并发 Graves 病。上睑退缩是甲状腺眼病的标志。如果甲状腺眼病患者同时有上睑下垂，应怀疑肌无力。冰敷试验包括在眼睛上放置一个冰袋 2 min，然后对患者重新评估[27]。如果存在上睑下垂，且上睑下垂在测试终点时改善，这种眼睑的改善可能比眼球运动的改变对确定诊断更有价值。抗体检测更有助于诊断，但只有不到 50% 的肌无力患者的抗体检测呈阳性。我会开具乙酰胆碱受体抗体的检测。如果出现异常，则确定诊断。如果正常，仍然可能是肌无力。如果怀疑有肌无力，不能通过冰敷试验或免疫学试验诊断，则需要进一步的检查。多年来，依酚氯铵（滕喜龙）试验是下一步评估患者肌无力的标准。但越来越多的同行因为注射后出现罕见但严重的紧急情况而放弃了这个检查。他们会进行 Mestinon（口服溴吡斯的明）试验（Valeant Pharmaceuticals，Bridgewate NJ，USA）。最后，单纤维肌电图研究可用于诊断疑难病例。在许多病例中，仅凭临床依据即可做出诊断，包括苏醒时症状减轻，上睑下垂和可变化的斜视，以及 Cogan 征。Hoyt 报告，他发现肌无力患者的眼轮匝肌功能几乎总是很弱，因此他还会测试强制眼睑闭合的强度（Creig Hoyt，医学博士，私人交流，2016 年 12 月 6 日）

经验

如果见到一位甲状腺眼病患者并发上睑下垂，应该怀疑肌无力。

重点

抗体检测异常可以诊断肌无力。但是，如果抗体检测正常，也不能排除肌无力。

基础知识

治疗

肌无力由神经科医师或神经

眼科医师实施内科保守治疗。由于疾病的性质易变，手术通常是禁忌的。然而，有报道称，对于病情稳定至少 12 个月的患者，手术干预取得了满意的效果[28-29]。在极少数情况下，我曾为稳定的成人重症肌无力患者进行手术，并取得满意的效果。

上斜肌纤维颤搐

进阶知识

上斜肌纤维颤搐是一种罕见的后天眼部运动障碍，其特征为间歇性震颤伴垂直性和旋转性复视。它可以是特发性的，但在某些情况下是上斜肌获得性麻痹的后遗症。在一些患者中，压力、咖啡因或尼古丁可能会导致发作。颤搐通常在行裂隙灯观察时最明显，通常由上斜肌紧张或上斜肌松弛引起，例如，头部向右或向左倾，或在内转位时使眼内下转或内上转。患者通常会发现这些症状很轻微。在许多患者中，症状可以通过药物控制，最常使用的药物是卡马西平（Novartis，Hanover，NJ，USA）、普萘洛尔或外用 β 受体阻滞剂[30]。我治疗上斜肌纤维颤搐的经验有限，因为我接诊的大多数患者都是在治疗失败后转给我的。当内科治疗失败时，应考虑手术治疗。为了消除振动幻视（oscillopsia），必须完全消除上斜肌直接或间接向眼球或周围组织传递的力量。我建议对上斜肌进行较大量的鼻侧肌腱切除术，将肌腱切除的范围从其穿过上直肌鼻侧缘的位置到技术上尽可能靠近滑车的位置。这将会有效地消除振动幻视，但也会导致同侧上斜肌麻痹。因此，我同时做大量的同侧下斜肌切除术，切除下直肌颞侧的所有下斜肌肌纤维。在以这种方式治疗的连续 14 例患者中，我成功地消除了所有患者的振动幻视症状[30]。无一例术后发生医源性原在位上斜视，但 14 例患者中有 5 例（36%）存在手术眼下转落后和复视。在所有 5 例患者中，复视或者通过光学手段（棱镜或单目阅读眼镜）治疗成功，或者通过进一步减弱对侧下直肌获得成功。由于上述手术会导致医源性同侧上斜肌和下斜肌麻痹，一些患者最终出现非共同性斜视也就不足为奇。令人惊讶的是，大多数患者并没有出现。对于同侧下斜肌和上斜肌麻痹，人们预期在向同侧头倾时会有患眼上斜视，而在向对侧头倾时会有下斜视。有意思的是，这些患者中的许多人在手术后的所有注视位都是正位，包括头部向右和向左倾斜。我推测，这一观察结果可能可以通过补偿性和反补偿性旋转运动之间的复杂相互作用来解释，这些运动通常发生在被迫头部倾斜的情况下，但我的推测尚未得到证实[31]。我发现一个有趣的现象，根据我的患者的说法，振动幻视的减弱效果远远超过复视的影响，而那些下方注视时出现复视的人认为，为了摆脱振动幻视，这是一种合理的权衡。一位患者对我说："复视让我烦恼，但这种微光闪烁感能把我逼疯。"

我曾见过一些患者，他们曾因上斜肌纤维颤搐而接受过手术，但手术失败，当时上斜肌的减弱程度不够。使用硅胶带、chicken 缝线，或做肌腱延长术不会消除传递给眼球的颤搐的力量。同样，仅削弱上斜肌前部（旋转）纤维的手术并不能消除来自后部纤维的垂直振动幻视和复视。

重点

在治疗上斜肌纤维颤搐时，手术必须消除上斜肌向眼球传递的所有力量。需要做大量的肌腱切除术。

虽然手术取得了良好的效果，但我推荐的这种手术方式是不可逆的。此外，虽然我没有经历过任何不良并发症，但可能性是存在的。因此，只有在药物保守治疗失败后，在不得已的情况下才应进行手术。

重点

　　通过手术来治疗上斜肌纤维颤搐是不可逆的，而且从理论上讲，还存在一定程度的并发症风险。因此，只有在药物治疗失败后才能进行。

参考文献

1. Scott WE, Jackson OB. Double elevator palsy: the significance of inferior rectus restriction. Am Orthopt J. 1977;27:5–10.
2. Metz HS. Double elevator palsy. Arch Ophthalmol. 1979;97:901–3.
3. Jampel RS, Fells P. Monocular elevation paresis caused by a central nervous system lesion. Arch Ophthalmol. 1968;80:45–57.
4. Fells P, Jampel RS. Supranuclear factors in monocular elevation palsy. Trans Ophthalmol Soc UK. 1970;90:471–81.
5. Kushner BJ. Case report. Ocular muscle fibrosis following cataract extraction. Arch Ophthalmol. 1988;106:18–9.
6. Hunter DG, Lam GC, Guyton DL. Inferior oblique muscle injury from local anesthesia for cataract surgery. Ophthalmology. 1995;102:501–9.
7. Kushner BJ. Superior oblique tendon incarceration syndrome. Arch Ophthalmol. 2007;125:1070–6.
8. Kushner BJ. The inferior oblique muscle adherence syndrome. Arch Ophthalmol. 2007;125:1510–4.
9. Metz HS. Double elevator palsy. J Pediatr Ophthalmol Strabismus. 1981;18:31–5.
10. Knapp P. The surgical treatment of double-elevator palsy. Trans Am Ophthalmol Soc. 1969;67:304–23.
11. Struck MC, Larson JC. Surgery for supranuclear monocular elevation deficiency. Strabismus. 2015;23:176–81.
12. Ludwig IH, Brown MS. Strabismus due to flap tear of a rectus muscle. Trans Am Ophthalmol Soc. 2001;99:53–62; discussion-3.
13. Ludwig IH, Brown MS. Flap tear of rectus muscles: an underlying cause of strabismus after orbital trauma. Ophthal Plast Reconstr Surg. 2002;18:443–9. discussion 50.
14. Ludwig IH, Clark RA, Stager DR Sr. New strabismus surgical techniques. J AAPOS. 2013;17:79–88.
15. Kushner BJ. Paresis and restriction of the inferior rectus muscle after orbital floor fracture. Am J Ophthalmol. 1982;94:81–6.
16. Salama H, Farr AK, Guyton DL. Anesthetic myotoxicity as a cause of restrictive strabismus after scleral buckling surgery. Retina. 2000;20:478–82.
17. Zhang C, Phamonvaechavan P, Rajan A, Poon DY, Topcu-Yilmaz P, Guyton DL. Concentration-dependent bupivacaine myotoxicity in rabbit extraocular muscle. J AAPOS. 2010;14:323–7.
18. Capo H, Guyton DL. Ipsilateral hypertropia after cataract surgery. Ophthalmology. 1996;103:721–30.
19. Kushner BJ. Extraocular muscle contracture and over-action syndrome occurring after periocular anesthesia. J AAPOS. 2004;8:182–3.
20. Kushner BJ. Unexpected cyclotropia simulating disruption of fusion. Arch Ophthalmol. 1992;110:1415–8.
21. Jampolsky A. Surgical leashes and reverse leashes in strabismus management. In: Transactions of the New Orleans Academy of Opththalmology. St. Louis: Mosby; 1978. p. 244–68.
22. Underdahl JP, Demer JL, Goldberg RL, Rosenbaum AL. Orbital wall approach with preoperative orbital imaging for identification and retrieval of lost or transected extraocular muscles. J AAPOS. 2001;5:230–7.
23. Engle EC, Goumnerov BC, McKeown CA, Schatz M, Johns DR, Porter JD, Beggs AH. Oculomotor nerve and muscle abnormalities in congenital fibrosis of the extraocular muscles. Ann Neurol. 1997;41:314–25.
24. Lim KH, Engle EC, Demer JL. Abnormalities of the oculomotor nerve in congenital fibrosis of the extraocular muscles and congenital oculomotor palsy. Invest Ophthalmol Vis Sci. 2007;48:1601–6.
25. Weiss AH, Phillips JO. Hypertropia associated with superolateral translation of the superior rectus muscle pulley in unilateral coronal synostosis. Arch Ophthalmol. 2006;124:1128–34.
26. Wright WW, Gotzler KC, Guyton DL. Esotropia associated with early presbyopia caused by inappropriate muscle length adaptation. J AAPOS. 2005;9:563–6.
27. Ellis FD, Hoyt CS, Ellis FJ, Jeffery AR, Sondhi N. Extraocular muscle responses to orbital cooling (ice test) for ocular myasthenia gravis diagnosis. J AAPOS. 2000;4(5):271–81.
28. Acheson JF, Elston JS, Lee JP, Fells P. Extraocular muscle surgery in myasthenia gravis. Br J Ophthalmol. 1991;75:232–5.
29. Davidson JL, Rosenbaum AL, McCall LC. Strabismus surgery in patients with myasthenia. J Pediatr Ophthalmol Strabismus. 1993;30:292–5.
30. Agarwal S, Kushner BJ. Results of extraocular muscle surgery for superior oblique myokymia. J AAPOS. 2009;13:472–6.
31. Kushner BJ. Ocular torsion: rotations around the "WHY" axis. J AAPOS. 2004;8:1–12.

第 18 章　眼球震颤

自从数学家们介入相对论（并试图对其进行分类），我自己也理解不了了。

——阿尔伯特·爱因斯坦

基础知识

概述

眼球震颤被定义为眼球不自主地来回有节律的往复运动。眼球震颤可以是先天性的，由感觉缺陷或先天性运动异常引起。一项大型研究发现，91% 的先天性眼球震颤患者存在感觉上的原因，其中近一半的患者患有白化病[1]。眼球震颤也可由一系列的内科和神经性疾病引起。本章仅介绍斜视医生感兴趣的眼球震颤的类型。

基础知识

如何描述眼球震颤的特征

运动可以是摆动型的或冲动型的，也可以是垂直、水平或旋转的。如果是摆动型，两个相（右和左，或上和下）具有相同的速度。如果是冲动型，一个是快相（扫视速度），另一个是慢相。旋转性眼球震颤也是如此，可以有快相和慢相，也可以有等速度的两个相。眼球震颤这一运动可以是显性的，也可以是隐性的，后者在融合被破坏时出现，要么是由于单眼遮盖，要么是由于明显的斜视。慢相是异常的成分，它使中心凹脱离注视的对象，而快相是矫正的成分，将中心凹带回注视的对象。按照惯例，眼球震颤是由快相的方向来描述，例如有节律的向右跳动和向左跳动。当中心凹位于或非常接近所注视的对象时，视功能最佳，而中心凹时间被定义为眼球跳动速度小于 5°/s 的时间间隔[2]。因此，眼球从中心凹缓慢移动离开中心凹的波形比快速移动离开中心凹的波形有更长的中央凹停留时间。典型的特发性婴儿型眼球震颤的波形是冲动型眼球震颤，它通过随着速度增加的慢相来最大限度延长中心凹注视时间，例如，在中心凹附近开始变缓慢，然后增加。这是为什么这种情况与良好的视力相适应的原因之一。这与隐性眼球震颤的波形形成对比，其速度呈下降趋势（图 18.1）。在中心凹之后，它

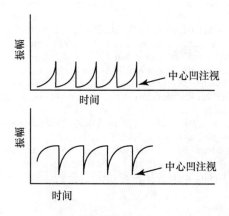

图 18.1 （a）冲动型眼球震颤慢相速度增加的轨迹图。达中心凹注视后速度最慢，这使得视力达到最佳。（b）冲动型性眼球震颤慢相速度下降的轨迹图。达到中心凹注视后速度最快，再次注视达到中心凹注视前速度最慢，导致视力低下

会迅速地将中心凹从注视的物体上移开，然后随着离物体越来越远而速度减慢。因此，它在矫正性扫视运动之前，它是是最慢的，视力是非常差的。这就是隐性眼球震颤遮盖后出现视力下降如此严重的原因。当这种典型的隐性眼球震颤出现在显性状态时，它被称为显隐性眼球震颤。这个术语是一个矛盾的说法。根据 Souza-Dias 的说法，它的使用是因为错误地引用了 Lang 最初使用的"显隐性眼球震颤"一词，这个词的描述更为恰当。我更喜欢从 Souza-Dias 那里听到的一个术语，显性眼球震颤隐性型（Carlos R. Souza-Dias，医学博士，私人交流，2017 年 4 月 17 日）。

婴儿型眼球震颤会有一个眼球震颤的幅度和速度会减小或消失的注视方向，这就是所谓的中间带。如果眼球震颤是冲动型的，它会在中间带的另一侧反转方向。如果注视点不在中间带的位置，注视慢相会将中心凹带向中间带位置，而快相则会远离中间带。

基础知识

临床病程

特发性婴儿型眼球震颤通常在 2 ～ 3 月龄时才会出现，因此更准确地称为婴儿型眼球震颤而非先天性眼球震颤。起初，可能会有广泛的水平方向的眼球运动，而很少存在有目的的水平方向的追随或扫视，孩子可能会被认为是盲人。然而，垂直追随和扫视运动是完整的，这可以用一个 OKN 视鼓来佐证。

重点

许多患有特发性婴儿型眼球震颤的婴儿在出生的头几个月被认为是失明的，因为在眼球震颤变得明显之前，没有水平追随和扫视运动。

经验

垂直视动性眼球震颤反应叠加在儿童开始表现为婴儿型眼球震颤的水平运动上，是一个重要的视力预后标志。

根据 Reinecke 的研究，在大约 6 ～ 8 个月大的时候，出现了最初的钟摆型眼球震颤，在 18 ～ 24 个月大时发展为具有中间带的冲动型眼球震颤[2]。大约在这时，代偿头位可能会发展到允许患儿使用中间带。特发性婴儿型眼球震颤患者也可出现摇头。这些头部摆动对眼球震颤没有补偿作用，例如，为稳定中心凹物像，其速度和方向不是相等的，而是相反的。头部摆动的目的还不完全清楚，也许毫无目的，只是病理征的一部分。

由于不明原因，特发性婴儿型眼球震颤儿童视力发育缓慢。Reinecke 指出，儿童在 6 岁时达到 20/200，到 8 岁时提高到 20/40 的情况并不少见[2]。我没有看到过 6 岁以后视力发生如此急剧的变化，但我确实同意这些患儿的视力发育是滞后的。

基础知识

检查

除了常规全面的眼科检查外，对于眼球震颤患者还有几个需要特别注意的项目。

1. 瞳孔。检查是否有对黑暗的矛盾性收缩。通常，当房间灯光突然变暗时，瞳孔会扩大。这种自相矛盾的反应包括在关灯时瞳孔开始收缩，然后缓慢扩张。我最初在一个先天性静止性夜盲家庭[3]中观察到这种异常，随后在色盲、视神经疾病和各种视网膜营养不良的患者中也发现了这种异常[4]。它的存在排除了特发性眼球震颤。有时很难对幼儿进行测试。当突然关掉房间的灯时，我在昏暗的环境下使用点光源，以提供最小的必要照明来观察瞳孔。必须确保患儿继续注视着远处。当房间灯关闭时，儿童有一种立即看灯的习惯，而近反射可能会导致瞳孔缩小。另外，可以使用昏暗的台灯或裂隙灯 / 变光灯，在顶灯关闭时提供背景照明。通常瞳孔迟缓反应表明有视网膜或视神经疾病。

 经验

眼球震颤患者在黑暗中出现瞳孔矛盾性收缩的现象，强烈提示有感觉缺陷。

2. 视力。单眼遮盖可能会引发隐性眼球震颤，严重影响视力。检查每只眼视力的理想方法是使用某种类型的立体图作为视标，当用偏振光眼镜观察时，它可使每只眼看到不同的字母。然而，这在大多数诊所并不容易实现。测试视力的另一个最好方法是用 +3.50D 到 +5D 的镜片对一眼进行雾视。Reinecke 指出，使用更大的正球镜进行雾视可能会引发与遮盖非常相似的隐性成分[2]。还需评估双眼一起看的视力，并分别与每只眼的视力进行比较。还应该检查双眼近视力，这通常比远视力要好。

3. 头位。存在异常头位通常是眼球震颤患者手术治疗的主要指征。头位往往是最大的视觉努力的结果，所以应该在患者阅读远处小视标时评估。理想情况下，应该在放松的环境中进行评估。我现在常常要求父母在他们的孩子看电视时拍摄视频，摄像机安装在屏幕的正上方。在评估头位时，应该分别注意三个部分：面向右或向左转，下颌上抬或内收，以及头向右或向左肩倾斜。头位的三个组成部分应该尽可能以度来量化。我喜欢使用角度测量仪或颈椎活动度测量仪[5]来量化头位扭转角。

 经验

让父母录下患儿看电视时的头位是很有用的。

 重点

头位的三个组成部分包括面转、下颌上抬或内收，以及头倾。

4. 评估眼球震颤的类型。确定其是垂直的、水平的，还是旋转的。如果在所有注视范围内保持水平震颤，可能是特发性婴儿型眼球震颤或视锥细胞营养不良。如果是冲动型，判断是向右跳动还是向左跳动，方向是否随着右眼或左眼注视而改变。如果是，可能是显隐性眼球震颤。一定要在几分钟内多次观察该模式，以确保不是周期性交替性眼球震颤。

5. 仔细检查感觉原因。最常见的一种是白化病。通过同轴照明裂隙灯透照观察虹膜，仔细检查视网膜或视神经疾病。如果怀疑视网膜有问题，需要进行视网膜电图检查。

6. 如果患者能够融合，检查融合范围，判断是否适合接受人工分开手术（见下文）。

 基础知识

儿童眼球震颤弱视的治疗

弱视常发生于眼球震颤的儿童，部分原因是他们往往有明显的屈光不正。弱视的治疗原则对伴有眼球震颤的儿童和没有眼球震颤的儿童基本相同，但有一点需要注意。遮盖可能诱发产生隐性的成分，进一步降低视力。如果发生这种情况，我们可能希望更多地依靠药物压抑而不是遮盖。

 基础知识

治疗头位的手术时机

Reinecke 观察到，在 24 个月大的儿童中，随着眼球震颤的发展，会发生显著的变化，我不仅观察到眼球震颤振幅的变化，还观察到 3 岁大时眼球震颤中间带方向和位置的变化。所以我倾向于推迟手术到 3 岁半或 4 岁。

基础知识

中间带移位的手术治疗

治疗面转、下颌上抬或内收，最常见的外科手术是基于 Kestenbaum 和 Anderson 的原理来使中间带移位[6-7]。用简化的术语来说，如果一位患者有右侧 35^Δ 的中间带，如果做斜视手术，将两只眼都向左移动 35^Δ，那么当患者向右侧注视时，中间带将位于正前方。Kestenbaum 手术通过每只眼眼外肌的后退 / 截除来完成，而 Anderson 手术仅通过肌肉后退来完成。在这两种情况下，我们都是在一眼做内斜视手术，而在另一眼做外斜视手术。人们很早就知道，要使眼位达到预期的位置，就得做比平常更大量的手术。最初，Parks 在 1973 年建议做他当时认为的最大安全量手术，即内直肌后退 5 mm，内直肌截除 6 mm，外直肌后退 7 mm，外直肌截除 8 mm（"5-6-7-8"法则）[8]。因为这导致了许多患者欠矫，其他权威机构对这个公式加大了手术量，可以任意在每条肌肉增加 1 mm 的手术量，或者根据面转的大小，在"5-6-7-8"公式中增加 20%、40% 或 60%的手术量。事实上，一个人需要在相反的方向上出现注视受限，这样才会有效。有趣的是，即使是在 Kestenbaum 手术几年后，如果在患者睡觉的时候抬起眼睑来观察他们的眼睛，你会发现他们的眼睛会明显地偏向手术转向的方向。表 18.1 和表 18.2 是我的首选量表，分别用来矫正面转和下颌上抬或内收的头位。注意，对于下颌内收的头位，我推荐下斜肌前转位，而不是像 Roberts 等所描述的截除下直肌。

重点

为了矫正大角度的头位，需要对垂直直肌进行大量后退截除手术，经常会产生 A 型斜视或 V 型斜视。较大量的下直肌后退和上直肌截除会导致产生 A 型斜视，相反，较大量的上直肌后退可能会导致产生 V 型斜视，截除下直肌比下斜肌前转位更有可能导致 V 型斜视。如果患者没有融合功能，这些不良影响可以通过将肌肉水平移位到适当的方位来使影响最小化。然而，在能够融合的患者中，这将对旋转产生不利影响，可能会导致症状的出现。

表 18.1　水平代偿头位眼球震颤的手术建议

肌肉	≤ 20° 的面转	21°～40° 的面转	> 40° 的面转
	增加 20% 手术量[a]（mm）	增加 40% 手术量[a]（mm）	增加 60% 手术量[a]（mm）
面向右转（将眼向右移位）			
右眼内直肌后退	6.0	7.0	8.0
右眼外直肌截除	9.5	11.25	12.5
左眼内直肌截除	7.25	8.5	9.5
左眼外直肌后退	8.5	9.75	11.25
面向左转（将眼向左移位）			
左眼内直肌后退	6.0	7.0	8.0
左眼外直肌截除	9.5	11.25	12.5
右眼内直肌截除	7.25	8.5	9.5
右眼外直肌后退	8.5	9.75	11.25

[a] 加量手术是在 Parks "5-6-7-8"法则基础上进行的

表 18.2　垂直代偿头位眼球震颤手术建议

	≤ 30° 的下颌头位（mm）	> 30° 的下颌头位（mm）
下颌上抬（将眼向上移位）		
双眼下直肌后退	5	8
双眼上直肌截除	5	8
下颌内收（将眼向下移位）		
双眼上直肌后退	5	8
双眼下斜肌转位	下直肌止点水平	下直肌止点水平

问题

我用加量了 40% 的 Kestenbaum 术式给一个女孩做了手术，她有继发于眼球震颤的面向左转的代偿头位。她的中间带在右侧。手术后，患者出现了相反的面转，现在中间带在左侧。手术是否暴露了第二个中间带？我现在在该怎么办？

解答

大多数发生这种情况的患者有周期性交替性眼球震颤，这在手术前并没有被发现。然而，我确实在我仔细研究过术前录像的患者中看到过这种情况，他们没有周期性交替性眼球震颤。我猜他们在相反的视线有两个"中间带"，其中一个离得太远，患者从未使用过。手术暴露了这个问题。我会通过后退之前截除的肌肉来治疗，将所有的肌肉转化为后退状态。因此，我用这种方法治疗的几个患者都获得了良好的结果，显著减轻了代偿头位。

进阶知识

头倾的手术治疗

在某些方面，纠正头倾的原则与面转、下颌上抬或内收的原则相似，但在某些方面

又有很大的不同。相似之处在于，在所有情况下，眼都是朝着头位的方向移动的。因此，对于面向右转，通过手术将眼移向右侧，对于下颌上抬，通过手术将眼移向上方，对于头向右倾斜，通过将右眼向外旋转、左眼向内旋转的方向矫正旋转。然而，根本的原则是完全不同的。在面向右转的情况下，眼球会移动，使中心凹现在指向注视对象的右侧，随后必须有向左侧注视的神经冲动才能将中心凹指向观察对象。在矫正头倾的手术中，旋转是围绕中心凹进行的，因此注视的对象永远不会离开中心凹。一定发生了非常不同的事情。假设一个患者左眼注视，头向右倾 30°。患者喜欢将注视的垂直子午线定位于大约 1 点钟至 7 点钟视网膜。内旋眼手术将把 1 点钟的视网膜定位在 12 点钟的位置，把 7 点钟的视网膜定位在 6 点钟的位置。然后，如果患者将垂直线定位在原 1 点钟至 7 点钟视网膜之间的子午线上，则头位就会变直（图 18.2）。

有一件事可能会让旋转眼球震颤手术变得棘手，那就是许多旋转眼球的手术也会造成垂直偏斜。如果你想要出现右眼外旋，左眼内旋，如果没有仔细考虑这一点的话，你可以考虑减弱右眼上斜肌，折叠左眼上斜肌。虽然这将出现所需的旋转效果，但它将导致右上斜视和（或）左眼下斜视，从而导致较大的垂直偏斜。必须选择对眼球产生旋转而不出现重大垂直斜视的手术方法。根据需要的矫正量和需要矫正面转和下颌位置的其他眼外肌，对于那些你不想有任何垂直位移的患者，可以考虑以下选项：

1. 使眼球内旋的手术：

（a）Harada-Ito 手术

（b）上直肌颞侧移位 7 mm 和 / 或下直肌鼻侧移位 7 mm

（c）上直肌鼻侧 3/4 到 7/8 肌肉离断和（或）下直肌颞侧 3/4 到 7/8 肌肉离断

（d）下斜肌前 7/8 离断（图 13.8）

2. 使眼球外旋的手术：

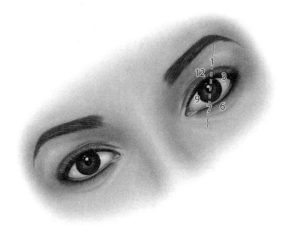

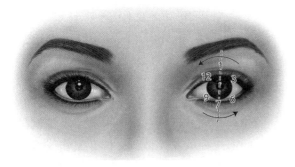

图 18.2 （a）患者头向右侧倾斜，左眼注视的垂直子午线定位于 1 点钟至 7 点钟方向的视网膜。（b）在将注视眼左眼变为内旋的手术后，以前 1 点钟至 7 点钟的视网膜子午线现在变成垂直方向。如果患者"喜欢"在这两条子午线之间定位垂直线，那么头位就会是直的

（a）上斜肌前 7/8 肌腱切除术

（b）上直肌鼻侧移位 7 mm 和（或）下直肌颞侧移位 7 mm

（c）上直肌颞侧 3/4 到 7/8 肌肉离断和（或）下直肌鼻侧 3/4 到 7/8 肌肉离断

 重点

重要的是要明白，只有在注视眼做手术才能解决头位的问题。然后，应该在非注视眼进行手术，与注视眼的手术相匹配，并（或）调整可能出现的任何斜视。

 进阶知识

多方位头位并存的处理

中间带的存在导致同时存在面转、下颌上抬或内收合并头倾的患者并不少见。这些患者的手术设计可能很困难，因为由于担心眼前节缺血，一次手术的肌肉数量可能会受到限制。以下是一些原则：

1. 确定哪个成分是最明显的，并制订治疗计划。最常见的是面转，但也不总是这样。

2. 考虑能否通过肌肉移位来矫正第二个最重要的部分。例如，如果最明显的成分是面转，而你计划做水平的 Kestenbaum，那么通过水平直肌垂直移位来治疗下颌上抬或内收。

3. 只考虑做 Anderson 后退方法，这样就可以省去用 Kestenbaum 进行截除肌肉的手术。

4. 如果头倾程度最轻，最初可能会忽略。我发现如果面转和下颌上抬或内收得到纠正，头倾有时会减小。

5. 在可能的情况下，使用斜肌矫正头倾，避免使用直肌。

问题

我有一位 6 岁的患者，患有右眼视神经发育不良，右眼视力为 20/200。左眼正常，视力 20/30，但有眼球震颤。患者有面向左转 30°，头向右肩倾斜 30° 的代偿头位，右眼有约 20$^{\Delta}$ 可变的内斜视。我该怎么处理？

 解答

以我的建议，这位患者可接受左眼内直肌后退 7 mm 和左眼外直肌截除 9 mm，以解决面转。与此同时，左眼内直肌上移 1 个肌腱宽度，而左眼外直肌下移 3/4

肌腱宽度，从而产生内旋矫正头倾；外直肌移位比内直肌少是因为截除的肌肉力量会更强（在解决旋转中会发挥更大作用）。此外，还可进行左眼 Harada-Ito 手术和左眼下斜肌前 7/8 离断手术。手术后，所有的头位都得到矫正。

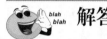

问题

我有一位特发性婴儿型眼球震颤患者，她用左眼于内转位注视，并且有 30° 的面向左转头位。患者同时合并 30$^\Delta$ 的右眼内斜视。我计划在患者的左眼做 40% 加量的 Kestenbaum 手术。对于右眼，我应该怎么做？

解答

在这种情况下，左眼为改善面转所做的手术量将远远超过矫正 30$^\Delta$ 内斜视所需的手术量。可以预计，仅此一项手术就会使右眼有一定程度的外斜。我会计划为右眼的外斜视做一个中等大小的后退和截除。在这种情况下，很难准确预测具体的手术量。你可以做出最佳预测，并计划在无法正确估计的情况下做加量手术。或者将其计划为分步手术，你也不会为此而被指责。我通常选择前一种方法，这样做有相当大的概率通过一次手术完成，而使用另一种方法，则需要两次手术。你可能会遇到许多与此类似的情况：

1. 需要在注视眼进行内斜视矫正手术，而另一眼已经是外斜。外斜视的矫正需要更大的手术量。

2. 需要在注视眼做外斜视手术（罕见的情况下，患者以外转位注视），而另一眼内斜。内斜视需要更大的手术量来矫正。

3. 矫正既往正位患者 Kestenbaum 手术后非注视眼出现的医源性外斜视。这只非注视眼作为 Kestenbaum 手术的一部分接受了外斜视手术，不足以匹配对侧眼获得正位。需要进一步后退外直肌和（或）截除内直肌。

4. 矫正既往正位患者 Kestenbaum 手术后非注视眼出现的医源性内斜视。作为 Kestenbaum 手术的一部分，这只非注视性眼接受了内斜视手术，手术量过大，而无法与另一眼相匹配，需要部分复位先前后退的外直肌和（或）截除的内直肌。

重点

当编写《双眼视觉与斜视季刊》（*Binocular Vision & Strabismus Quarterly*）的病例部分时，我遇到了上述每种情况的病例，每一种情况都由大约 5 位专家进行讨论。令我震惊的是，这些专家的建议是如此不同。我记得有一个病例与上面的第三种情况类似，一位专家建议将之前后退的肌肉再后退 1 ~ 1.5 mm，而另一位专家建议再后退 5 mm。最重要的是，在这些情况下没有可靠的公式可以参考，经验是无价的。当有疑问时，计划分两步来做。

进阶知识

四条肌肉后退至赤道后

这个手术是由 Bietti 在 1957 年提出的[10]。包括将所有四条水平直肌都后退至赤道后，推测是为了减弱肌肉的力量。我在这项手术中取得的成功有限且好坏参半。如果一直有代偿头位，我不会使用，但会在一些与白化病或特发性婴儿型眼球震颤的患者中使用。我通常将内直肌和外直肌分别从其肌肉止点后退 10 mm 和 12 mm。在我的一些患者中，这似乎降低了眼球震颤的幅度，还有一些患者尽管 Snellen 视力没有客观上的改善，但感到"视觉质量"有所改善。我意识到这是主观的，无法量化。我发现这个手术对因周期性交替性眼球震颤而交替转头的患者很有用。令人惊讶的是，在这一手术之后，运动功能只有轻微的减弱。

进阶知识

人工分开手术

这种手术仅限于融合范围良好的患者。它由 Cüppers 在 1971 年提出[11, 12]。其基本原理是，由于眼球震颤出现集合抑制，具有融合功能的患者双侧内直肌后退将产生外斜视。如果患者有良好的融合范围，他们将用融合性集合克服外斜视，并抑制眼球震颤。在这一技术发表的大量系列文章中，Spielmann 提倡双眼内直肌的后退都达到 12 mm[12]。我用这个手术在少数患者取得了成功，但我通常会将肌肉后退限制在 5 ～ 7 mm。术前使用底向外的三棱镜可以很好地确定谁对手术的反应良好，在某些情况下，作为手术的替代方案，三棱镜的使用可能是长期有效的选择。这将在本章后面更详细地描述。

进阶知识

后固定

许多作者在做 Kestenbaum-Anderson 手术时，在后退中加入了后固定缝线。我认为这不合逻辑。后固定缝线在侧方注视约 30° 进入肌肉作用区域时才能有效降低其功能。不要期望对原在位的眼位产生影响。

进阶知识

切断再缝合

基于对有眼球震颤的犬的初步研究，Dell'Osso 和 Hertle 建议在水平直肌肌肉止点进行简单的断腱和再缝合，作为一种抑制眼球震颤[13]的方法。这一手术的有效性存在争议。

作用机制尚不清楚，我本人也没有这方面的经验。人们认为，此方法可能会中断来自肌腱前栅栏末端的本体感觉反馈回路，后者反过来又会抑制眼球震颤。目前还不清楚，为什么这比四条肌肉后退到赤道后更有效，我发现后者的收效有限。此外，如果目的是阻断本体感觉反馈回路，那么截除肌腱前部 3 ～ 5 mm 组织更有意义，这样消除了栅栏末端，然后后退量刚好等于截除量，从而不改变肌肉本身的肌小节长度。

进阶知识

显隐性眼球震颤

如前所述，当隐性眼球震颤的波形呈显性时，视力会严重下降，明显斜视的出现会使原本的隐性眼球震颤患者出现眼球震颤。认识到这一点至关重要，因为对这样的患者，矫正斜视可以在减少眼球震颤（它将成为隐性的）和提高视力方面产生显著的效果[14]。最重要的诊断标志是，当任一眼被遮盖时，眼球震颤会改变方向（从右到左跳动，反之亦然）。参见第 21 章病例 21.22，这是这些原则的代表性病例。

经验

对显隐性眼球震颤患者进行斜视矫正，可使眼球震颤转为隐性眼球震颤，从而提高视力。

进阶知识

眼球震颤代偿综合征

这种情况（最初称为眼球震颤阻滞综合征）的特征是一个可变的大角度婴儿内斜视，其中集合是用来抑制眼球震颤[11]。外转缺陷伴有明显的眼球震颤，在企图外转时眼球震颤增加。当非注视眼通过集合到内转位抑制眼球震颤时，侧方注视内斜视更大。在我的经验中，这经常被过度诊断，这个标签被用于所有有眼球震颤伴婴儿型内斜视或有 Ciancia 综合征的婴儿。我认为眼球震颤代偿综合征是一种相对罕见的情况，但无论如何，都是一种真实的情况。起初，Cüppers 推荐的是内直肌后退联合后固定[11]，然而，大多数专家认为，只要内直肌后退量较大，矫正效果就很好。我同意这一点。

进阶知识

眼球震颤伴单眼盲

有一种综合征，患儿出生时一只眼黑矇，或者出现单侧失明或进行了眼球摘除，有视力的眼有显隐性眼球震颤，用内转眼注视，面转向有视力的眼[15]。在有视力的眼进行 kestenbaum 手术是治疗代偿头位的有效方法。

进阶知识

周期性交替性眼球震颤

其特征是共轭的水平冲动型眼球震颤，表现为中间带的改变和眼球震颤的方向性具有一定的周期，通常是几分钟。患者可注意到交替面转。虽然最常见的是继发于各种神经系统疾病，但在婴儿和白化病患者中患病率很高。我发现手术将四条肌肉后退至赤道后是治疗交替面转最有效的方法。

基础知识

用三棱镜治疗眼球震颤

"共轭棱镜"是指在每只眼前以底部朝向相同的方向放置的棱镜，例如，双眼基底向左的棱镜或者双眼基底向右的棱镜。在理论上，棱镜可以模拟 Kestenbaum-Anderson 手术的效果。我发现在长期治疗眼球震颤患者时，共轭棱镜的用处不大。如果你认为 1° 是 2^Δ，那么 30^Δ 棱镜只会使物像偏移 15° 左右。30^Δ 的棱镜相当大——太大而不能用玻璃制作，一个如此大的 Fresnel 棱镜会产生非常模糊的视觉体验。然而，15° 转头是需要治疗的最小头位。另一方面，三棱镜可以用来预测谁将从人工分开的手术中受益。我从 Kowal 那里学到的一种方法是在每个眼镜镜片中加 $6^\Delta \sim 7^\Delta$ 底向外的三棱镜（磨在镜片中），再加上 1D 过矫负镜片（Lionel Kowal，MD，私人交流，2016 年 11 月 20 日）。在给定正常的调节性集合 / 调节（AC/A）的情况下，增加 1D 的负镜片会增加额外的 $4^\Delta \sim 5^\Delta$ 的调节性集合，导致总共产生 $16^\Delta \sim 19^\Delta$ 的集合。

通过让其中一部分来自调节性集合，融合性集合系统就不会有那么大的压力。如果患者可以舒适地戴上眼镜，如果代偿头位得以纠正，患者应该能从人工分开的手术获得良好效果。有意思的是，Kowloon 报告，一些患者长期戴着这些眼镜可以替代手术。我没有长期使用的经验。

参考文献

1. Weiss AH, Biersdorf WR. Visual sensory disorders in congenital nystagmus. Ophthalmology. 1989;96:517–23.
2. Reinecke RD. Costenbader lecture. Idiopathic infantile nystagmus: diagnosis and treatment. J AAPOS. 1997;1:67–82.
3. Barricks ME, Flynn JT, Kushner BJ. Paradoxical pupillary responses in congenital stationary night blindness. Arch Ophthalmol. 1977;95:1800–4.
4. Frank JW, Kushner BJ, France TD. Paradoxic pupillary phenomena. A review of patients with pupillary constriction to darkness. Arch Ophthalmol. 1988;106:1564–6.
5. Kushner B. The usefulness of the cervical range of motion device in the ocular motility examination. Arch Ophthalmol. 2000;118:946–50.
6. Kestebaum A. Une nouvelle opération du nystagmus. Bull Soc Ophtalmol Fr. 1953;6:599–602. [*article in French*].
7. Anderson JR. Causes and treatment of congenital eccentric nystagmus. Br J Ophthalmol. 1953;37:267–81.

8. Mitchell PR, Wheeler MB, Parks MM. Kestenbaum surgical procedure for torticollis secondary to congenital nystagmus. J Pediatr Ophthalmol Strabismus. 1987;24:87–93.

9. Roberts EL, Saunders RA, Wilson ME. Surgery for vertical head position in null point nystagmus. J Pediatr Ophthalmol Strabismus. 1996;33:219–24.

10. Bietti GB. Notes on opthalmological surgical technics. Boll Ocul. 1956;35:642–56. [*article in Italian*].

11. Cüppers C, Adelstein F. Probleme der operativen. Therapie des okülaren Nystagmus. Klin Monatsbl Augenheilkd 1971;159:145–57. [*article in German*].

12. Spielmann A. Clinical rationale for manifest congenital nystagmus surgery. J AAPOS. 2000;4:67–74.

13. Dell'Osso LF, Hertle RW, Williams RW, Jacobs JB. A new surgery for congenital nystagmus: effects of tenotomy on an achiasmatic canine and the role of extraocular proprioception. J AAPOS. 1999;3:166–82.

14. Zubcov AA, Reinecke RD, Gottlob I, Manley DR, Calhoun JH. Treatment of manifest latent nystagmus. Am J Ophthalmol. 1990;110:160–7.

15. Kushner BJ. Infantile uniocular blindness with bilateral nystagmus. A syndrome. Arch Ophthalmol. 1995;113:1298–300.

第 19 章　麻痹性斜视：第三和第六脑神经麻痹

本章讨论第三和第六脑神经麻痹的手术治疗，第 8 章 "垂直斜视" 对第四脑神经麻痹的治疗已进行了探讨。

基础知识

一般原则

在处理眼球运动受限时，区分问题是由于限制引起的、还是麻痹引起的，还是两者兼而有之，这一点至关重要。因此，不仅牵拉试验是必要的，而且我们还必须评估有问题的肌肉的力量。在合作的成年患者，主动收缩试验是最实用的方法。对于较年幼或不合作的患者，可以通过目测患者注视视标时快速扫视的速度，或通过观察视动性眼震的扫视相来获得许多关于直肌力量的相关信息。这对上斜肌麻痹无效，因为完整的垂直直肌足以产生扫视运动[1]。定量扫视速度测试可能是最准确的评估直肌收缩力的测试。然而，我认识到，大多数临床医生并不能随时获得那个测试结果。我觉得在大多数情况下，不需要扫视速度测试就可以做出很好的判断。

重点

牵拉试验阳性不排除麻痹因素共存。牵拉试验阳性可能是由于拮抗肌麻痹而致使缩短的肌肉发生继发性挛缩。

以下是治疗麻痹性斜视的一般原则：

1. 如果被动牵拉试验有任何限制，则必须予以解除。

2. 如果有向任何方向眼球运动 -4（不过中线），且牵拉试验基本正常，则其运动限制是由于麻痹所致。需要做肌肉移位手术。

3. 如果眼球运动受限是由限制因素和麻痹因素共同引起的，则表明需要将限制的肌肉后退并截除麻痹的肌肉，或限制的肌肉后退合并麻痹肌的拮抗肌的后退。

4. 完全没有功能的肌肉不能通过截除来 "加强"，但麻痹的肌肉可以通过截除来有效地加强。

Rosenbaum 和 Santiago 制定了一个流程，用于确定眼球运动有限制的患者的手术方式[2]。图 19.1 是我对该流程的修改，其不太依赖定量扫视速度检查，并加入了将轻到中度麻痹肌的拮抗肌的后退的选项。

基础知识

手术干预的时机

当麻痹性斜视是后天获得性的，应等待至少 6 个月后再进行手术干预，以获得可能的自愈或改善，而需要更小的的手术量。如果 6 个月后仍无改善，则痊愈的可能性很小，适合手术治疗。然而，如果在 6 个月后问题仍然在改善，我们应该等到发

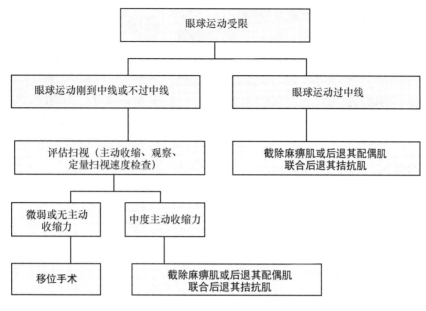

图 19.1　眼球运动受限的治疗流程

病后大约 12 个月左右，或者直到没有进一步的改善。对于急性第六脑神经麻痹，使用肉毒杆菌毒素（botulinum toxin，BTX）对同侧内直肌进行化学去神经治疗可以防止其继发性挛缩，在等待缓解的过程中，获得一定程度的双眼单视。然而，这并不能改善（也不妨碍）问题解决的可能性[3]。在这种情况下使用肉毒杆菌毒素的任何益处都与可能的早期视功能恢复有关。

> 如果获得性麻痹性斜视已经改善，但在 6 个月后仍未完全缓解，仍有会有进一步的缓解的可能

第六脑神经麻痹

 基础知识

不全麻痹与全麻痹

因为治疗方法不同，最重要的是区分部分第六脑神经无力（不全麻痹）和完全性无力（全麻痹）。当然，如果外转能过中线以上，需要处理的就是不全麻痹。反之亦然。麻痹伴有继发性的内直肌挛缩，

外转也不能过中线。需要依靠前面提到的检查（被动牵拉试验、主动收缩试验、评估扫视）来做出区分。

 重点

需要区分不全麻痹和全麻痹。单靠牵拉试验不足以区分。

 基础知识

第六脑神经麻痹的手术治疗

如果我们可以确定是不全麻痹，那么肌肉后退 / 截除手术会带来最好的结果。我发现可调整缝线的使用对合作的患者很有帮助。如果原在位斜视度太大，以至于受累眼肌肉后退 / 截除手术不够充分矫正，那么可以增加对侧眼内直肌的后退。

 基础知识

第六脑神经麻痹的手术治疗

第六脑神经麻痹的治疗应根据同侧内直肌是否有挛缩到需要松解（后退）的程度进行分步评估。在许多情况下，如果只有轻微的内直肌挛缩和非常轻微的牵

拉试验阳性，移位手术就足以解决这种限制。但如果限制更为严重，就需要减弱内直肌。一旦决定，建议采用特定类型的移位手术，既平衡原在位斜视的大小，又兼顾眼前节缺血的风险（例如，之前已经对其他肌肉进行过手术）。

外直肌麻痹不伴有直肌挛缩

这需要一种不需要同侧内直肌减弱的移位手术。以下是我根据移位效果递减列出的手术方式：

1. 上直肌和下直肌全肌腱移位至外直肌处联合侧方后固定缝线，同侧内直肌注射肉毒杆菌毒素：垂直直肌沿 Tillaux 螺旋移位。该术式力量非常强，但很少需要。

2. 上直肌和下直肌全肌腱移位至外直肌处联合侧方后固定缝线[4]：垂直直肌沿 Tillaux 螺旋移位（图 10.17）。这与上面第一个术式相同，但没有在内直肌注射肉毒杆菌毒素。

3. 上直肌和下直肌全肌腱移位至外直肌，不使用侧方后固定缝线，联合同侧内直肌注射肉毒杆菌毒素[5]：垂直直肌移位方向与外直肌平行（图 10.17）。

4. 上直肌和下直肌全肌腱移位至外直肌，不使用侧方后固定缝线，不使用肉毒杆菌毒素注射同侧内直肌：垂直直肌移位方向与外直肌平行。这与上面第三个术式相同，但没有在内直肌注射肉毒杆菌毒素。

5. 仅将上直肌全肌腱移位至外直肌，侧方使用后固定缝线，联合同侧内直肌后退[6]：上直肌沿 Tillaux 螺旋方向移位。

6. 仅将上直肌全肌腱移位至外直肌，侧方使用后固定缝线：上直肌沿 Tillaux 螺旋方向移位。这与上面第五个术式相同，只是同侧内直肌不后退（图 10.17）。

重点

如图 10.17a 所示，对移位肌肉进行定位，使新的肌肉止点与外直肌平行，这比它们定位在 Tillaux 螺旋上（如图 10.17b 所示）产生的外转向量更为强大。但是，增加侧方后固定缝线就需要沿 Tillaux 螺旋定位，这比平行于外直肌的方向产生的力量更强大。

问题

我计划做其中一种垂直直肌移位联合同侧内直肌注射肉毒杆菌毒素的术式。那么注射应该是在手术前、手术中，还是手术后？

解答

就像我们处理的许多事情一样，这需要权衡。在做垂直直肌移位时，在直视下注射肉毒杆菌毒素当然更容易，也不需要太多专业技巧。然而，负面因素也很显著。如果患者在手术后立即出现不必要的明显上斜视，那么我们无法判断这是由肌肉移位造成的还是肉毒杆菌毒素注射药物溢出所致。如果是前者，我们肯定希望立即重新定位肌肉。如果是后者，则需要等到肉毒杆菌毒素作用消退。如果在手术前几天到 1 周内注射，并且确实引起了垂直斜视，就会陷入是否推迟手术的两难境地。我们并不想在医源性垂直斜视基础上进行手术，因为无法判断移位术后是否继发垂直问题。我发现术前注射比术后立即注射更舒适，眼睛不痛。术后几天到 1 周注射可能对运动功能最好，但对患者的舒适性最不理想。对于合作的患者，我会在手术后注射。对于儿童或不合作的患者，我可能会在手术中注射，或者选择一种不需要肉毒杆菌毒素的手术方案。

其他一些值得提及的移位手术包括：

1. 将上直肌和下直肌的颞侧半部分移位到外直肌，伴或不伴侧方使用后固定缝线，伴或不伴同侧内直肌后退：移位一半的垂直直肌几乎与移位整条肌肉一样有力，但略有逊色。多年来，当我担心眼前节缺血时，我一直使用这种方法，要么是因为内直肌需要后退，要么是因为内直肌早些时候已经后退过。我现在选择仅上直肌全肌腱移位。

2. Jenson 手术[7]：我认为 Jenson 手术有更好的替代方法，它已经不在我推荐的手术清单上了。这更多地源于我不得不通过再次手术来尝试修正或消除 Jenson 手术的经历，而不是产生了糟糕的后果。Jenson 手术的理念即肌肉不会被切断，因此眼前节循环将被保留。由于肌肉处于相当紧张的状态，我怀疑移位的半部分肌肉是否能维持血液循环。曾有一例 Jenson 手术后发生眼前节缺血的病例报告[8]。传统上，半侧肌肉只是近似于通过套环缝线固定结扎外直肌于颞侧上半和下半部分，而不是固定在巩膜上。再次手术时，我发现松弛的外直肌的移位部分已经伸展，使得上直肌和下直肌的两部分恢复到它们原来未移位的方向。这可以通过应用后固定缝线固定在颞上和颞下象限的巩膜上来预防。在另一些情况下，我发现移位的一半上直肌、下直肌和外直肌萎缩成紧密的纤维带，整个肌肉都附着在巩膜上，无法再修复或重新移位。

3. 可调节的移位：Carlson 和 Jampolsky 描述了一种可调节的半肌腱移位术[9]，Laby 和 Rosenbaum 描述了可调节的全肌腱移位术[10]。我对这两种手术都没有经验，因为我对前文描述的移位手术效果很满意，我觉得没有必要替换。不过，据我认识并尊重的同行说，这些术式是有效的。

问题

我想咨询一位 67 岁的由外伤所致的右眼完全性第六脑神经麻痹患者的治疗建议。患者已经在右眼内直肌注射了两次肉毒杆菌毒素，但没有持久的效果。原在位为 25△ 内斜视，外转功能为−4。患者现在外伤后 10 个月。您首选的手术方法是上直肌和外直肌全肌腱移位加侧方后固定缝线，还是半肌腱移位（伴或不伴后固定缝线）联合同侧内直肌后退？

解答

这个病例并不简单。一般情况下，如果第六脑神经完全麻痹，外转功能−4，那么原在位内斜视会大于 25△。在这位患者中，需要确保这不是一个外直肌中度恢复和内直肌挛缩阻碍外转的病例。需进行主动收缩试验或以某种方式评估外直肌扫视运动。如果外直肌有一些功能，但内直肌限制，则内直肌后退/外直肌截除可能会取得良好的效果。或者可以做垂直直肌的一半肌腱移位联合同侧内直肌后退。考虑到原在位斜视度小，我不会在移位的一半肌肉上使用后固定缝线来做进一步加强。但如果外直肌已经完全麻痹，我会做垂直直肌的全肌腱移位和侧方后固定缝线来加强效果，但不会做内直肌后退。

第三脑神经麻痹

基础知识

概述

第三脑神经支配六条眼外肌中的四条，以及上睑提肌和瞳孔括约肌。因此，它所支配的任何一条或几条肌肉都可能出现单独的麻痹（完全或部分），或者这种麻痹可能会影响它所支配的所有肌肉。此外，获得性第三脑神经麻痹通常会随着任一肌肉的异常神经支配而恢复，包括上睑提肌。本章开始列出的治疗肌肉麻痹的一般原则适用于此。

基础知识

单独的上直肌麻痹

这在第 17 章中关于单眼上转缺陷的部分有所涉及。单独的上直肌麻痹可能是第三脑神经部分麻痹最常见的表现。

基础知识

单独的下直肌麻痹

如果下直肌完全麻痹，反向 Knapp 手术[11] 是最有效的选择。如果存在部分麻痹，治疗包括同侧上直肌后退和下直肌截除，也可能包括对侧下直肌后退，所有这些都取决于斜视度的大小和麻痹的程度。

基础知识

单独的内直肌麻痹

如果内直肌全麻痹，则应进行某种形式的上直肌和下直肌鼻侧移位。不同移位方案的相对有效性，例如全肌腱、半肌腱和与内直肌平行或沿 Tillaux 螺旋移位，与我描述的针对外转缺陷的颞侧移位遵循相同的规律。

进阶知识

第三脑神经下支麻痹

第三脑神经下支支配下斜肌、内直肌、下直肌和瞳孔括约肌。这一神经分支单独的不全麻痹或全麻痹相对少见，已报道的病因包括局部眼眶疾病、外伤、病毒感染、痛性眼外肌麻痹、动脉瘤、血管炎、脱髓鞘疾病和其他不明原因[12]。临床表现包括受累眼的外斜视和上斜视，内转时上转受限，以及瞳孔括约肌麻痹。我用 Knapp 首次报道的一种术式[12] 成功治疗了这种病例。包括将同侧上直肌移位到内直肌，将同侧外直肌移位到下直肌，并做同侧上斜肌断腱术（图 19.2）。

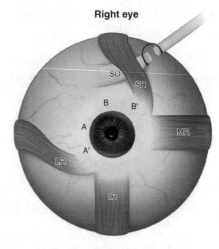

图 19.2 处理第三脑神经下支麻痹的手术方式。上直肌（SR）移位到内直肌（MR），外直肌（LR）移位到下直肌（IR），上斜肌（SO）断腱。外直肌（A）和上直肌（B）到角膜缘的原始附着点保持不变，上斜肌断腱使用 chicken 缝线

基础知识

完全第三脑神经麻痹（肌肉仅限部分程度无力）

如果发现受累肌肉有一些主动收缩功能，做肌肉后退/截除手术会获得很好的效果，也许增加对侧眼正常外直肌的后退可以达到受累眼内转时即使功能不足，也能运动协调的效果。

基础知识

完全第三脑神经麻痹（肌肉无力更严重或更完全）

因为残余的功能很少，这是一种很难治疗的情况——只有外直肌和上斜肌还有功能。正如 Scott[13] 所描述的那样，我的一线治疗方法是在麻痹眼行大量外直肌后退和内直肌截除，并结合上斜肌的鼻侧前转位[13]。这包括在上斜肌肌腱与上直肌鼻侧缘的交界处横断上斜肌肌腱，切除几毫米，并将上斜肌缝合到上直肌附着点鼻侧前 2 mm。然后进行牵拉试验，期望的目标是对外转有轻度限制作用。如果这一手术不成功，作为一种

可能的选择，可以使用鼻侧骨膜瓣将眼固定在原在位，如第 10 章所述[14]。

进阶知识

异常神经支配

可有多种形式，并有不同的表现。在某些情况下，可以使其为我们所用。我接诊过一位女性患者，患有左眼外伤性完全性第三脑神经麻痹。内直肌恢复部分功能后，原在位外斜视为 30$^\Delta$，内转 −2，完全上睑下垂，但上睑提肌有异常神经支配。右侧注视时，当右眼外转约 30° 时，左眼眼睑突然睁开。手术计划包括右眼外直肌大量后退，以导致向右侧注视时右眼为对抗外直肌功能不足，达到注视位需要更多的神经冲动，从而使得非注视眼眼睑睁开。这不仅治愈了她的外斜视，还消除了上睑下垂。

问题

我接诊了一位 18 岁的男孩，他在 3 岁时患有左眼外伤性第三脑神经麻痹。左眼有弱视且有抑制。有部分恢复的异常神经支配。原在位左高右 25$^\Delta$，左侧注视时没有垂直斜视，右侧注视时垂直斜视度增至 35$^\Delta$。有残余的上睑下垂，左眼向上方注视眼位略低时，上睑下垂改善。内转 −1，原在位无水平斜视。我正在考虑对左眼外直肌进行移位。

解答

通常对于复杂性斜视，我们必须在一种更安全、更简单的治疗方法与更复杂、更危险的治疗方法之间进行选择。选择更安全、更简单的治疗方式，结果会不太令人满意，而选择更复杂、更危险的治疗方式如果有效，结果会好得多。你的这位患者就是这样。我认为任何仅仅把左眼"向下拉"的手术都会使现在没有垂直斜视度的左侧注视出现较大的下斜视。我认同这是左侧

第三脑神经麻痹的异常神经支配所致。在这种异常再生中，在某些注视方位没有垂直斜视，或者在某些注视方位会出现垂直斜视的反转（正如该病例中所看到的），可能是我们面临的最具挑战性的病例之一。任何减少原在位上斜视的"显而易见"的方法都会使患者左侧注视和向上方注视时眼位更加恶化。唯一有效的方法是寻找是否有一种方法，将异常再生为你所用。在这种情况下你可以尝试，但这需要有勇气、能理解、有耐心的患者，因为它并不总能奏效。

这位患者原在位有大角度左眼上斜视，左侧注视时，随着神经异常再生的出现，垂直斜视度消失。你可以利用这一点，将右眼向外移位，这样当左侧注视时，受异常神经支配影响，手术的右眼从外侧移位到原在位，结果就是我们现在看到的左侧注视左眼上斜视的减少。这类似于眼球震颤手术的原理。但必须在右眼做足够大的手术量才能使其达到企图左转时右眼还处在原在位。最好的方法是后退 / 截除手术，就像对眼球震颤中间带移位所做的那样，比如右眼内直肌后退约 6.5 mm 或 7 mm，外直肌截除约 10 mm。然后需要在左眼做水平手术，以补偿由此引起的外斜视，比如左眼外直肌后退约 11 mm，左眼内直肌截除 8 mm。

也就是说，仅仅将外直肌向下移位还会产生其他问题。这样做会产生下转的矢量，但也会削弱外转的矢量。可能会在原在位出现内斜视。如果想通过移位来解决这个问题，可以将内直肌和外直肌都向下移位，这将平衡水平内外矢量，而不会造成水平斜视。

参考文献

1. Metz HS. Saccadic velocity studies in superior oblique palsy. Arch Ophthalmol. 1984;102:721–2.
2. Santiago AP, Rosenbaum A. Selected transposition procedures. In: Rosenbaum A, Santiago AP, editors. Clinical strabismus management: principles and sur-

gical techniques. Philadelphia: W.B.Saunders; 1999. p. 476–89.

3. Lee J, Harris S, Cohen J, Cooper K, MacEwen C, Jones S. Results of a prospective randomized trial of botulinum toxin therapy in acute unilateral sixth nerve palsy. J Pediatr Ophthalmol Strabismus. 1994;31:283–6.

4. Foster RS. Vertical muscle transposition augmented with lateral fixation. J AAPOS. 1997;1:20–30.

5. Rosenbaum AL, Kushner BJ, Kirschen D. Vertical rectus muscle transposition and botulinum toxin (Oculinum) to medial rectus for abducens palsy. Arch Ophthalmol. 1989;107:820–3.

6. Mehendale RA, Dagi LR, Wu C, Ledoux D, Johnston S, Hunter DG. Superior rectus transposition and medial rectus recession for Duane syndrome and sixth nerve palsy. Arch Ophthalmol. 2012;130:195–201.

7. Jenson CD. Rectus muscle union: a new operation for paralysis of the rectus muscle. Trans Pac Coast Otoophthalmol Soc. 1969;45:359–62.

8. von Noorden GK. Anterior segment ischemia following the Jenson procedure. Arch Ophthalmol. 1976;94:845–7.

9. Carlson MR, Jampolsky A. An adjustable transposition procedure for abduction deficiences. Am J Ophthalmol. 1979;87:382–7.

10. Laby DM, Rosenbaum AL. Adjustable vertical rectus muscle transposition surgery. J Pediatr Ophthalmol Strabismus. 1994;31:75–8.

11. Knapp P. The surgical treatment of double-elevator palsy. Trans Am Ophthalmol Soc. 1969;67:304–23.

12. Kushner BJ. Surgical treatment of paralysis of the inferior division of the oculomotor nerve. Arch Ophthalmol. 1999;117:485–9.

13. Scott AB. Transposition of the superior oblique. Am Orthopt J. 1977;27:11–4.

14. Goldberg RA, Rosenbaum AL, Tong JT. Use of apically based periosteal flaps as globe tethers in severe paretic strabismus. Arch Ophthalmol. 2000;118:431–7.

第 20 章　再次手术

把每一次失败都看作一次试错任务中的重大发现。

——罗伯特·格鲁丁

概述

基础知识

重新审视 Cooper 的格言

　　每一次关于斜视再次手术的讨论通常都是从提到 Cooper 的格言开始[1]。引用 Cooper 的话说，在进行再次手术时，应该将其视为一个新病例，例如，不要考虑以前做过的操作。在我看来，这在很多情况下并不是好的建议。然而，在 Cooper 的解释中，他的话确实被断章取义了。Cooper 是在讨论一种局限的情境时发表上述说法的。当时有一个普遍的观念是，如果患者患有连续性外斜视，应该复位先前的手术（例如，前徙内直肌），并且手术量比之前的手术更大。事实上，Cooper 说："每当眼外肌手术导致过矫，都应该根据上次手术后确定的诊断结果重新评估。想当然地认为应该复位以前做过的手术是不可取的……继发性外斜视的手术都应该（此处强调）复位之前所做的手术这一想法应该被摒弃。"另一方面，Cooper 特别建议，如果连续性外斜视是集合不足型，则应该前徙内直肌。只有存在分开过强时，才应该后退外直肌。值得注意的是，Cooper 在 1961 年发表了这些指南，当时斜视手术建议的后退量要比现在小得多。事实上，Cooper 建议内直肌后退不应该超过

3.5 ～ 4 mm。我想，如果他正在治疗已经经历 6.5 mm 或 7 mm 内直肌后退（就像现在经常做的那样）的连续性外斜视患者，他会更频繁地建议前徙先前后退的肌肉。我不明白 Cooper 的格言是如何被误解为还原主义的观点，即所有的再次手术都应该被当作新的病例。如果 Cooper 知道自己的话这么多年来会被这么多人误解，我想他一定会非常难过。有无数的情况下，把再次手术视为新病例是不明智的。当然，如果有眼球运动的限制，就必须加以解决。

误区

　　Cooper 的格言指出："当进行再手术时，把其当作一个新的病例来对待。"

事实

　　Cooper 建议不要使用程式化的方法，并建议手术计划应基于先前手术后的所有发现以及之前所做的操作来制订。

基础知识

既往做过手术的肌肉再次手术 *vs.* 既往做过手术的患者新的肌肉手术

　　我认为，任何关于再次手术的讨论都应该根据你是在对以前做过手术的肌肉（或某

245

个部位）进行手术，还是要对以前没有做过手术的肌肉进行手术来进行分类。

📚 基础知识

我们必须做出的第一个决定是，应该做新的肌肉手术，还是对以前做过手术的肌肉进行再手术。

这个问题的答案可能会有所不同，取决于眼位是过矫还是欠矫。以下指导原则可能会有帮助：

1. 如果眼球运动受限（限制或麻痹），则必须对以前手术过的肌肉进行再手术。

2. 肌肉功能不足有一些软体征，应该加以考量：

（a）如果连续性外斜视视近斜视度超过视远斜视度（哪怕是很小的量），则可能存在亚临床内直肌功能不足，应对其进行探查、复位或加强[2]。

（b）如果连续性内斜视视远斜视度超过视近斜视度（哪怕是很小的量），则可能存在亚临床外直肌功能不足，应对其进行探查、复位或加强。

3. 如果治疗的是欠矫，并且之前的手术接近"标准最大值"——内直肌 4.5 ～ 5 mm 或外直肌 6 ～ 7 mm——考虑加强后退肌肉的拮抗肌。在之前一次大量后退之后再后退，就像是在矫正不足和削弱肌肉力量之间走钢丝。需要谨慎判断，将前一次后退量与所需的矫正量进行比较。

如果治疗的是欠矫的外斜视，并且与原在位正前方相比，右侧注视和左侧注视的残余外斜视都较正前方小，如果再后退外直肌，即使只是小量的后退，在侧方注视中也会出现过矫的风险，应该考虑内直肌缩短。参见第 6 章"文化与社会影响"部分，该部分详细讨论了手术矫正不足的间歇性外斜视侧方非共同性的意义和处理。

1. 如果是水平斜视手术后的垂直问题，只要没有运动限制，就可以将其视为新病例。如果有，可以考虑医源性原因，如不经意间造成斜肌嵌顿。

2. 图 20.1 为对新的肌肉或手术过的肌肉进行手术的决策流程图。

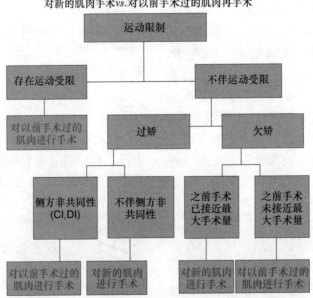

对新的肌肉手术 vs. 对以前手术过的肌肉再手术

图 20.1 对新的肌肉或手术过的肌肉进行手术的决策流程图。黑色代表临床发现，灰色代表治疗建议。CI，集合不足；DI，分开不足

对曾做过斜视手术的患者进行新的肌肉手术

基础知识

何时修改新的肌肉的手术计划

在很多情况下，如果上述标准适用于以前未手术的肌肉，我们不应该因为以前的手术而修改手术计划。然而，以前已经做过大量后退的情况可能是个例外。如上所述，当 Cooper 行医时，外科视的手术量比现在小得多。即使是将内直肌后退 5 mm 的想法也是新的且几乎被认为是激进的。如果患者以前进行过幅度非常大的肌肉后退，例如内直肌后退 6～7 mm，而我们正在进行欠矫的手术，我会将外直肌的截除量减小约 1 mm。

基础知识

评估

我发现获取以往手术的记录是非常宝贵的，只要有可能，我就会这样做。这不仅让我可以更好地提前计划，而且还有一些手术探查可能无法完全揭示的情况。如果我知道下斜肌已经做了截除术，我不会计划做前转位手术。如果之前直肌已经做过后固定缝线，原本我计划后退，而我不知道之前的手术史，那么这次后退可能是无效的。我可能找不到之前的后固定缝线，因为后退所需的分离通常不会在后面太远。如果无法获得之前的手术记录，我至少会尝试确定手术是为了矫正内斜视还是外斜视，以及是单眼做了手术还是双眼都做了手术。通常，老照片会有助于回答第一个问题。

除了对斜视度的常规测量之外，还必须注意评估非共同性是否存在以及眼球运动的限制。确定运动受限是由麻痹引起的还是限制引起的至关重要。了解先前手术的性质在这方面会有所帮助。如果内转受限，并且患者以前是内斜视，那么很可能有一侧或两侧内直肌功能不足。如果外斜视手术后外转受限，则可能存在侧方限制。参见第 21 章"复杂斜视"，有许多这些原则的代表性病例。

基础知识

时机

在大多数情况下，手术后 6～8 周内不应再次手术。例外情况包括疑似肌肉滑脱或丢失，上斜肌折叠后出现非常大的过矫，或垂直直肌移位后第 2 天（转天）出现超过 5^Δ 的垂直斜视。这些都最好在术后 1～2 天内治疗。

如果确实需要在手术后不久进行干预，最好是在第 1 周（越早越好）进行，因为水肿和血管化会比手术 1 周后程度要轻。这些症状在手术后 5～6 周左右消退。如果不能在第 1 周内进行干预，最好等到眼部情况稳定下来。

> 在大多数情况下，再次手术应在手术后至少 6～8 周进行

经验

如果必须在术后早期进行再次干预，最好在术后几天内进行，不迟于术后 1 周。如果不能，最好要等到术后 6～8 周。

对以前手术过的肌肉或部位进行再次手术

重点

在对以前手术过的肌肉或部位进行再次手术时，我们必须准备好根据发现的情况改变手术计划。它从来不是程式化的。

如果你想让上帝发笑，就告诉他你的计划。

——伍迪·艾伦

对以前手术过的肌肉或部位进行手术的技术问题

基础知识

眼位

如第 10 章"斜视手术"所述，在深度麻醉下，外斜视通常会增加大约 30^Δ 或内斜视更小。如果眼位不遵循该原则，则可能存在限制因素。Jampolsky 的回弹平衡试验有助于该评估[3]（见第 10 章）。

基础知识

结膜入路

如果以前的手术区看起来没有严重的瘢痕，没有明显的眼球运动限制，且术者愿意，可以使用穹窿入路进行再次手术。然而，如果运动受限，我们必须考虑结膜瘢痕是影响因素，结膜可能需要后退。如果是这样，或者如果结膜区看起来瘢痕累累，那么角膜缘切口可能更可取。我们应该在手术开始时做牵拉试验，并在将眼旋转到限制区时观察结膜，寻找 Jampolsky 弦征（Jampolsky's string sign）[4]。如果结膜限制，当紧缩的结膜处于伸展状态时，我们可能会发现结膜的线状压痕（图 20.2）。

基础知识

限制和反向牵拉

当对运动受限的眼进行再次手术时，术中牵拉试验至关重要。在大多数情况下，会发现限制出现在注视方向相反的方向。例如，如果内转牵拉试验阳性，限制在颞侧。但是，如果清除了疑似粘连区域后仍不能解决牵拉试验阳性的问题，请考虑反向牵拉限制的可能性（图 20.3）。在注视受限的区域去寻找，例如，如果内转牵拉试验呈阳性，则在鼻侧寻找。

基础知识

勾取肌肉

在一些再次手术的病例中，肌肉钩不受阻碍地在肌肉下滑动。在另一些病例中，肌肉和巩膜之间可能有瘢痕，阻碍了肌肉钩滑动的路径。在后一种情况下，我们需要用钝剪刀打开肌肉下面的通道，然后从相反的一侧穿过钩子，同时保持打开的剪刀刃在适当的位置，作为钩子的引导。如果是中度瘢痕，钩子可能会从肌肉下穿过，但不能从另一边干净利落地出来。它的尖端会有结缔组织，可以直接切除这些结缔组织。

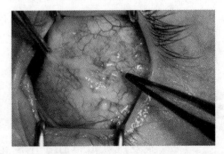

图 20.2 既往手术瘢痕导致结膜限制。注意结膜呈线状压痕，限制区牵拉试验阳性。左边的镊子抓住角膜缘。右边的镊子指向眼球的线状压痕（photo courtesy of Art Jampolsky，MD）（见彩图）

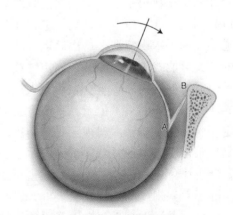

图 20.3 右眼有反向牵拉限制，从鼻侧巩膜上的一点（A）向前延伸至鼻侧眶壁的一点（B）。这会对内转造成机械性限制

进阶知识

假肌腱

当肌肉后退时，即使肌肉在后退部位与巩膜形成了牢固的粘连，通常从肌肉新的附着点到之前的肌肉附着点也会形成一层结缔组织。勾起来的假肌腱看起来很像肌肉，但不是更靠后的真正的肌肉。不止一次，我以为是肌肉，被误导去缝合那个组织，结果却发现真正的肌肉绕过了后面的第二个钩子。如果你发现你认为的肌肉比预期的位置更靠前，应该怀疑这一点。这种假肌腱对肌肉的功能没有作用。因为它会阻碍肌肉的前徙，应该被切除，而且即使肌肉重新后退，也只是增加了结膜的覆盖面积。这与悬吊术后形成的假肌腱不同，在悬吊时，肌肉本身并不直接与巩膜连结[5]。

重点

如果发现肌肉所在的位置比预期的位置靠前，那么一定要怀疑自己是不是钩到了假肌腱。

进阶知识：肌肉滑脱，拉长的瘢痕

详细讨论参见第 11 章。

基础知识

关闭结膜

在眼球运动受限的病例，我们需要考虑后退结膜。肌肉重新定位后，对靠近角膜缘附近的结膜，仔细感受它的张力。如果有限制，应该后退结膜。我通常会后退到原来肌肉附着点处，将缝线直接缝合到附着点的位置。裸露的巩膜区域会上皮化，看起来会很自然。但是，如果需要进一步的手术，我们将不能在角膜缘掀起结膜瓣。需要在后退的结膜的前缘做这样的操作。

参考文献

1. Cooper EL. The surgical management of secondary exotropia. Trans Am Acad Ophthalmol Otolaryngol. 1961;65:595–608.
2. Kushner BJ. Surgical pearls for the management of exotropia. Am Orthoptic J. 1992;42:65–71.
3. Jampolsky A. Spring-back balance test in strabismus. In: Transactions of the New Orleans Academy of Opththalmology. St Louis: Mosby; 1978. p. 104–11.
4. Jampolsky A. Strategies in strabismus surgery. In: Pediatric ophthalmology and strabismus transactions of the New Orleans Academy of Ophthalmology. New York: Raven Press; 1985. p. 363–8.
5. Repka MX, Fishman PJ, Guyton DL. The site of reattachment of the extraocular muscle following hang-back recession. J Pediatr Ophthalmol Strabismus. 1990;27:286–90.

第 21 章　复杂斜视

进阶知识：概述

这一章包括了我收到的关于复杂斜视病例的电子邮件咨询编辑后的版本。我认为整章都是进阶知识，所以不再重复使用这个图标。在大多数情况下，这些病例我都避免给出最终的"结果"，我估计许多读者会对此感到困扰，可能会认为这是一个遗憾的疏漏。多年来，我收到了许多彼此之间惊人相似的电子邮件咨询。在本章，我经常将多个患者的要点结合在一起，最终得到一个合并的（可能是假设的）患者的病例。在这种情况下的"结果"也是虚构的。此外，遗憾的是，我这样做是常规，而不是例外，我得不到寻求建议的眼科医生的后续结果。我经常不确定他们是否听从了我的建议。此外，我的建议只代表了许多可能的可接受的方法中的一种——获得正位的途径有很多。我经常觉得，我提出一个建议，然后写出效果很好，这传达了一种不恰当的想法，即我的方法是唯一正确的方法，其他所有方法都是错误的。我介绍这些病例的目的是概述一个处理复杂斜视的思维过程。对于每一个病例，我都会列出一个或多个重要的"经验"，这也是每个被选中的病例所要强调的。

> 获得正位的方案有很多

病例 21.1　跳出三棱镜的传统思维模式

问题

我有一位患者因为右眼第四脑神经麻痹行左眼下直肌后退 5 mm。垂直斜视出现过矫，现在存在左眼上斜视（表现为左眼注视时右眼下斜视更大），并有轻微的左眼下转落后。他还患有间歇性外斜视，并受到复视的困扰。患者双眼视力平衡，但习惯用左眼注视。测量结果如下［RX（T），右眼间歇性外斜视；R（Hypo），右眼间歇性下斜视］：

		30 △ RX(T)		
		10 △ R(Hypo)		
35 △ RX(T)		35 △ RX(T)		35 △ RX(T)
6 △ R(Hypo)		12 △ R(Hypo)		20 △ R(Hypo)
		35 △ RX(T)		
		20 △ R(Hypo)		

我担心的是，虽然患者可以在自然的视觉环境下间歇获得融合，以小度数的三棱镜更容易获得融合，但如果我用 $30^\triangle$ 或 $35^\triangle$ 的底向内三棱镜抵消外斜视，患者就无法融合；患者存在垂直复视。我想知道这是不是因为融合时，两只眼都处于原在位，而原在位垂直斜视度比向左侧注视时要小。但是用三棱镜来抵消外斜视时，患者的眼位即处于外斜

位，而垂直斜视在侧方注视中更大。这是否意味着我不应该完全矫正外斜视？

解答

你认为戴三棱镜的眼处于外斜位的想法可能是有道理的，这取决于棱镜放在哪只眼前。你是对的，当没有棱镜获得融合时，两只眼都处于原在位，而右眼下斜视只有 12^Δ。如果把三棱镜放在习惯性偏斜的右眼前，左眼仍然处于原在位，不会因为非共同性的存在而使他更难融合。但是如果把棱镜放在左眼前，那么患者就会出现向左侧注视，垂直斜视度更大，融合就会更困难。我怀疑，无法通过完全矫正的三棱镜获得融合是因为通过 35^Δ 棱镜检查时会产生物像模糊和变形。我认为针对这位患者，应该将 35^Δ 外斜视作为矫正的目标，另外，因为左眼下直肌可能已经滑脱，应同时复位左眼下直肌。

经验

请记住，当以三棱镜中和水平斜视时，如果不加三棱镜时眼处于原在位，则放置三棱镜后，三棱镜后的眼就不处于原在位了。当使用三棱镜进行感觉检查时，在评估垂直斜视水平非共同性方面，这一点非常重要。

经验

虽然三棱镜对中和斜视是必要的，但是大度数的三棱镜（硬塑料的，Fresnel 棱镜甚至更大）会导致视物模糊，阻碍融合。

病例 21.2　矫正高位眼（What Goes Up Must Come Down）

问题

我接诊一位 3 岁预约手术的女孩，她曾在其他医生那里做过右眼下斜肌前转位。医生将下斜肌缝合在下直肌附着点后方 2 mm。既往手术记录显示，手术前这个女孩有右眼上斜视，左眼上转受限。这个女孩被认为有左眼单眼上转缺陷，尽管如此，手术医生还是做了他所谓的右眼下斜肌前转位。现在患者出现右眼抗上转伴右眼内转时上转受限达−3。左眼上转似乎正常。测量结果如下（R Hypo，右眼下斜视；Ortho，正位）：

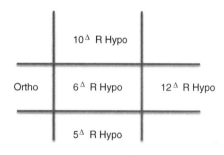

目前患者存在面向左转 20° 的代偿头位。我猜测她开始是第四脑神经麻痹。您是否建议将右眼下斜肌前转位改为标准的后退手术，或者做 Stager 描述的右眼下斜肌鼻侧断腱？

解答

对于抗上转综合征（AES）的诊断，这里有些可疑之处。当下斜肌固定在下直肌后方 2 mm 时，不会出现抗上转。我怀疑是脂肪粘连综合征或机械限制。也就是说，如果牵拉试验是正常的（在 AES 中是正常的），并且下斜肌位于下直肌附着点处，只需将下斜肌直接往后移动约 4 ～ 5 mm 即可。我认为没有必要切断鼻侧下斜肌。如果牵拉试验异常，我想你会发现，必须解除限制，可能需要做小量的右眼下直肌后退。

经验

抗上转综合征牵拉试验正常。

经验

抗上转综合征是由下斜肌的

力矢量变化引起的，不应发生在下斜肌固定在下直肌附着点后方几毫米处时。如果在这样的手术后有上转受限，很可能是由限制因素引起的，而不是由抗上转综合征引起的。

病例 21.3　当能下转是一件好事时

问题

这位 35 岁的男性有左眼眶壁骨折病史，1 年前做过眶壁骨折修复术。目前他存在垂直方向非共同性斜视，左眼上斜视，但是牵拉试验似乎是正常的。中线位置的测量结果如下（LHT，左眼上斜视）：

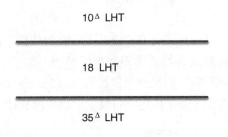

10△ LHT

18 LHT

35△ LHT

这是怎么回事，该怎么治疗？应该建议重新修复眶壁骨折吗？

解答

虽然这位患者看起来像是左眼下直肌麻痹，但大多数情况下是假性麻痹。如果骨折在眼眶后方且（或）肌肉在植入物后面粘连，下直肌的力量就会传递到粘连部位，从而大大降低其下转的力量。在这种情况下，被动牵拉试验正常，但是主动收缩试验（AFG）将会减弱。根据我的经验，在受伤后这么长时间进行骨折修复的方案永远不会解决问题。须将其视为下直肌麻痹，采用反向 Knapp 手术或对侧下直肌减弱（后退或后固定）。另一种可能性是下直肌撕裂。应该仔细检查下直肌，如果发现肌肉撕裂，即应该修复。根据肌肉撕裂的程度，修复可

能会纠正斜视问题（不太可能），或者可能不得不将其与其他垂直肌肉手术结合起来。

经验

眶壁骨折后下转受限常常不是由支配下直肌的神经损伤所致。这种假性下直肌麻痹是由下直肌后方粘连引起的力矢量改变，或下直肌撕裂所致。

病例 21.4　当下转位是一件坏事时

问题

我最近见到一名 50 岁的学校教师，他被一名学生殴打，导致右眼广泛眼眶骨折，骨折已修复；眼球破裂（也已修复）；右眼下斜视；以及随后的视力下降（最佳矫正视力 20/200）。

我进行了 5 mm 的右眼下直肌后退，随后因为欠矫，又进行了 3 mm 的右眼下直肌后退。术后仍然有 35△ 的右眼下斜视，上转受限，患者仍然存在上转被动牵拉试验阳性。然后，我对右眼下直肌进行了断腱术，但没有任何效果。患者仍有 35△ 的右眼下斜视。接下来我该怎么办？

解答

我对这位患者再做了一次眼眶增强影像检查，发现右眼下直肌附着在距角膜缘后 8 mm 的巩膜上。被动牵拉试验阳性，在我离断右眼下直肌后，解除了下方的限制，牵拉试验仍然阳性。这并不完全令人惊讶，我发现在自由断腱后，右眼下直肌仍在其肌肉附着点处。如果做了游离肌腱切断术，而眼球由于其他限制仍在下转位，肌肉可能会在肌肉附着点附近粘连，或者在该病例中所见，位于肌肉附着点前。一些挛缩的肌肉非常有弹性，离断时会进一步收缩。有

些则像没有弹性的绳索。这可能会导致注视限制，但在离断时不会回缩。甲状腺眼病有时就是这种情况。必须在所需的后退点使用任一种固定巩膜缝线（悬吊是不够的，因为肌肉不能完全放松）或术后牵引缝线牵拉眼球旋转暴露后退的肌肉，从而迫使它保持在后退的位置。对于这位患者，我将右眼下直肌后退 10 mm，并在术后 7 天内使用牵引缝线。手术后患者的右眼下斜视不足 5$^\Delta$。

经验

　　如果肌肉并没有放松，或者眼球向手术肌肉的方向偏斜，自由断腱术可能会导致肌肉粘连在相当靠前的位置。我从来不做自由断腱术。

病例 21.5　预先采取行动

问题

　　我的患者是一位 57 岁的男性，他在球后阻滞麻醉下行视网膜手术后出现了右眼第三脑神经麻痹。右眼上睑下垂，并伴有非共同性外斜视和下斜视，复视。眼眶 MRI 在眼外肌方面并没有明显发现。双眼视力 20/20，右眼内转 -3，上转略有限制，牵拉试验正常。右眼内直肌主动收缩试验发现肌力降低，右眼上转主动收缩肌力不能确定。测量结果如下（RXT，右眼外斜视；R Hypo，右眼下斜视　图中 20 R Δ Hypo 改为 20$^\Delta$R Hypo；10 R Hypo 改为 10$^\Delta$R Hypo）：

10$^\Delta$ RXT	35$^\Delta$ RXT	50$^\Delta$ RXT
14$^\Delta$ R Hypo	20 R Δ Hypo	16$^\Delta$ R Hypo
8$^\Delta$ RXT	30$^\Delta$ RXT	50$^\Delta$ RXT
12$^\Delta$ R Hypo	10 R Hypo	16$^\Delta$ R Hypo
10$^\Delta$ R XT	25$^\Delta$ RXT	45$^\Delta$ RXT
2$^\Delta$ R Hypo	6$^\Delta$ R Hypo	6$^\Delta$ R Hypo

　　头向右肩倾斜：右眼外斜 35$^\Delta$，右眼下斜 12$^\Delta$。

　　头向左肩倾斜：右眼外斜 30$^\Delta$，右眼下斜 8$^\Delta$。

　　患者主诉内旋，但由于水平斜视很大，我并没有测量旋转角度。我怀疑内旋并不是很重，因为用三棱镜能中和水平和垂直的斜视度后能获得融合。我认为右眼内直肌有足够的功能，可以进行后退/截除手术，但我担心右侧注视时过矫。我可以做右眼小量的后退/截除手术，并在左眼外直肌上加后固定缝线，以增加左侧注视的矫正。或者我应该做左眼外直肌截除？对于垂直斜视，我该如何选择？

解答

　　右眼外直肌后退和右眼内直肌缩短应该对外斜视有利，然而，可以预见的是，它将过矫右侧注视中较小的斜视度。这是你希望从手术计划中预见医源性问题并预先采取行动预防的一个例子。在这种情况下，对左眼内直肌后固定是非常理想的手术方式。对于下斜视和旋转，通常会想到减弱右眼上斜肌，这在第三脑神经麻痹时经常需要做。但是在这里，从右侧到左侧垂直斜视的非共同性很小，实施斜肌手术需伴随很大的各个角度的非共同性。所以减弱右眼上斜肌会在左侧注视时比右侧注视产生更多的垂直矫正，而在这里并不需要。我会将左眼上直肌后退。虽然它也会在左侧注视比右侧注视产生更大的影响，但是差异会更小。与减弱右眼上斜肌相比，它对旋转的矫正较少，但其实也不需要太多。最后，在上方注视时，与下方注视相比，它会给予更多的矫正，这才是需要的。

经验

　　如果手术计划矫正原在位的斜视，而可能会在其他方位注视时导致医源性问题，那么就提前预见并实施操作以预防其出现。

病例 21.6　手术目标

问题

我将为一位 9 岁的女孩做右眼 25$^\triangle$ 间歇性外斜视的手术。她在婴儿时期患有早产儿视网膜病变，患者虽然能矫正到双眼视力 20/20，但有中度右眼正 kappa 角。当用右眼注视时，似乎有大约 20$^\triangle$ 的外斜视。我应该以 25$^\triangle$ 为手术目标，还是应该以 45$^\triangle$ 为目标以矫正 kappa 角？

解答

这里的重要因素是该患者有良好的视力，我认为，间歇性斜视有双眼中心凹融合的潜力。因此，只有当双眼中心凹注视时，她才能获得融合，因此你希望右眼处于明显的外斜位从而来获得融合。因此，手术目标应该是 25$^\triangle$。如果视力不佳，没有有意义的融合潜力，情况将完全不同。在这种情况下，如果不是双眼中心凹注视也没有关系，手术矫正 45$^\triangle$ 就可以了，消除了正 kappa 角带来的外观问题。

经验

如果患者有融合潜力，应该忽略正 kappa 角或负 kappa 角，按照三棱镜和交替遮盖试验测量的度数进行手术。如果手术主要是以美容为目的，应该考虑到 kappa 角，并进行角膜映光测量。Krimsky 比 Hirschberg 法好得多。

病例 21.7　解除嵌顿

问题

我接诊一位 62 岁的男性，他的主要症状是旋转复视。患者接受了巩膜扣带术，随后进行了 4 次玻璃体切除手术治疗增殖性玻璃体视网膜病变。右眼视力是 20/20，左眼视力是 20/100，已经稳定了 6 个月。左眼存在 15$^\triangle$ 的共同性外斜视，因为左眼存在 15° 外旋，用 Fresnel 棱镜不能获得融合。患者只有 1$^\triangle$ ～ 2$^\triangle$ 左眼共同性上斜视。我知道该怎么做外斜视，但不确定旋转的矫正。我猜测上斜肌嵌顿在巩膜扣带里。请您给我一些建议。

解答

虽然在巩膜扣带术后出现旋转复视，考虑斜肌嵌在扣带中是明智的，但我认为这不是要处理的问题。首先，如果上斜肌被嵌顿在扣带里，通常会有内旋，而这里是外旋[2]。如果下斜肌嵌顿在扣带上或被扣带夹住，那么就会出现外旋[3]。然而，这种综合征应该会有限制，但这位患者没有这种症状。我怀疑这两种情况之一正在发生。最有可能的是，如 Guyton 所说如果融合被打破，患者会出现旋转的漂移现象[4]，在这个病例中，是由左眼视力不佳和视网膜手术所致。我见过这种情况发生在巩膜扣带手术后，由于没有垂直斜视，没有预料到或检查到旋转，但患者感觉到融合中断[5]。另一种可能性是视网膜手术医生切除或离断了上斜肌。这不太可能，因为如果发生这种情况，预计会出现垂直斜视。至于治疗，我会先在同视机上测试患者的旋转。如果你通过手术矫正旋转，这是判断是否有机会获得融合的唯一方法。假设存在融合潜力，手术你应该从旋转牵拉试验开始，如图 10.10 所示，以测试是否有旋转的限制。我怀疑在这种情况下你是否会找到某种限制，但是如果找到了，就应该解决这个问题。如果没有，探查左眼上斜肌区域。如果上斜肌没有被切断并且完好无损，Harada-Ito 手术将是一个很好的选择。如果左眼上斜肌并不完整，或者因为视网膜手术导致解剖结构发生旋转不能接受 Harada-Ito 手术，我建议将左眼上直肌向颞侧移位 7 mm。即使上斜肌完好无损，该手术也可以替代 Harada-Ito 手术。

经验

同视机检查是判断严重旋转的患者在旋转得到矫正后是否能够融合的唯一方法。

经验

并非所有巩膜扣带术后的旋转问题都是机械性的。融合破坏可能会导致旋转漂移（Guyton 的"感觉旋转"学说[4]）。旋转牵拉试验有助于甄别这一问题。

病例 21.8　过矫病例的再次手术

问题

我打算给一位连续性外斜视的 12 岁女孩做手术，她的测量结果是视远外斜视 30$^\triangle$，视近外斜视 35$^\triangle$。轻度内直肌功能不足，很可能继发于她在 6 个月大时曾行双眼内直肌后退 6.5 mm。假设没有肌肉滑脱或拉长的瘢痕，并且我发现肌肉就在预期的位置，应该将内直肌复位到原来的附着点位置吗？复位之前后退的肌肉又该如何定量？您是否使用标准的手术量表？

解答

虽然许多以前没有做过手术的斜视病例可以采用手术公式（例如，Xmm 对应矫正斜视度 Y$^\triangle$），但这对以前手术过的肌肉并不适用。后退的肌肉肌小节变短（肌小节一端到另一端缩短），这在临床上表现为"挛缩"。在相同的手术量下，挛缩的肌肉比不挛缩的肌肉有更大的矫正效果。任何

有关手术量的决定都应该在术中评估肌肉是否挛缩的情况下做出。这是需要反复进行术中牵拉试验和回弹平衡试验。

简而言之，没有简单的答案。我觉得在这种情况下套用公式是愚蠢的，因为有很多变数。我认为再次手术是一个经验很重要的领域。但这里有一些一般原则：

1. 如果肌肉位于赤道后不太远的地方（没有滑脱），你可以"某种程度上"使用与新的肌肉相同的公式，即每前徙 1 mm 就等于截除 1 mm，但有两个重要的警告。通常情况下，处于后退位置的肌肉会变得挛缩和僵硬。如果是这样的话，减小手术量，因为每截除或前徙 1 mm，你就会得到比正常情况下更多的效果。其次，如果是前徙而不是截除，将会增加包绕眼球的效果，这会略微增加效果。这就是我说"某种程度上"的原因。比如，在距角膜缘 10.5 mm 处发现内直肌，如果是新病例，我会将内直肌截除 6 mm 矫正外斜视。如果肌肉不紧，我可能会前徙 5 mm（不是全部 6 mm，因为增加了包绕效果），如果肌肉有点紧，可能会前徙 4 mm。这需要根据术中的感觉来决定。

2. 如果肌肉已经滑脱，并且比最初计划的位置更靠后，需结合肌肉向后滑脱的距离和斜视度大小进行考量。但在这种情况下，只要将肌肉向前前徙到赤道前，就会大大增强其力量。

3. 一定要仔细观察有没有拉长的瘢痕。如果发现这一点，根据瘢痕的长度和斜视角的大小，通常只需切除瘢痕，然后在瘢痕附着于眼球的位置重新缝合肌肉即可。

经验

当涉及将之前后退的肌肉前徙以治疗过矫时，有太多的变数，不能依赖于每毫米手术矫正 X$^\triangle$ 的固定公式。

病例 21.9　请使用牵引缝线

问题

我面诊了一位 30 岁的男性患者，曾行右眼颞上方眶脂肪切除。因瘢痕形成，内转受限。他的眼整形外科医生再次手术时，发现内转牵拉试验阳性，切除了该区域的结膜和瘢痕组织，并用羊膜覆盖缺损部位，然后使用了丝裂霉素。现在术后 6 个月，运动功能没有变化。右眼内转 -1，牵拉试验阳性。一条带状组织从颞侧球结膜延伸到外眦角。原在位正位，但在内转约 10° 时变成外斜并出现复视。我认为需要去除瘢痕，再次尝试使用羊膜，如果还有任何限制，做小量的右眼外直肌后退。但我想知道术后牵引缝线的作用。

解答

从你的描述来看，这听起来应该不会太难解决。一个重要的问题是，患者是在术后开始好转，然后复发，还是问题从来没有改善过？如果手术没有帮助，即使是很短的时间，外直肌也可能会挛缩，尽管手术医生说牵拉试验是正常的（抱歉，如果非斜视医生这么说，我永远无法完全确定）。我也曾处理过类似的病例，结膜变薄后，结膜和瘢痕组织后退。最近，我也喜欢使用羊膜，偶尔加丝裂霉素。可能需要把外直肌做可调整的小幅后退。请记住，患者在相反方向有一个大范围的无复视视野，要确保不会变得更糟。因此，这听起来是在左眼外直肌使用 Alan Scott 的可调整 Faden 手术（同一肌肉的截除 / 后退）[6]，来平衡这种轻度的运动功能不足，特别是因为患者只是内转 -1。我想我个人会选择再次尝试右眼手术，如果需要，把左眼外直肌手术留到加强效果时再做。如果患者报告说手术后最初感觉良好，然后复发，我会考虑术后做牵引缝线。1 周复查。缝线的存在肯定会使患者不适，但效果很好。希望他们不再需要。

经验

术后牵引缝线对于反复瘢痕不能运动到正常眼位的病例是有帮助的。

病例 21.10　下斜肌可能是一种较差的选择

问题

我一直困扰于如何对患有"下斜肌功能亢进"和"上斜肌功能不足"及大角度 V 型斜视的颅面综合征患者进行处理。我怀疑下斜肌前转位是否比下斜肌切除术或其他标准的减弱手术更好。但是我很担心抗上转综合征，特别是因为这些患者通常有明显的眼底外旋，而下斜肌前转位并不能减少旋转。看起来这个手术在融合方面尚存在问题。

解答

我认为，对于这些患者，并没有"一刀切"的办法，应该根据眼眶成像来做出决定。我不会对所有的复杂斜视患者常规行眼眶成像，但是对于这些患者你需要了解眼外肌的情况。许多人已经接受了头部 CT 扫描，可能会显示眼外肌。最好提示脑外科医生，在给患儿成像时，至少要做一张眼眶扫描，这样就不需要重复扫描了。大多数这些字母型斜视是由眼眶 / 肌肉旋转引起的，最好的修复方法是重新定位旋转的肌肉。所以如果内直肌上移，而外直肌下移，可能需要通过手术将其移向正确的方向。通常对下斜肌的操作不会有太大的帮助，除非加强牵拉试验是很紧的，在这种情况下，应该将其同时附加到水平斜视手术中。最困难的患者是那些上直肌缺如或真正肌肉挛缩的患者。我认为这些患者明显的下斜肌亢进是由于对侧上直肌萎缩或缺如而接受过强的神经冲动所致。关于下斜肌前转位的具体问题，我比许多同行使用得更谨慎，我主要将其用于分离性垂直斜视（DVD）合并下斜肌亢进的患者，这是我选择的适应证。我几乎不会做单侧的下斜肌前转位（极个别情况例外），因为会造成非共同性，我从来不会在具有双眼融合的患者中这样做。

经验

眼眶成像对颅面综合征患者的手术设计最有帮助。在这一人群中发生的眼外肌和眼外肌走行的路径异常有很大的可变性，提前了解解剖结构对手术计划至关重要。

病例 21.11　内斜视（ET）——追根溯源（"ET，phone home…"）

问题

我想给一位患者提些建议。患者现年 58 岁，双眼近视（−16D），成功长期配戴矫正 15$^\triangle$ 内斜视的三棱镜。最近接受了另一位手术医生双眼内直肌后退 3.5 mm 的手术，术后内斜视立即增加到 25$^\triangle$。患者没有典型的重眼综合征的大角度下斜视，但我怀疑他是否是双侧内直肌后退引起的重眼综合征的变体。无论左侧注视还是右侧注视，外转位都有 5$^\triangle$ 的下斜视，并且上转有中度限制。影像学显示双侧上直肌向鼻侧中度移位和外直肌向下方中度移位。在我看来，上直肌和外直肌肌腹部在赤道部或者赤道后连结是经典的治疗重眼综合征的方法，但对患者来说可能矫正量会过大，并且会过矫原在位的斜视，而且他的斜视度不是太大。我不确定做单侧手术是否能解决问题。患者的视力确实很好，可以交替注视。所以我想截除外直肌，将附着点上移 1 个肌腱宽度。我知道这通常不足以纠正典型的重眼综合征，在这种较轻的病例中，可能能达到目的。我也想在外直肌后加后固定缝线，以防止它向下滑动，但我又担心这位患者的巩膜会太薄。

解答

我同意完全上直肌和外直肌连结会导致原在位过矫。有几个选择可以考虑。

一般说来，人们认为在这些情况下截除外直肌并不是好的办法，因为拉紧外直肌会导致眼球突出更明显，另外我听说过另一位患者在内直肌后退后斜视度加大，我唯一能假设的就是减弱内直肌，会使眼球进一步向外直肌和上直肌的间隙疝出，导致进一步减弱了外直肌的外转矢量。

对于这位患者，我会采取以下两种手术中的一种：一种是外直肌不截除情况下 3/4 或全肌腱移位，在可调整缝线上进行更多的内直肌后退。另一种方法是在赤道附近的肌肉中使用涤纶或类似的缝合材料来制作一种吊带，将上直肌和外直肌拉近，但远不能像传统的重眼综合征那样让它们彼此接近。只要让肌肉尽量接近正常位置就行。我知道有几位患者取得了很好的效果，但我自己还没有机会尝试。

经验

如果需要对运动缺陷进行大量的矫正，但原在位斜视度不是很大，可以通过不移位整条肌肉或部分肌肉移位来改良移位手术。

病例 21.12　由钝挫伤所致斜视（It Was Traumatic to Be Blunt）

问题

一位 66 岁的男性因左眼钝挫

伤致左眼外伤性白内障，目前左眼无晶状体。左眼广泛的眶下壁和眶内壁的眼眶骨折曾行眶壁骨折修复术（并未伤后立即修复）。他主诉垂直和旋转复视。他平时戴接触镜，但因为复视近期没有戴。患者存在左眼下斜视，在向上注视时情况更差，在向左下方注视时左眼上斜。内转时上转受限的程度比外转时上转受限更差。双 Maddox 杆测量左眼6°内旋。

用三棱镜中和，患者有旋转复视。测量是在配戴试用的接触镜时进行的。

测量结果如下（L Hypo，左眼下斜视；Ortho，正位；LHT，左眼上斜视）：

12△ L Hypo	20△ L Hypo	14△ L Hypo
8△ L Hypo	12△ L Hypo	12△ L Hypo
5△ L Hypo	Ortho	6△ LHT

头向右肩倾斜：左眼上斜视 4△。
头向左肩倾斜：左眼下斜视 5△。

我正在考虑探查左眼下直肌，去除粘连，做左眼下直肌截除加半可调缝合线的后退，并且向颞侧移位进行矫正。

我的理由是，左眼下直肌截除将加强下转的落后，而后退将缓解限制。

解答

我不认为在同一条肌肉上截除和后退既有加强的效果又有解除限制的效果。如果考虑到截除的效果，需要拉伸肌小节。如果后退大于截除，那么仍然是在缩短肌小节。如果后退和截除相等，肌小节长度不会改变。如果截除的量大于后退，则会拉伸肌小节，这将使限制变得更糟。Scott[6] 描述的在同一条肌肉上做这两个手术的操作是完全不同的概念，简而言之，它的效果就是做一个可调节的后固定。在这种情况下，我们不希望在左眼下直肌上出现后固定的效果，因为这会导致更多的下方注视的限制。在手

术前，我会对他眶壁骨折修复术后的影像图（如果有的话）进行阅片，关注上斜肌眼眶部分的鼻侧是否被卡住（见下文的评论）。我会在手术中仔细检查向下方注视时左眼上斜视是否是由于上方限制所致。如果是，则将左眼下直肌后退颞侧移位将矫正旋转，并将左眼上直肌后退较小的量。治疗下直肌麻痹和眶壁骨折所致的运动受限，其原理虽不完全相同，但有相似之处[7]。也应该做旋转牵拉试验。如果有限制，上斜肌的肌腹部可能在鼻侧被卡住。如果是这样，需要减弱上斜肌。如果牵拉试验向下方注视正常，归因于左眼下直肌的轻度麻痹或假性麻痹。如果是这样，将左眼下直肌后退同时颞侧移位以矫正旋转，进行右眼下直肌后固定或对右眼下直肌进行可调整缝线下的后退。

经验

旋转牵拉试验有助于排除眼眶骨折后旋转受限的问题。

病例 21.13 旋转斜视

问题

我想给一位患者一些建议。他是一位 28 岁的男性，曾因儿童期发生的内斜视而接受了双眼内直肌后退的手术。术后立即出现了残余的内斜视，并发展为左眼上斜视。然后去看了第二位眼科医生，检查发现视远 12△ 左眼上斜视和 4△ 的外斜视，但视近有 20△ 的内斜视。医生建议将右眼内直肌向上移位并做后固定缝线，左眼内直肌做后固定缝线，随后进行了手术。后来，患者出现了小度数的连续性外斜视，残留较小的左眼上斜视，以及旋转复视。现在距第一次手术 8 年了。左眼内转限制-2，右眼-1。有双侧上斜肌亢进（+2）。双 Maddox 试验检查右眼有 10°内旋：右眼眼底内旋，左眼无

旋转。

如果用三棱镜中和斜视，患者会主诉旋转性复视。

测量结果如下（LXT，左眼外斜视；LHT，左眼上斜视）：

	25△ LXT 6△ LHT	
35△ LXT 5△ LHT	25△ LXT 5△ LHT	25△ LXT 5△ LHT
	30△ LXT 5△ LHT	

患者视近有 35△ 左眼外斜视和 8△ 左眼上斜视。

头向右肩倾斜：30△ 左眼外斜视和 4△ 右眼上斜视。

头向左肩倾斜：30△ 左眼外斜视和 10△ 左眼上斜视。

经过 1h 的遮盖试验，视近的外斜视度数没有改变。

问题

我的问题是：

1. 水平直肌向上移位或向下移位是治疗垂直斜视的合适方法吗？

2. 右眼内直肌向上移位是出现旋转的原因吗？

3. 如何解释头部倾斜时上斜视的反转？

4. 现在该如何处理？

解答

问题1：对于像他这样的垂直斜视，我不推荐采用水平直肌移位。当垂直角度达到 5 ～ 6△ 并伴有需要手术的水平斜视时，我会这样做，但如果超过 5△ ～ 6△，我会在手术计划中增加垂直直肌。尽管有人试图用一个公式来计算水平直肌移位量的影响，例如，矫正 1△ 的垂直斜视度需要移位量是几毫米[8]，我发现这种效应是非线性

的。这的确是有道理的。上移或下移水平直肌时，所创造的垂直矢量是该肌肉移位弧度的三角函数。因此，对于 1 mm 或 2 mm 的矫正量，可以忽略不计，并且随着偏移量的增加，每毫米偏移的效果会逐渐增加。但是当达到较大的偏移量（5 mm 或更大）时，水平矢量也开始减小。这可能会产生不可预测的影响，因此当垂直斜视度超过 5△ ～ 6△ 时，最好增加垂直直肌手术。

问题2：我认为这里的旋转是内直肌向上移位和后固定合并产生的结果。水平直肌的垂直移位会引起旋转的变化，但通常小于垂直直肌的水平移位[9]。添加后固定缝线将会导致内直肌后部肌腹比不加移位更加会沿着最短路径移位到更高的位置。这将大大增加旋转矢量，我已经在几位患者中看到了这一点。

问题3：如果之前对垂直直肌做过手术，或者在这种情况下影响了水平直肌的垂直力矢量，那么歪头试验就没有意义了。我们不知道最初左眼上斜视的原因，因此无法确定对后续手术的影响。

问题4：检查结果显示内直肌功能不足，基于此，我认为应该取下后固定缝线。这并不容易，人们不知道在后固定的位置会发现什么。然而，我认为由于内转受限，尤其是左眼，后退外直肌不会带来长期的成功。顺便说一句，这也是我"在必要时"而不是"在可以时"做后固定的原因之一。这种情况很难逆转。旋转是很棘手的。首先，我会用使外斜视过矫的三棱镜来检查，使其光学上成为内斜视。童年时的内斜视出现这种类型的复视是不常见的，我希望再次出现小角度的内斜视会让患者感受到抑制。如果是，就做小角度的内斜视；如果不是，我不会做一侧右眼上斜肌的减弱，因为患者有相等和对称的上斜肌亢进。这样做会让患者感到不适，然后我会做右眼上斜肌前 7/8 的肌腱切除术，或者将右眼上直肌向颞侧移位 7 mm，结合小量的半可调节的后退。

经验

水平直肌的垂直移位可以治疗微小的垂直斜视。但移位对垂直斜视的矫正不是线性的量效关系。

经验

上移或下移水平直肌不仅会产生垂直力矢量，而且还会产生旋转矢量，如果使用后固定缝线，旋转矢量可能会明显增加。

经验

如果不能让复视的患者获得融合，看能不能找到抑制点。对于手术过矫，通常需要恢复到初始偏斜的方向。

病例 21.14　安全行巩膜扣带术

问题

我接诊了一位 15 个月大的婴儿，有婴儿型内斜视病史，右眼接受了后退／截除手术。随后，患儿被发现患有遗传性视网膜劈裂，双眼有大面积裂孔。我们的视网膜外科医生也认为他的左眼可能有视网膜脱离，并安排在麻醉下进行检查，如果需要，可能会在晚些时候进行行巩膜扣带术。患儿戴着经睫状肌麻痹后双眼＋5.00D 的眼镜，角膜映光大约有 30$^\Delta$ 的内斜视。我正在考虑对左眼进行 30$^\Delta$ 的后退／截除手术。

我是否应该在检查视网膜时麻醉状态下做手术？这样做就不用再次麻醉，我也不用在巩膜扣带手术后再做手术。

解答

我有几点考虑：

1. 如果他有视网膜劈裂，很可能有黄斑受累，患儿可能是偏心注视。如果现在通过角膜反光测量是 30$^\Delta$ 内斜视，实际上可能与其视网膜上注视点相对应，或者至少不到 30$^\Delta$ 内斜视。如果是这样，为美容消除"内斜视"的手术可能不是最好的方案。我承认，对于一个 15 个月大的孩子来说，这是很难解决的。

2. 不考虑上述意见，我不会在视网膜手术之前做斜视手术。我理解这样做的好处，因为这比较容易操作，但是视网膜手术可以改变运动功能。万一发生运动功能不良，好结果就会化为乌有。然后会面临一个难度升级的手术，那就是巩膜扣带术后的斜视手术。这并不好处理。

3. 不急于调整眼位。在 15 个月大时，如果有视网膜劈裂和内斜视，就没有真正的机会进行良好的融合。所以没有理由不延迟手术。

4. 如果在麻醉下进行检查时，患儿不需要，很可能将来也不需要巩膜扣带术，那么就可以在患儿睡着时矫正眼位。我会这样做。

经验

如果需要做视网膜脱离手术，不要在手术前做斜视手术，因为巩膜扣带会改变眼球运动功能。

病例 21.15　无上转功能的下斜肌

问题

我见过一名 24 岁的男性患者，因为右眼眼眶良性肿瘤而出现复视。切除肿瘤的眼整形科专家表示，肿瘤与右眼下斜肌颞侧是毗邻的，并延伸到右眼外直肌上缘。术后患者复视加重，当我看到他时，看起来像是右眼 Brown 综合征。患者有较大度数的右眼下斜视，向左侧注视时斜视度增大，头向右肩倾斜时右眼有 8° 内旋。我猜测，相比右眼下斜肌麻痹，患者要么是有脂肪粘连，要么有某种限制。做手术时，我发现牵拉试验完全正常，所以我做了右眼上斜肌肌腱切除术，用 chicken 缝线缝合。术后原在位下斜视由 10^Δ 改善到 5^Δ，但内转时上转受限仍为 -4，中线位置上转受限为 -2，除右侧注视或头向右肩倾斜外，其他位置均复视。我曾在眼眶手术后见过下斜肌麻痹，但从未见过内转时上转有如此程度的限制，通常只有 -1 或 -2。我觉得因为非共同性的存在以及已经减弱了右眼上斜肌，目前的选择有限。接下来该做什么？

解答

我同意下斜肌麻痹会导致内转时上转受限，但达到 -4 令人困惑。这种情况确实意味着限制，但该患者牵拉试验正常，我们必须跳出思维定势。我首先想到的是外直肌移位或不稳定（称之为 pulley 滑移），这可能会导致假性 Brown 综合征[10]。我见过内转时上转受限达 -4，这是由于外直肌在企图上转或内转伴上转时向下滑移造成的。肿瘤侵袭下斜肌和外直肌时，可能会破坏外直肌与上直肌的连接带。我会做高分辨率眼眶 MRI 检查，检查是否有异常。动态扫描以查观察在尝试上转时右眼外直肌会发生什么情况，特别是观察 pulley 滑移的情况，并观察下斜肌的收缩变化。如果外直肌确实下滑，解决办法是将其肌腹部固定在赤道部巩膜略微高一些的位置。

为了便于讨论，我们假设扫描时一切正常。那么能得到的信息有限。我会做更大量的上斜肌减弱手术（更长的 chicken 缝合或肌腱切除），并将左眼上直肌后退。我意识到你是在用侧方来换取原在位的良好眼位。这将使患者在内转时欠矫，在外转时可能过矫，但可能会使他在原在位拥有合理的双眼单视范围。请参阅第 17 章 "单眼上转缺陷" 部分，如果患者只有上转 -2，这应该会有所帮助。

附注：事实上，这位患者确实有 pulley 滑移，在试图上转时，右眼外直肌滑移到更低的位置。使其稳定的上述手术纠正了问题。

经验

下斜肌完全麻痹不会导致内转时上转受限 -4。如果下斜肌运动范围非常有限，请考虑存在限制因素或外直肌 pulley 松弛。

病例 21.16　改良旋转

问题

我的患者在左眼颞上方植入了 Ahmed 引流装置，现在有 15^Δ 的左眼上斜视和 $10°$ 左眼外旋。我认为左眼上斜肌术中被损伤。内转和上转有一定的限制，所以我不能确定是否存在下斜肌亢进。我不会为了做 Harada-Ito 手术而穿过所有的瘢痕组织。患者能从一次左眼下斜肌后退中得到多少旋转的改善？

解答

我认为不会得到多于 $10°$ 的旋转的矫正。可能会得到 $5°$ 左右，但这可能已经足够了。但前提是旋转不是由限制因素引起的。需要做旋转牵拉试验，以查看是否在一个旋转方向上与另一个方向相比存在差异。如果是这样，那就别无选择，只能松解上斜肌，或者试着用另一只眼匹配左眼来修复旋转。换句话说，使右眼内旋以平衡旋转。我已经在几个病例中这样做了，我知道其他人也这样做过，并取得了很好的结果。

经验

如果旋转牵拉试验确定有旋转限制，如果不解除该限制，通过对其他旋转肌进行手术，将获得比通常的旋转矫正量更少的旋转矫正。

经验

如果有无法矫正的旋转问题，可以通过在另一眼造成平行匹配的旋转来消除症状，例如，对于受累眼有不可修复的外旋斜视的患者，可以在另一眼制造内旋。

病例 21.17　一例外转未解决的病例

问题

我接诊一位 30 岁的男性患者，左眼有轻度弱视（20/40），右眼存在已经稳定的外伤性第六脑神经麻痹。右眼注视时，左眼有 50^Δ 内斜视，左眼注视时，右眼有 25^Δ 内斜视。右眼外转 −2。我的手术矫正目标应该是 25^Δ 还是 50^Δ？

解答

这里的重要因素是患者存在弱视，手术后不会转换注视眼。另一个重要的因素是计划做右眼手术还是左眼手术。由于外转功能只有 −2，后退 / 截除手术可能就足够了。如果情况只允许在左眼手术，或者如果这是你的手术偏好，那么需要矫正 50^Δ。如果右眼没有施行手术，患者将继续用运动不良的右眼注视，这将导致更大的第二斜视角。如果做了右眼手术，就消除了因左眼接受过强的神经冲动所致的大角度内斜视。所以只需对患者在正常神经冲动下表现出的斜视度进行手术即可，这种情况下是 25^Δ。

经验

当由于一眼接受过强的神经冲动（发生麻痹或限制）而出现另一眼继发性斜视时，如果手术计划将消除此现象，则应对较小角度的斜视度进行手术；如果术后不能消除此现象，则应针对第二斜视角手术。

病例 21.18　下斜肌亢进伴垂直斜视

问题

我治疗了一位患有 V 型外斜视并伴有非共同性上斜视的 5 岁女孩，因为歪头试验明显阳性，我认为这是双侧上斜肌麻痹。患儿有双侧下斜肌亢进（+2）和双侧眼底外旋。双眼视力相等，屈光不正可以忽略不计。可以做双眼下斜肌后退 8 mm 和双眼外直肌后退 6 mm 吗？或者只做外直肌向上移位？

测量结果如下 [X（T），间歇性外斜视；RH（T），右眼间歇性上斜视]：

35^Δ X(T) 8^Δ RH(T)	35^Δ X(T) 8^Δ RH(T)	35^Δ X(T) 8^Δ RH(T)
25^Δ X(T) 8^Δ RH(T)	25^Δ X(T) 10^Δ RH(T)	25^Δ X(T) 10^Δ RH(T)
20^Δ X(T) 5^Δ RH(T)	20^Δ X(T) 8^Δ RH(T)	20^Δ X(T) 8^Δ RH(T)

患者视近有 20^Δ 外斜视。

头向右肩倾斜：20^Δ 外斜视，25^Δ 右眼上斜视。

头向左肩倾斜：20^Δ 外斜视，10^Δ 左眼上斜视。

解答

以上两个方法都不能充分解决原在位上斜视的问题。在我看来，有几个选择：

1. 后退外直肌矫正 25^Δ 的外斜视加双眼下斜肌后退，右眼下斜肌后退 12～14 mm，左眼下斜肌后退 6 mm。然而，根据我的经验，对于所需要的矫正 10^Δ 上斜视也是不够的。

2. 上述操作同时，还要使右眼外直肌下移 3～4 mm，这样可以增加足够的垂直矫正。

或

3.最可预测的方法是将后退双眼外直肌矫正 25$^\Delta$ 外斜视，后退双眼下斜肌 8 mm，同时后退一条垂直直肌矫正 10$^\Delta$，要么是右眼上直肌，要么是左眼下直肌。后一种方法稍微复杂一些，但最容易预测。

我会选择第三种方法，但第二种也可以。

经验

如果做了双眼对称的垂直肌肉手术，预计在原在位不会获得很大的垂直斜视矫正。

病例 21.19　失去平衡

问题

我检查了一位患有双侧不对称上斜肌亢进的 7 岁男孩，原在位表现为上斜视，外斜视水平方向呈非共同性。面向右转。左侧注视时上斜视和外斜视都较小。应该如何通过手术矫正？

测量结果如下［X（T），间歇性外斜视；L（Hypo），左眼下斜视；LH（T），左眼间歇性上斜视］：

	15$^\Delta$ X(T) 4$^\Delta$ L (Hypo)	
25$^\Delta$ X(T) 12$^\Delta$ L(Hypo)	20$^\Delta$ X(T) 6$^\Delta$ L (Hypo)	10$^\Delta$ X(T) 2$^\Delta$ LH(T)
	30$^\Delta$ X(T) 8$^\Delta$ L (Hypo)	

患者视近有 10$^\Delta$ 外隐斜和 4$^\Delta$ 左眼下斜视。

眼球运动显示左眼上斜肌亢进 +3，右眼上斜肌亢进 +1，伴双侧眼底内旋。患者使用面向右转大约 25° 的头位，这也是他的主要困扰。我该如何解决这个问题？

解答

我见过大约 8～10 例双侧

不对称的上斜肌亢进患者，导致原在位受累较轻眼上斜视，患者的脸转向受累较轻的眼。这使受累较重的眼处于更大角度的外转状态，离开上斜肌的作用区域，从而抵消了垂直斜视。这可能是这位患者在头位时斜视度好转的原因。我会做不对称的上斜肌减弱手术来治疗。最初，我在受累较轻的眼做上斜肌硅胶带植入手术，另一只眼做上斜肌鼻侧肌腱切开术。虽然我的结果是可以接受的，但我期望一种更好定量的手术方法。当开始做硅胶带悬吊时，我发现对不对称的病例我可以定量手术效果，但未能成功地矫正原在位上斜视。对于这种情况，肌腱劈开延长术似乎比硅胶带悬吊更有效[11]。然而，这位患者有非共同性外斜视，在代偿头位外斜视也明显减小，这可能也是导致面转的原因。如果是前者，一定要做不对称的上斜肌减弱。如果是后者，需要结合患者情况制订外斜视手术方案以解决非共同性问题。

在这种情况下，我喜欢使用三棱镜来解决问题。在诊室使用框架或 Fresnel 以三棱镜中和 6$^\Delta$ 垂直斜视，并观察面转是否解决。然后用水平棱镜做同样的事情来矫正 20$^\Delta$ 外斜视。这将回答你必须解决哪个问题，然而，确实没有理由不同时解决这两个问题。我会做双侧上斜肌肌腱劈开延长，右侧比左侧多 4 毫米。对于外斜视，可以做右眼外直肌退后 / 内直肌截除手术来解决这个问题。如果你更喜欢双外直肌后退，可以这样做，但右眼的后退幅度大约是左眼的 2 倍，后退的总量相当于通常做的 20$^\Delta$。

经验

当不清楚代偿头位是由垂直非共同性还是水平非共同性（或其他情况下，眼球震颤）引起时，可以使用三棱镜诊断性地确定这个问题。

病例 21.20　双重困扰

问题

如何治疗这位 36 岁的女性患者？6 年前我曾为她治疗过右眼上斜肌麻痹。因为原在位斜视度很大，上方注视和左侧注视时更差，而下方注视时只有很小度数的右眼上斜视，所以我把右眼下斜肌缝合在右眼下直肌附着点的颞侧缘前面。我认为标准的后退不会矫正正前方的垂直偏斜，我担心患者低头时过矫，不想增加对侧眼下直肌手术。几年来患者眼位很好，但现在出现有症状的左眼上斜视和复视。

测量结果如下（LHT，左眼上斜视）：

16△ LHT	14△ LHT	12△ LHT
16△ LHT	12△ LHT	6△ LHT
6△ LHT	4△ LHT	6△ LHT

头向右肩倾斜：10△ 左眼上斜视。

头向左肩倾斜：10△ 左眼上斜视。

眼球运动显示：左眼下斜肌亢进＋2，左眼上斜肌亢进＋1，右眼上直肌落后－2

我猜测患者存在双侧隐匿性上斜肌麻痹，应该依此治疗吗？

解答

我怀疑这是右眼抗上转综合征造成右眼注视时左眼接受过多的神经冲动，看起来像是左眼下斜肌亢进。目前的情况类似于双侧隐匿性的问题，区分它是否是一种双侧隐匿性上斜肌麻痹，或者简单的过矫，可能是一门艺术。一些客观征象可能有助于病因诊断。需要检查眼底旋转。如果左眼没有外旋，右眼有外旋，那么很可能是抗上转综合征。相反的情况并不总是那么有意义。如果右眼也没有外旋，也不排除抗上转综合征。左眼外旋的存在可能是双侧隐匿性上斜肌麻痹。没有阳性的歪头试验有力地说明了是抗上转综合征，而不是双侧隐匿性上斜肌麻痹或简单的过矫。然而，反之同样没有太大帮助。抗上转综合征有时会有歪头试验阳性，有时不会。判断的主要方式是观察动态的眼球运动。在抗上转综合征病例中，我们会感觉到右眼上转落后，而不是左眼下斜肌过强。一个特征性的发现是向上方注视时下睑位置抬高。在试图抬头看时，寻找下睑隆起的征象。请注意，牵拉试验在抗上转综合征中是正常的，因为只有在下斜肌作用方向才会出现上转的限制。最后，这例患者抗上转综合征的发病时机是非常典型的，随着时间的推移，这种情况会越来越严重。这是我不喜欢在具有双眼融合患者中做下斜肌前转位的原因之一。简单的过矫应该会更早发生。出于某种原因，双侧隐匿性的上斜肌麻痹常要到几年后才能暴露。假设这是抗上转综合征，则处理方法是将右眼下斜肌缝合在原位置后方约 4～5 mm 处。如果是双侧隐匿性上斜肌麻痹或简单的过矫（两者都不太可能），我将会后退左眼下斜肌。

最后，需要确认是左眼下斜肌亢进还是右眼抗上转综合征。如果是后者，则将下斜肌沿下直肌外侧缘向肌肉附着点后约 4～5 mm 处缝合。如果不是抗上转综合征，则后退左眼下斜肌。

顺便说一句，我从来不会因为斜视度大这个原因对具有双眼融合的患者做单侧下斜肌前转位。我认为抗上转综合征是随着时间的推移而恶化。随访的时间越长，会发现这种疾病的患者越多。

经验

很难将抗上转综合征和对侧暴露的双眼上斜肌麻痹或简单的过矫区分开来。进行区分至关重要，因为抗上转综合征的处理方式与其他问题完全不同。

病例 21.21　复视的视觉质量不是双眼单视的两倍，实际上还不到一半好

问题

一位 14 岁女孩视近视远均有 40$^\Delta$ 外斜视，我做了左眼外直肌后退 9 mm，左眼内直肌缩短 5 mm。睫状肌麻痹验光双眼 −3.00D，矫正视力双眼 20/20。她既没有融合，也没有立体视。术后 1 周眼位分别为视远 8$^\Delta$ 内斜视和视近 14$^\Delta$ 内隐斜。术后 3 周视远正位，视近 14$^\Delta$ 内隐斜，双侧小度数隐性 DVD。患者还有非交叉复视，我无法用棱镜让她获得融合。2 周的交替遮盖也没有任何帮助。虽然患者在学校和家里都能很好地学习和生活，但在学校看黑板时，有时会抱怨视觉混淆，她在正前方会看到两个不同的物体相互重叠。

我有四个具体问题：

1. 这位患者下一步应该怎么处理？

2. 是否需要第二次手术来矫正连续性内斜视？

3. 为消除复视，我的目标应该是正位，还是小度数的外斜视？

4. 为什么患者在没有水平斜视的情况下却有视远复视？对她来说最好的手术方案是什么？应该在什么时候实施？

解答

这些问题可能很难解决，但我找到了一个成功的方法。事实上，患者有 DVD 意味着她有婴儿型斜视的感觉基础，而不是常见的间歇性外斜视。我们的目标不是让患者获得融合，而是找到让她抑制的方法。在眼前使用梯度三棱镜，在光学上使她回到最开始的斜视角度。例如，如果现在视远正位，而术前外斜视是 40$^\Delta$，则使用 40$^\Delta$ 底向外三棱镜。患者应该在那个角度不会发生复视，而是抑制。然后慢慢地调小棱镜度数，脱离抑制区，直到出现复视。通常这是一个相当小的外斜角。把能让患者不出现复视的最小的 Fresnel 压贴三棱镜贴在镜片上。通常，在几个月的时间里，可以逐渐减少棱镜，最终（有时）让她完全脱离棱镜。如果没有，要么让患者戴棱镜，要么把手术做到患者放压贴棱镜的角度。

经验

一些看似难以治愈的复视患者的目标不是使其获得融合，而是找到抑制的方法。

病例 21.22　眼球震颤

问题

我为一位 1 岁的大角度内斜视患儿做了双眼内直肌后退 6 mm。她有明显的痉挛性眼球震颤，内转时双眼交替注视，因此有交替面转。患儿现在有 25$^\Delta$ 的外斜视，有轻微的双眼内直肌落后（−1），但仍然交替面转使用内转眼注视，由于过强的神经冲动，外转眼外斜视变得更大。我担心复位内直肌会让面转变得更糟，后退外直肌也是如此。请给我些建议。

解答

这是一种少见的情况，但我有一些想法。在交替面转的眼球震颤患者中，我总是希望确定它不是显隐性眼球震颤，即融合时，眼球震颤会受到抑制。为了证明这一点，我在诊室里做了三棱镜试验，或者更好的是，用 Fresnel 棱镜抵消外斜视，观察会发生什么。如果面转得到改善，那么事情就容易了。只要矫正患儿的外斜视，获得融合，头位就会好转。但当然，"斜视之神"并不总是偏爱我们，患儿可能也不会有

这样的反应。我认为在这里，最好的选择是我一般不喜欢的一种方案，但在这里适用。具体地说，是在双眼内直肌做后固定，并将双眼外直肌后退。

经验

当随着注视的改变（与周期性交替性眼球震颤相反）出现交替头位和眼球震颤时，考虑显隐性眼球震颤的可能。

病例 21.23　对分开功能的看法

问题

我有一位 69 岁的患者，有 10 年的视远复视病史。他有相对共同性 $25^\triangle$ 的内斜视，视远有复视，但视近只有 $6^\triangle \sim 7^\triangle$ 的内斜视，没有复视。双眼大约 $-5.00D$ 近视，矫正视力 20/20。我见过很多"分开不足"的内斜视，但还没有到这个程度。我想我应该截除左眼外直肌，但担心视近出现复视。您有什么建议吗？

解答

我同意这是一个相当极端的分开不足病例，事实上，这是可能发生的。回想一下，如果视远和视近具有相同的眼位，它们的变化量等于瞳孔间距离（成人约为 6 cm）乘以视近距离目标的屈光度（约 3D），共约 $18^\triangle$。因此，从远到近通常导致 $18^\triangle$ 的集合，而从近到远大约是 $18^\triangle$ 的分开。考虑到该患者视远约大于 $18^\triangle$，根本没有表现出任何分开。虽然许多人主张用双眼外直肌截除治疗分开不足型内斜视，但在使用该方法之前，有几个临床情况需要排除，这并不是万能的。

1. 挛缩的内直肌会导致运动异常。我在亚临床甲状腺眼病中见过内直肌受累，也在慢性鼻窦炎患者中见过未预料到的内直肌挛缩。筛骨纸板如纸一样薄（因此得名），内直肌与之毗邻。我认为慢性鼻窦炎可导毗邻的内直肌纤维化。内直肌牵拉试验至关重要。如果内直肌紧张，要把内直肌后退。

2. 松眼综合征是一种老化的改变，其中上直肌和外直肌之间的结缔组织带裂开，外直肌向下滑。报告结果不一。Clark 主张将外直肌肌腹抬高并固定到赤道处巩膜，而其他人则报道将外直肌截除效果良好 [12-13]。

3. 只能通过分辨率高的冠状眼眶成像来诊断。此外，如果患者有鼻窦炎病史，我会推荐眼眶成像。如果没有，则做外直肌截除。在大多数情况下（但遗憾的不是所有），这样做并不会导致视近出现外斜视。

经验

分开不足可能是由挛缩的内直肌或松眼综合征引起，也可能是外直肌功能不足引起。

病例 21.24　小角度垂直斜视处理

问题

治疗这位原在位斜视角小的患者我该多么有顾虑？此患者闭合性头部外伤后，看起来像是右眼上斜肌麻痹。但是，原在位没有出现斜视，向左侧注视有 $18^\triangle$ 的右眼上斜视，左上方上斜视更大；右眼下斜肌亢进 +2。患者有 20° 的外旋，向左侧注视 20° 时出现复视。我做了一个 1h 遮盖试验，只得到 $2^\triangle$ 的右眼上斜视。我担心，右眼下斜肌后退后会在原在位过矫。

解答

我认为这种担心是正确的，因为很有可能会因为下斜肌后退而过矫。做遮盖试验是明智之举，通过遮盖试验通常会暴露足够大的垂直斜视，使你不会担心减弱右眼下斜肌出现过矫，但这种情况并没有发生。在这种情况下，每当在原在位看到非常小的垂直斜视或没有垂直斜视时，我就会格外仔细地观察有没有双侧隐匿性上斜肌麻痹。寻找另一眼的旋转以及 V 型斜视是否存在，是否有非常小角度的头倾，以及对侧下斜肌或上斜肌方向的垂直斜视是否出现反转。所有这些都指向双侧问题，如果发现如上体征，应该考虑行双侧手术[14]。如果不是双侧隐匿性上斜肌麻痹，需要采取措施防止原在位出现过矫。在这种情况下，我喜欢将同侧下斜肌后退，并将同侧下直肌做小量的后退联合可调整缝线。这样做的患者最终通常需要大约 2 mm 的后退量（经过任何调整），所以我想，如果不做第二条肌肉，患者会过矫。

经验

上斜肌麻痹患者的原在位垂直斜视度非常小，内转时斜视度变大，是双侧隐匿性上斜肌麻痹的软体征。如果有非常小的歪头试验差异，则情况也是如此。

经验

如果治疗其他方向的斜视会使得正前方的眼位受到影响，首先要预见问题并预先采取行动加以预防。

病例 21.25 过矫和欠矫

问题

我想请教一下对这位 18 岁女孩的治疗建议。患者最初有左眼上斜肌麻痹，原在位测量左眼上斜视仅 2$^\Delta$，右侧注视测量 12$^\Delta$，左侧注视为正位。没有旋转。我把左眼下斜肌后退到左眼下直肌附着点颞侧 3 mm 处。患者现在出现过矫，已经稳定原在位 6$^\Delta$ 的右眼上斜视，右侧注视右眼上斜视 14$^\Delta$，左侧注视右眼上斜视

2$^\Delta$。左眼内转上转−2，左眼主观内旋为 5°。患者感觉复视，但尽管有旋转，她的垂直斜视能在三棱镜下获得融合。我在考虑后退右眼上直肌，但也在考虑将左眼上斜肌（最初是麻痹）减弱。

解答

这里有一些奇怪的问题。我不能百分之百确定这位患者最初是左眼上斜肌麻痹。我不知道"无旋转"是指主观上的，还是在眼底镜检查时没有。先天性上斜肌麻痹主观上没有旋转，这并不少见，但应该在眼底镜检查中可以出现。如果有，如果歪头试验阳性，会让我相信这是上斜肌麻痹。对于获得性上斜肌麻痹，应该既有客观的旋转，也有主观的旋转。此外，尽管下斜肌减弱后可能且确实会发生过矫，但下斜肌手术后严重落后的情况确实很少见，除非存在一些粘连或限制。

根据 Apt 的表格[15]，将下斜肌缝合于下直肌后 3 mm，而不是完全侧方缝合，是最接近 12 mm 的后退。对于原在位只有 2$^\Delta$ 的垂直斜视来说，这是一个大量的后退。所以，可能发生了过矫。

我会这样处理：首先，检查眼底旋转，观察是否符合主观判断。左眼是否有内旋？如果有，很可能是过矫或限制所致。我将会选择一个既能解决旋转又能解决垂直问题的手术。但是如果眼底镜检查没有旋转，就不需要了。

在手术时，要谨慎地做左眼下方的牵拉试验。如果阳性，松解限制。根据严重程度的不同（例如，它是否能完全解释上转限制），可能会想要将下斜肌后退改为较小量的后退，比如改为后退 6 mm，此时应把下斜肌缝合在在下直肌附着点颞侧后方 5 mm，侧方 6.5 mm。如果限制不足以解释有限的上转，请这样做。如果没有发现限制，仍然可以将下斜肌后退改为 6 mm 后退，或者减

弱左眼上斜肌。我会做一个小的或适量的手术，比如后 7/8 的肌腱切除术，或小的延长术（硅胶带，肌腱劈开延长术，或肌腱切开术加短 chicken 缝线）。如果没有左眼眼底内旋，可以只后退右眼上直肌。

经验

如果认为下斜肌减弱后存在简单的过矫，并且如果内转时上转限制超过 -1，则可能存在限制，阻碍了上转。

病例 21.26　隐匿征暴露

问题

3 个月前，我为一位 7 岁男孩因右眼第四脑神经麻痹做了手术。手术前右侧注视眼位正位，正前方注视右眼上斜视 $10^\triangle$，左侧注视右眼上斜视 $35^\triangle$，右眼下斜肌亢进 +3 ～ +4，左眼下斜肌和右眼上斜肌运动功能正常。我回忆不起来头倾时的斜视度。我采用经颞下穹窿切口顺利切除右眼下斜肌。

在手术后的 3 个月里，患者出现了左眼第四脑神经麻痹的征象，而右眼则出现了医源性抗上转综合征。患者采用下颌上抬，头向右肩倾斜，以避免复视。右侧注视时有 $10^\triangle$ 左眼上斜视，原在位有 $3^\triangle$ 左眼上斜视，左侧注视正位。向上方注视时有 $4^\triangle$ 左眼上斜视，向下方注视时正位。头向右肩倾斜为正位，向左肩倾斜为 $6^\triangle$ 左眼上斜视。视近有 $6^\triangle$ 左眼上斜视。眼球运动显示右眼下斜肌功能不足，-1/2，因为右眼下直肌方向限制，出现左眼下斜肌假性亢进 +3，右眼上直肌轻度落后。

我只能想到两种可能。一种可能是我发现了患儿有左眼第四脑神经麻痹，而术前我并不知道他有双眼第四脑神经麻痹，另一种可能是患儿出现了右眼抗上转综合征，因为

在进行右眼下斜肌切除术的区域存在眼球运动限制。对于这种情况，我更熟悉的是发生在下斜肌前转位术后，而不是简单的下斜肌切除术后。

我计划做牵拉试验，如果认为右眼在上转时下方限制，我可能会探查颞下和下方象限，寻找在右眼下直肌旁的下斜肌瘢痕，如果松解后仍然有限制，我可能会清除瘢痕并（或）将右眼下直肌后退 2 ～ 3 mm。如果是另一种情况，上转时没有限制，我计划只进行左眼下斜肌切除术，而不处理右眼下斜肌。

欢迎您针对以上病例，即病因、我在手术中容易发现的问题以及您的手术建议，分享您的个人经验。

解答

这里很多都指向双侧隐匿性上斜肌麻痹。尽管看起来是典型的上斜肌麻痹，但手术前没有头位的事实表明这是一个双侧的问题，时机当然也与之相符。我不认为这就是我所称的抗上转综合征，它不同于下方有限制[16]。在该综合征中，手术的下斜肌抗上转仅在试图上转时（例如有下斜肌的参与）起作用。牵拉试验正常。这是由下斜肌的力矢量的变化引起的，在肌肉切除术后不会发生，除非在非常少见的情况下，即切除的下斜肌的近端向前粘连（不常见）。然而，简单的粘连综合征可能会导致这种情况，并会有牵拉试验阳性。此外，对于对侧上斜肌麻痹，无论是抗上转综合征还是下斜肌粘连，都不会有歪头试验阳性。这位患者歪头试验轻度阳性，所以这可能对解决这个问题有不甚明确的帮助。有两点很重要：第一，左眼眼底是否外旋？如果是，强烈倾向于双侧隐匿性上斜肌麻痹。其次，仔细观察手术眼上所出现的下睑变化[17]。如果存在下睑变化，需要处理的是抗上转综合征或可能的下斜肌粘连。最后，请记住，如 Ellis[18] 详细描述的那样，对上斜肌麻痹的简单过矫

可以暴露双侧问题。他指出，如果有过矫，并且手术后最初水平非共同性模式仍然存在，那么以下三步试验将揭示对侧眼的上斜肌麻痹。进行以下操作：

1. 小心地做牵拉试验。如果是阳性，就有答案了。松解限制，可能会将右眼下直肌小幅后退。

2. 如果牵拉试验正常，且有眼底旋转，且下睑无变化，则减弱左眼下斜肌。

3. 如果牵拉试验正常，且无左眼眼底旋转或右眼下睑变化，则探查右眼下斜肌，看其是否向前粘连。如果是这样，修复右眼下斜肌。如果没有，后退左眼下斜肌。

经验

牵拉试验在抗上转综合征中是正常的。对上斜肌麻痹的简单过矫可以暴露双侧隐匿的问题。

病例 21.27　添加到我的 DVD 的治疗方案中

问题

我接诊了一位 7 岁的男孩，患儿因为 V 型外斜视在 3 岁时接受了另一位眼科医生的双侧外直肌后退和下斜肌切除术。术后出现了连续性内斜视，5 岁时，我为其做了双侧内直肌后退。患儿水平斜视恢复良好，但左眼有明显的 12^ΔDVD 和右眼几个棱镜度的隐性 DVD。左眼下斜肌亢进＋2，右侧注视时进行遮盖试验时显示右眼下斜视，但没有左眼上斜视大。视力良好且双眼平衡，可以交替注视。做手术时，我可能会发现左眼下斜肌粘连在某个地方。我担心如果重新缝合在靠前的位置，会造成新的问题，因为下斜肌部分已经被截除了。如果发现有肌肉纤维重新附着在巩膜上，应该切除吗？我应该做双眼上直肌的后退吗？如果是，应该是对称的还是不对称的？我应该在每条上直肌后退多少量，因为我知道他已经做了下斜肌切除术，而我是否会造成双上转麻痹？我在考虑术中先去除所发现的左眼下斜肌粘连的纤维，并进行不对称的双眼上直肌后退，比如右眼上直肌后退 5 mm，左眼上直肌后退 6 mm 或 7 mm。

解答

这位患者的情况正是我认为下斜肌后退应该取代切除的原因。如果患者做的是后退，可以将下斜肌前徙，或者至少更可预测地解决全部问题。肌肉切除术失去了这一选择的机会。但在这里，现在面临的情况就是患者之前没有做下斜肌后退。我完全同意你的最终计划。切除左眼下斜肌的所有附着粘连，或者后退（取决于在哪里发现它），然后在右眼上直肌后退大约 5 mm，左眼上直肌后退 7 mm。

经验

做下斜肌切除术失去了以后做下斜肌前转位的机会。虽然大多数可能需要这种治疗的患者开始于婴儿型内斜视，但也有一些外斜视患者和获得性内斜视发展为有症状的 DVD，可能从下斜肌前转位中受益。

病例 21.28　雾视

问题

我的患者是一位 6 岁的女孩，她在 6 个月大时因为婴儿型内斜视做了内直肌后退。现在双眼戴＋3.00 远视眼镜，水平斜视矫正良好，存在 15^Δ 间歇性右眼 DVD，4^Δ 隐性左眼 DVD。双眼视力平衡，可以交替注视。我可以将其左眼雾视来保持右眼注视吗？如果这样做，您有什么建议？

解答

我经常听到同事说，他们用 0.5 D 或 1 D 的雾视矫正来解决这类问题，但这并不那么容易。如果使用很小度数的正球镜来矫正，将会在视远时获得成功。然而，这将使雾视眼在视近时注视机会更多，从而使问题变得更频繁。如果用负球镜雾视，可能有助于雾视眼视远时注视机会更多，因为孩子们通常喜欢用欠矫正镜片视物。确保在视远和视近都能做到雾视的唯一方法是使用超过 3D 的正球镜或负球镜，这取决于患者的调节能力。如果患者有明显的散光，可以将柱镜去掉，成功获得雾视。患者对此耐受性很好。奇怪的是，当患者本没有散光时，如果试图通过在眼前加柱镜达到同样的雾视效果，患者经常会抱怨视疲劳。

经验

为了达到转换注视的目的而使眼睛雾视的小度数正球镜或负球镜通常是不够的，因为这会导致要么视远时注视，要么视近时注视，而在另一距离被抑制。

病例 21.29　关于处理斜肌的观点

问题

一位患有部分调节性内斜视的年轻患者，有单侧或非常不对称的下斜肌亢进伴 V 型斜视，但原在位没有上斜视，我一直不愿做单侧下斜肌后退，因为我担心术后会导致手术眼出现下斜视。如果受累较轻的眼没有或只有轻微的下斜肌亢进，我也不愿意做双眼下斜肌手术。我该如何处理这些病例？

解答

研究表明，在大量这样的患者中，如果做单侧手术，未手术的下斜肌在临床上会发生亢进。如果现在原在位没有垂直斜视，但肯定对侧眼有一定程度的下斜肌亢进，那么减弱双侧下斜肌是可行的。对眼球运动的影响似乎是可以自我调整的——需要的东西越多，获得的就越多，而需要的东西越少，获得的就越少。在这些双侧下斜肌亢进程度不对称的病例中，我只在原在位有垂直斜视时才会做非对称手术。其他情况都做对称手术。

经验

在双侧下斜肌亢进程度不对称的病例中，对称减弱手术对眼球运动的影响是可以自我调整的。

病例 21.30　原在位保留欠矫

[High Eye in the Big Sky (Case from Montana)]*

问题

这位年长的男性患者有多年的左眼上斜视。他的眼镜棱镜度数欠矫，但基本上大部分时间都能耐受复视。据称，此前验光师尝试额外再加棱镜，但他很难适应。患者的左眼上斜视在原在位注视时最大（$11^\triangle$）。无论我加多少棱镜或单眼遮盖，右侧注视或左侧注视时左眼上斜视斜视度都不超过 $9^\triangle$。上方注视和下方注视时测量斜视度为 $9^\triangle \sim 10^\triangle$。当把三棱镜放在眼前帮助融合时，与原在位相比，患者在侧方和下方注视时耐受的三棱镜度更少。我一直在想，患者在原在位以外的其他方位可能会有更大的垂直斜视，但我找不出来，我也担心

---

* 译者注：此上斜视（High Eye）病例来自号称"长空之州"（"the Big Sky"）的蒙大拿州

如果我在原在位矫正所有的垂直斜视，会在其他位置过矫。除此之外，双马氏杆检查显示外旋 6°。这显然是由来已久的，加适度的三棱镜时，并不妨碍患者获得融合。我已经预先告诉过患者，三棱镜度比他目前需要的要少，术后可能仍然需要棱镜，但我想知道做哪条肌肉是最好的选择。我认为，在阅读眼位中，将右眼下直肌后退可能会过矫，因为患者目前可以间歇性地以较小度数的三棱镜获得融合。左眼上直肌后退可能是我要做的选择，当然，这会让外旋变得更糟。我想做左眼下斜肌后退，但我相当肯定患者之后会出现右侧注视时过矫。左眼下直肌截除术似乎与左眼上直肌后退有同样的问题。您还有别的想法吗？

解答

你担心右眼下直肌后退会使患者低头时过矫。但患者在原在位斜视度测量 $11^\triangle$，下方 $9^\triangle \sim 10^\triangle$。因此，原在位欠矫对患者来说是好结果。我也会这么做。我理解做左眼上直肌的想法，但我也会担心 6° 外旋。6° 是人们可以获得融合的上限，如果情况恶化，可能会有麻烦。如果想做左眼上直肌，我会联合左眼下斜肌前部纤维离断，以最大限度地减少旋转（图 13.8）。

经验

当非共同性导致原在位的矫正可能会在重要的侧方注视中过矫，在决定怎么做时，可以考虑适度欠矫原在位的斜视度。

病例 21.31　两种不同的手术方案（A Divergent Path）

问题

求助！我给一位 30 岁的音乐家做了手术，她多年来一直有右

眼 DVD 的症状。视力 20/20，屈光度双眼平光。患者在阅读或指挥时感到眼睛疲劳和不适。她更喜欢用左眼注视，表现为间歇性右眼 $7^\triangle$ DVD，并伴有轻度的内斜视，长时间和缓慢遮盖后，左眼没有出现 DVD。我做了右眼上直肌 7 mm 的后退，因为我看不到任何左眼 DVD，因此没有做左眼手术。术后左眼注视时出现 $4^\triangle$ 右眼下斜视，（右眼注视时）左眼出现 $7^\triangle$ DVD。如果用底向上 $4^\triangle$ 棱镜中和右眼下斜视，则左眼的垂直斜视度总和是 $10^\triangle$ 上斜视（DVD 值和真性上斜之和）。右眼上转也有轻度限制。如果患者有双侧 DVD，并有可能在术后转换注视眼（非弱视），我通常会做双侧手术。接下来我该怎么办？

解答

几年前，一位知名的同行报告了这类患者单侧上直肌后退的结果，并在文章中报告了可以忽略不计的过矫率——接近零。我写信给他，请他澄清什么是过矫。是手术眼的下斜视，还是另一眼上斜视？他回复说指的是前者。然后当我问他的患者有多少人这样做时另一眼出现 DVD，他回复说在 30% 到 50% 之间。有意思的是，尽管作者显然知道这一点，但这篇文章没有提到这一观察结果。

对这样的患者第一次手术如何处理是需要权衡的问题。超过一半或接近 2/3 的患者可以接受单侧手术，但很大一部分（1/3 到一半）会转换注视眼，需要再行手术。我的方法是，如果我觉得有可能转换注视眼，就一定进行双眼手术，我认为当非主导眼的视力达到 20/40 或更好时就会出现这种情况。做双眼 DVD 手术时，我会增加后退的量，因为注视眼的手术往往会抵消另一眼的手术效果。但是如果做单侧手术，我会用一张比较保守的量表。对于这位患者最初 $7^\triangle$ DVD 偏斜，7 mm 的单侧上直肌后退会有些过矫，如果施行双侧手术，则不会过矫。这里有小度数过矫，因为手术眼有明显的下斜视。这

在 DVD 手术中并不常见。上方注视也有中度限制。因此，进退两难的问题是复位右眼上直肌还是后退左眼上直肌。我认为，考虑到左眼新的 DVD 的大小，我会做左眼上直肌，因为你不得不将右眼上直肌前徙相当大的量来治疗左眼 DVD，才可以让你回到最初的状态。最后，必须指出，7^Δ 的 DVD 在外观上几乎是微不足道的。我同意，当 DVD 变得明显时，一些 DVD 患者确实会出现视疲劳和相关症状。必须非常细心，以确定 DVD 是导致症状出现的原因。

经验

在接受单侧手术的单眼 DVD 患者中，如果双眼视力大致相等，并且有转换注视眼的潜力，其中 1/3 到一半的患者术后将出现未手术眼的 DVD。

经验

DVD 不仅仅是外观问题。一些 DVD 患者因为试图控制 DVD 而出现视疲劳。

病例 21.32   准备两套手术方案

问题

我的一位患者是一位 34 岁的专业小提琴手，患有外伤性左眼上斜肌麻痹，我做了小量左眼上斜肌折叠（总共 6 mm，两侧各 3 mm）。我选择上斜肌折叠是因为患者有非常轻度的左眼下斜肌亢进，而在左眼上斜肌方向垂直斜视度最大。手术后，原在位和向下方注视都很完美，但出现医源性 Brown 综合征，内转时上转 −3，向上方注视左眼下斜视 12^Δ 伴复视。患者已经稳定 8 个月（折叠没有回退），他对此非常困扰，因为需要在拉小提琴时抬起眼睛看乐谱。我以为右眼上直肌后固定会有帮助，但患者左眼几乎在任何运动范围都不能向上

注视，所以后固定可能不会增加他的双眼单视范围。我听过一些专家解决这个问题的方法是把折叠松解，不做任何其他处理。在其中一名患者中，不仅纠正了 Brown 综合征，不知何故，其他方向的眼位情况也仍然良好。您治疗过这样的病例吗？您对这种情况有什么经验或建议？

解答

我理解这种困境。患者原在位眼位很好，这让情况变得复杂。我认同可以试着把折叠松解开。我见过这样做的。问题是，折叠并不是总能"松解"。有时折叠的两侧会融合在一起，不能将它们整齐地分开。我怀疑你可能会在这位患者身上发现这一点，因为在这么小的折叠之后出现持续的 Brown 是很奇怪的，除非有奇怪的瘢痕。但应该试一试。不过，还是需要一个"B 计划"。如果不能把折叠松解，可以尝试做非常小量的上斜肌鼻侧减弱手术：用短的 chicken 缝线、小的硅胶带，或者做小量的肌腱劈开延长术（这是我的首选——选择你最舒服和最擅长的减弱手术）。另一种选择可能是把整个折叠的上斜肌复合体从附着点处做小量后退。因为所有这些都需要由牵拉试验指导手术量。这些手术都不简单，但我认为需要解决上斜肌这个问题。

经验

上斜肌折叠不是总能被松解。当计划这样做时，需要一个"B 计划"。

病例 21.33   上斜肌折叠？

问题

我为一位 24 岁的左眼上斜肌麻痹患者做了左眼下斜肌后退。术后 1 年出现有症状的残余斜视，外旋 8°，原

在位左眼上斜视 2^Δ ，向下方注视时左眼上斜视 12^Δ ，内下转时垂直斜视度更大。我考虑做左眼上斜肌折叠。您认同吗？

解答

虽然左眼上斜肌折叠会解决非共同性、垂直上斜视和旋转，但我担心它会使仅 2^Δ 的原在位垂直斜视出现过矫。我预计，即使是小量的折叠也会导致原在位 $6^\Delta \sim 8^\Delta$ 的垂直变化。更好的选择是在左眼做 Harada-Ito 手术，然后做小量的右眼下直肌后退或后固定术。

经验

虽然手术方案应该针对非共同性的类型量身定制，但原在位斜视度的大小至关重要。

参考文献

1. Hussein MA, Stager DR Sr, Beauchamp GR, Stager DR Jr, Felius J. Anterior and nasal transposition of the inferior oblique muscles in patients with missing superior oblique tendons. J AAPOS. 2007;11:29–33.
2. Kushner BJ. Superior oblique tendon incarceration syndrome. Arch Ophthalmol. 2007;125:1070–6.
3. Kushner BJ. The inferior oblique muscle adherence syndrome. Arch Ophthalmol. 2007;125:1510–4.
4. Guyton D, Weingarten P. Sensory torsion as the cause of primary oblique muscle overaction/underaction and A- and V- pattern strabismus. Binocul Vis Eye Muscle Surg Q. 1994;9:209–36.
5. Kushner BJ. Unexpected cyclotropia simulating disruption of fusion. Arch Ophthalmol. 1992;110:1415–8.
6. Scott A. Posterior fixation: adjustable and without posterior sutures. In: Lennerstrand G, editor. Clinical strabismus management. Boca Raton: WB Saunders; 1994. p. 399.
7. Kushner BJ. Paresis and restriction of the inferior rectus muscle after orbital floor fracture. Am J Ophthalmol. 1982;94:81–6.
8. Metz HS. The use of vertical offsets with horizontal strabismus surgery. Ophthalmology. 1988;95:1094–7.
9. Kushner BJ. Torsion and pattern strabismus: potential conflicts in treatment. JAMA Ophthalmol. 2013;131:190–3.
10. Oh SY, Clark RA, Velez F, Rosenbaum A, Demer J. Incomitant strabismus associated with instability of rectus pulleys. IOVS. 2002;43:2169–78.
11. Bardorf CM, Baker JD. The efficacy of superior oblique split Z-tendon lengthening for superior oblique overaction. J AAPOS. 2003;7:96–102.
12. Chaudhuri Z, Demer JL. Sagging eye syndrome: connective tissue involution as a cause of horizontal and vertical strabismus in older patients. JAMA Ophthalmol. 2013;131:619–25.
13. Clark RA. The role of extraocular muscle pulleys in incomitant non-paralytic strabismus. Middle East Afr J Ophthalmol. 2015;22:279–85.
14. Kushner BJ. The diagnosis and treatment of bilateral masked superior oblique palsy. Am J Ophthalmol. 1988;105:186–94.
15. Apt L, Call NB. Inferior oblique muscle recession. Am J Ophthalmol. 1978;85:95–100.
16. Kushner BJ. Restriction of elevation in abduction after inferior oblique anteriorization. J AAPOS. 1997;1:55–62.
17. Kushner BJ. The effect of anterior transposition of the inferior oblique muscle on the palpebral fissure. Arch Ophthalmol. 2000;118:1542–6.
18. Ellis FJ, Stein LA, Guyton DL. Masked bilateral superior oblique muscle paresis. A simple overcorrection phenomenon? Ophthalmology. 1998;105:544–51.

索 引

彩 图

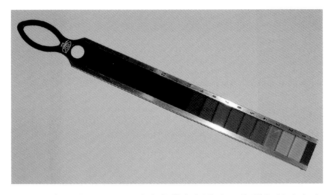

图 6.3 标准的 Bagolini 滤光串镜包括密度逐渐增加的滤光片

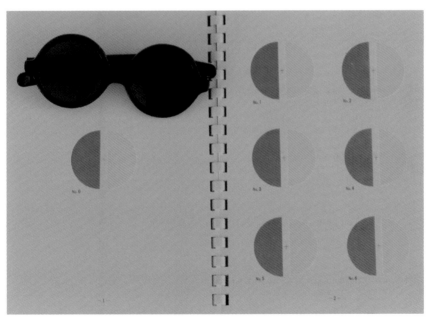

图 9.1 Awaya 不等像测试由多对红色和绿色半圆形组成。配对的大小以 1% 增量递增，红色或绿色半圆形大于配对中的另一个。患者戴着红绿眼镜，指出哪一对看起来两个半圆大小相同

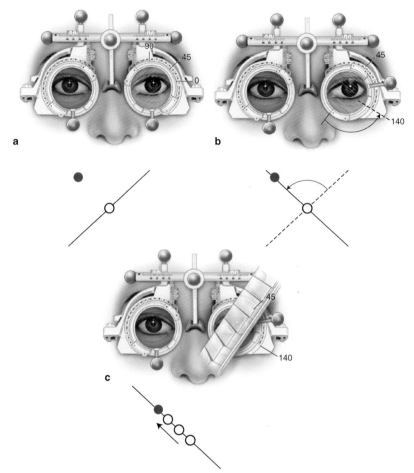

图 9.4 （**a**）对于 Tanganelli 矢量测试，红色镜片放在一只眼前，Bagolini 镜片放在另一只眼前。患者注视一盏灯，会看到一个红灯和一个白灯，有一条线穿过白灯。（**b**）旋转 Bagolini 镜片，使线能连接两个灯，这是确定棱镜方向的轴线。（**c**）垂直于所确定的棱镜轴线放置水平串三棱镜，并且增加棱镜的度数，直到两个灯重合。这决定了最终棱镜的度数

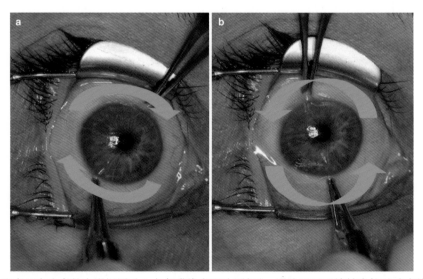

图 10.10 检查者面向患者的右眼视图（上方角膜缘在照片顶部）。照片展示了旋转牵拉试验来检查旋转限制的技术。（**a**）首先在 12 点和 6 点位置用镊子抓住眼球，然后顺时针旋转（内旋，箭头）。眼球可以顺时针旋转大约 40°，直到感觉到阻力。（**b**）不取下镊子的情况下，眼逆时针旋转（外旋，箭头）。只能逆时针旋转大约 15°，直到感觉到相同的阻力。这证实了外旋的限制

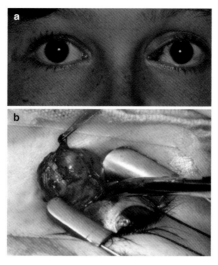

图 11.1 （**a**）双侧内直肌后退 2 年半后，左侧内眦部出现一个小囊肿（from Kushner[5]，with permission. © 1992 American Medical Association. All rights reserved）。（**b**）在切除时，其比临床检查所预计的要大得多

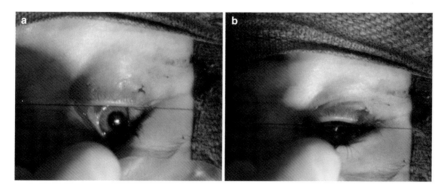

图 11.9 "弦线试验"（string test）：（**a**）手术医生视角对特发性下直肌纤维化患者行下直肌大量后退时的观察。将眼球处于上转位，将一根或一段缝线置于下睑缘水平的位置。（**b**）用镊子使眼球下转。可以看到下睑相对于细线向下移动了几毫米。这说明下睑缩肌分离不完全，如果有较大幅度的下直肌后退，就会发生下睑退缩

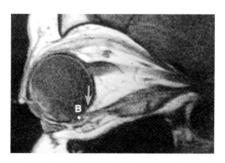

图 12.9 TED 患者使用半可调整缝线技术进行下直肌后退 5 mm 术后 1 天，眼球向下方注视眼眶 MRI 矢状图。橙色箭头和菱形表示肌肉在后退前的附着点，这由从肌肉附着点绘制的直线与眼球相切的位置来确定。B 点是肌肉退后的新附着点。蓝色三角形和箭头表示下直肌球层（后退后）与巩膜脱离接触的位置。B 点和蓝色三角形都在附着点之后，因此肌肉与眼球之间完全没有环绕效应。如果肌肉没有固定在巩膜上，就会失去与眼球的附着（from Chatzistefanou et al.[7]，with permission）

279

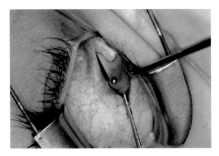

图 13.5 钩住下斜肌后，分离组织，使钩尖恰好位于肌肉和结缔组织的交界处（如上图所示），然后向下暴露钩尖或将其向上抬起，即可完成肌肉钩取。防止不经意间破坏脂肪垫

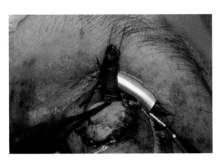

图 13.10 从下方看手术视图。上直肌通过预先的缝线缝合后离断。上斜肌肌腱用镊子固定，通过系带附着在上直肌下表面

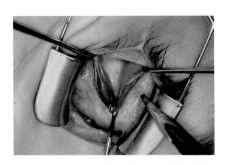

图 13.6 在钩住肌肉并露出钩尖后，检查下斜肌两个反转臂之间的三角。沿着裸露的巩膜三角向后仔细观察，看是否有丢失的肌纤维。如果有，可以看到它们水平地沿着巩膜或在对应的结膜囊中走行

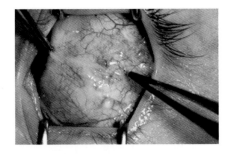

图 20.2 既往手术瘢痕导致结膜限制。注意结膜呈线状压痕，限制区牵拉试验阳性。左边的镊子抓住角膜缘。右边的镊子指向眼球的线状压痕（photo courtesy of Art Jampolsky，MD）